◎河南省高等教育教学改革研究与实践重点项目

医学院校高职高专护理专业规划教材

康复护理学

KANGFU HULIXUE

主编　范成香

郑州大学出版社

图书在版编目(CIP)数据

康复护理学/范成香主编. —郑州:郑州大学出版社,2019.1(2024.9 重印)
(医学院校高职高专护理专业规划教材)
ISBN 978-7-5645-5954-0

Ⅰ. ①康… Ⅱ. ①范… Ⅲ. ①康复医学-护理学-高等职业教育-教材
Ⅳ. ①R47

中国版本图书馆 CIP 数据核字(2018)第 294693 号

郑州大学出版社出版发行
郑州市大学路 40 号 邮政编码:450052
出版人:卢纪富 发行电话:0371-66966070
全国新华书店经销
郑州印之星印务有限公司印制
开本:787 mm×1 092 mm 1/16
印张:21.25
字数:493 千字
版次:2019 年 1 月第 1 版 印次:2024 年 9 月第 6 次印刷

书号:ISBN 978-7-5645-5954-0 定价:79.80 元

编委名单

主　编　范成香

副主编　李　焕　魏　军

编　委　（按姓氏笔画排序）

巩金培　李　焕　杨亚平

范成香　罗　芸　郑艳楠

谢世发　裴慧丽　魏　军

前言

随着康复医学与康复护理学的飞速发展,康复护理在理念、内容和技术方面发生了明显的变化。康复护理的定位更加清晰,内容更加明确,与康复治疗师所从事的治疗边际逐渐明了,康复护理朝着专业、规范的方向不断发展。本教材为了适应临床康复护理工作岗位需求,按照高职高专护理教育人才培养工作意见,以“实用为本,够用为度”的特点进行编写,突出知识的系统性、科学性和实用性。本教材可以作为高职高专护理学专业教学的教材以及临床康复护理人员的参考书。本教材具有以下特点。

1. 突出职业能力和职业素养。在教材中体现“以人为本”的专业素养,在“学习目标”板块中重点突出和体现职业素养和职业能力。

2. 贴近康复现状及发展趋势。汲取国内外康复护理学发展的先进之处,力求反映学科发展的新知识、新技术、新政策法规;坚持理念创新、内容创新、方法创新,将教材建设与学科前沿的发展相结合。

3. 强化护理实践和岗位需求。在目标的设定、内容编排方面突出行业和岗位需求,与临床康复护理实践紧密结合。

虽然全体编者是具有多年教学经验和临床工作经验的一线教师,但是现代医学知识和技术发展迅速,知识不断更新,又限于编者的编写经验和编写时间,书中难免存在疏漏,欢迎广大师生在使用过程中多提宝贵意见,以便进一步完善。

本教材是河南省高等教育教学改革研究与实践项目、省级重点项目“以岗位胜任力为核心,创新护理人才培养模式的研究与实践”(课题号:2017SJGLX182;课题负责人:孙韬)的研究成果。

编者

2018 年 11 月

目录

第一章

概　论

学习目标

【知识目标】

1. 能准确复述康复护理的概念和基本原则。
2. 能准确复述残疾的概念。
3. 能简述康复、康复医学的概念以及残疾的分类。

【能力目标】

能够理解康复护士在康复治疗中的角色。

【素质目标】

1. 树立康复护理理念,运用康复、康复护理的基本理论和原则,指导康复护理工作。
2. 培养爱护患者、关爱患者的能力,增强人文关怀理念。
3. 培养团队协作意识,增强团队协作能力。

第一节　康复与康复医学

一、康复及其内涵

(一)康复的概念

康复(rehabilitation)原意是"复原""重新获得能力""恢复原来的权力、资格、地位、尊严"等。1969 年世界卫生组织(World Health Organization,WHO)康复专家委员将康复定义为"综合协调的应用医学、社会、教育、职业以及其他措施,对病伤残者进行训练或再训练,以提高其生活能力"。随着社会物质文明和精神文明的发展,康复的内涵也不断丰富,从初期着重于改善躯体功能到强调生活自理能力的提高,再到 21 世纪关注生存质量。

目前对康复的定义是指综合协调地应用各种措施，消除或减轻病伤残对个体身、心、社会功能的影响，使个体在生理、心理和社会功能方面达到或保持最佳状态，增强其自理能力，使其重返社会，提高生存质量。尽管有些病伤残者的病理变化无法彻底消除，局部或系统功能无法完全恢复，但经过康复，个体仍然可以带着某些功能障碍过着有意义的生活，达到个体的最佳生存状态。

（二）康复内容

1. 康复对象

随着社会的发展和人类物质文明与精神文明的进步，康复对象日渐增多。主要包括病伤残者，老年人群和亚健康人群。

（1）病伤残者　“病”是指各种先天性和后天性疾病的患者；“伤”是指各类战争伤、工伤以及其他各类突发事件引起的伤，如地震、交通事故等；“残”是指各类先天和后天因素导致的残疾者。根据全国第二次残疾人抽样调查结果，我国残疾人总数为 8 296 万，占人口总数的 6.34%，涉及至少 2.6 亿人口。其中近 6 000 万人需要康复，占残疾人总数的 72.28%。

（2）老年人群　根据第七次人口普查结果，我国 60 岁以上老年人口已经达到 2.64 亿，占总人口的 18.70%。其中 65 岁及以上人口为 1.91 亿，占总人口的 13.50%。与第六次全国人口普查相比，60 岁及以上人口的比重上升 5.44 个百分点，65 岁及以上人口的比重上升 4.63 个百分点。据预测，21 世纪中叶老年人口数量将超过 4 亿，60% 的老年人患有各种老年病或慢性病。据推算，我国老年人中长期卧床、生活不能自理的约有 2 700万人，半身不遂的约有 70 万人，82 万老年性痴呆患者中约有 24 万人长期卧床，迫切需要进行康复。

（3）亚健康状态者　不明原因的体力疲劳、性功能下降和月经周期紊乱；不明原因的情感障碍、焦虑或神经质；以及对工作、生活、学习等环境难以适应，人际关系难以协调等，都需要进行康复。

2. 康复范畴

康复应用的各种措施，包括医学、教育、职业、社会等方面。这一概念的提出和框架的形成奠定了医学（医疗）康复、康复工程、教育康复、职业康复和社会康复的基础，从而构成全面康复。

（1）医学康复（medical rehabilitation）　或称为医疗康复，是指通过医学或医疗的手段来解决病伤残者的功能障碍，或者说是通过医学的手段来实现康复的目的。医学康复涵盖了整个医学范畴，但着重于临床医学。因此，临床上手术或非手术的方法均属于医学康复的范畴。在某种意义上，医学康复等同于临床医学，尤其是现代医学，两者最大的区别在于临床医学更多的关注救命治病，医学康复更多的关注那些救治过来的对象如何改善他们的功能。

（2）康复工程（rehabilitation engineering）　是指利用或借助工程学的原理和手段，将现代科技的技术和产品转化为有助于改善病伤残者功能的具体服务。例如，矫形器、助行器、人工假体（肌电手或假肢）、喉癌切除后的人工喉等。

(3)教育康复(educational rehabilitation)　是指对病伤残者实施文化教育,从内容上分为两种情况:①对病伤残者进行普通教育,包括“九年义务教育”及中高等教育;②对病伤残者进行特殊教育,如盲校、聋哑学校和弱智儿童学校等。

(4)职业康复(vocational rehabilitation)　对成年的病伤残者,通过职业评定后,根据其实际功能及其残留的能力实施针对性训练,使其掌握一种或几种实用性的技能,并帮助其谋求职业、自食其力,为家庭和社会奉献力量,成为有用之才,是实现全面康复的加速剂,是病伤残者自立于社会的根本途径。

(5)社会康复(social rehabilitation)　是从社会学或宏观上对病伤残者实施康复,是康复工作中的一个重要方面,内容丰富,维护病伤残者的权利、尊严,接纳他们到全面的社会生活中。如国家对残疾人的权力和福利通过立法的方式给予保障。

3. 康复目的

使个体在生理、心理和社会功能方面达到或保持一种最佳状态。虽然现代医学不可能解决所有病伤残对个体的不利影响,有些无法彻底消除或完全恢复,但经过积极的康复后,个体仍然可以带着某些功能障碍而过着有意义的生活,达到“与病伤残共存”的最佳生存状态。

二、康复医学

(一)康复医学的概念

康复医学(rehabilitation medicine)源自于医疗康复(medical rehabilitation),是临床医学的一个重要分支。虽然临床上常常将康复医学简称为康复,但二者不能等同。从学术上来看,康复是一个事业,医学康复是一个领域,而康复医学是一个具体的专业或专科,有自己的学科特点。简言之,康复医学是以研究病伤残者功能障碍的预防、评定和治疗为主要任务,以改善躯体功能、提高生活自理能力、改善生存质量为目的的一个医学专科。原卫生部将康复医学科与内科、外科、妇产科、儿科、急症科等临床学科并列为临床一级学科,可见其在临床学科中的影响力。因此,康复医学属于临床医学和医疗康复的范畴。

(二)康复医学的对象

随着社会的发展,生活水平的提高和医疗技术的进步,死亡率降低,康复对象增多。

1. 功能障碍者

各种原因引起的功能障碍,包括生理、心理、精神等方面。

2. 老年人群

我国老年人口已经达到2.64亿,占总人口18.7%。60%的老年人患有多种慢性病或老年病,康复可以帮助改善或消除由于年龄和疾病带来的功能障碍,提高老年人及其家庭的生活质量。据推算,我国老年人中长期卧床、生活不能自理的约有2 700万人,因此老年人群是康复医学的主要对象。

(三)康复医学的内容

从专科内容上看,康复医学包括康复预防、康复评定和康复治疗三大方面。

1. 康复预防

康复预防主要针对与原发病患没有直接关系的继发性功能障碍。例如,患者术后没有及时活动,导致肺部感染和深静脉血栓;骨折后未及时康复训练,导致肌肉萎缩,关节活动受限等,这些情况都与康复预防有关。

2. 康复评定

康复评定是康复治疗的基础,没有准确的评定就无法规化合适的康复治疗,康复评定是在临床检查的基础上,对病伤残者的功能状况及其水平进行客观、定性和(或)定量的描述(评价),并对结果做出合理解释的过程,为制订有效的康复治疗计划奠定科学基础。因此,康复评定又称功能评定。所谓功能(function)是指为达到一定目标而进行的可以调控的活动能力(ability),这种能力是维持日常生活、学习、工作(或劳动)以及社会活动所必需的最基本能力。康复评定要贯穿康复过程的始终,至少在治疗前、中、后各进行一次,根据评定结果,制订或修订治疗计划,并对康复治疗效果的预后做出客观评价。

康复评定主要包括躯体功能、认知功能、言语(交流)功能、心理功能及社会功能 5 个方面的评定。①躯体功能:包括人体发育、姿势、关节活动、肌张力、肌肉力量、平衡和协调、步行功能、心肺功能等;②认知功能:包括注意力、记忆力、逻辑思维、计算力、时间和空间的定向力等;③言语(交流)功能:包括口语、手语、书面语、身体语言、书写功能等;④心理功能:包括行为、智力、人格、情绪等;⑤社会功能:包括社会交流、人际交流、组织和策划能力等。

3. 康复治疗

康复治疗是指通过各种有效的专科治疗手段,最大限度地改善病伤残者的功能障碍。康复治疗的原则是早期介入、综合实施、循序渐进、主动参与。常用的康复治疗手段如下。

(1)物理治疗(physiotherapy,PT)　通过主动和被动的方式,利用个体自身的肌肉收缩和关节活动,并借助于各种物理因子(如电、光、声、磁、冷、热、水、力等)来治疗疾病,恢复与重建肢体功能的一种治疗方法,是康复治疗的主要手段之一。

(2)作业治疗(occupational therapy,OT)　通过特殊的作业活动(activity/task)来治疗躯体和精神疾患,改善个体功能障碍,使其独立性在日常生活的各个方面均能达到最佳水平。

(3)言语治疗(speech therapy,ST)　狭义的概念是指恢复正常说话能力的治疗,广义上指通过各种训练,提高借助于口语、书面语言、手势语来传达个人的思想、感情、意见,实现个体之间最大交流能力的一种治疗。

(4)心理咨询(psychological counseling,PsC)　是指在良好的治疗关系基础上,由经过专业训练的治疗者运用心理治疗的有关理论和技术,帮助消除或缓解心理问题或障碍,促进其人格向健康、协调的方向发展。

(5)文体治疗(recreation therapy,RT)　借助文体活动(如唱歌、跳舞、书法、绘画等),

调节精神心理活动，改善功能障碍。

（6）中国传统医学治疗（traditional chinese medicine，TCM）　使用针灸、中药、中医手法治疗、传统的保健方法和功能训练，如太极拳等，达到改善功能障碍的目的。

（7）康复护理（rehabilition nursing，RN）　是随着康复医学的发展而逐渐发展起来的专科护理，是康复医学的重要组成部分，主要是预防各种并发症和健康教育。

（8）康复工程（rehabilitation engineering，RE）　借助现代科技为功能障碍者服务，主要是安装和使用假肢、利用机器人辅助训练等，改善功能，提高生活质量。

（9）社会服务（social service，SS）　主要是对功能障碍者提供社会康复方面的指导。

（四）康复医学与临床医学关系

临床医学是康复医学的“源头”，没有临床医学就没有康复医学，临床医学的发展直接影响康复医学的生存与发展。随着临床医学诊疗技术的不断提高，各类疾病的早期救治能力不断加强，死亡率下降，由此导致致残率上升，遗留有功能障碍的人数迅速增加，催生了康复医学，促进了康复医学的发展。

康复医学是临床医学的延续，临床医学是保命治病，稳定病情；康复医学则是改善功能，提高生活自理能力，提高生活质量。由此，康复医学是临床医学疗效的可靠保证。例如，一位下肢骨折的患者，骨科通过复位、固定，使骨折愈合；康复科通过各种功能训练，最大限度地恢复或改善下肢功能，尤其是行走能力。一位脑卒中患者，急诊科或神经内外科通过早期的急救，挽救了生命；康复科通过早期介入床边康复，实施综合康复，恢复患者的行走和上肢功能，使患者生活自理，生存质量改善。

三、康复医学服务及工作方式

（一）服务方式

根据所能提供康复医学服务的层次分为机构内康复（institution-based rehabilitation，IBR）和社区康复（community-based rehabilitation，CBR）。

1. 机构内康复

机构内康复包括综合医院的康复科（部）、康复门诊、专科康复门诊、康复医院（中心）等。机构内康复的优点是有经过正规训练的各类专业人员（如物理治疗师、作业治疗师、言语治疗师等），有比较高的专业技术水平和比较完善的康复设备，可以在发现或疑似病伤残的早期就介入康复或给予预防性治疗，同时能解决病伤残者不同时期的各种康复问题。因为病伤残者必须到该机构才能接受康复服务。所以，服务对象有限。

2. 社区康复

社区康复是指在社区内或基层开展的康复，是WHO在1976年提出的一种全新、有效并且经济的康复服务方式。社区是指具有某种互动关系和共同文化维系力的人类生活群体及其活动区域，是人类生活的基本场所，是社会空间与地理空间的结合。社区可以是城市的街道、乡村的村落。社区康复的目标是通过社区康复使社区内的康复对象身心功能得到改善，日常生活活动能够自理，积极参与社区活动；能享受与健康人均等的机会，包括入学和就业的机会等；使康复对象能融入社会，能得到必要的方便条件和支持以参加社会活动，最终提高康复对象的生存质量。社区康复的内容包括：提供预防宣教，普及残疾预防知识，统计残疾数据；提供非医疗服务，如教育康复、职业康复和社会康复；提供各种康复服务，如康复咨询、康复治疗、与上级医院的转介服务、慢性病独立生活指导等。社区康复的优点是依靠社区资源（人、财、物、技术）为本社区康复对象就地提供康复服务，强调发动社区、家庭和康复对象的全面参与，以医疗、教育、社会、职业等全面康复为目标。不足之处是专业人员不够全面、治疗技术有限、设备简单。为弥补以上不足，社区康复有固定的转诊（送）系统。这种上下转诊系统，是社区康复的重要内容，是建立“医院—社区—家庭”一体化康复网络体系的重要保证。

（二）工作方式

工作方式是指在实施康复治疗方案时所采用的方式，与其他临床医学不同，康复医学的工作方式以康复治疗组（team）的形式来运作。

1. 康复治疗团队

康复治疗团队包括康复医师（physiatrist）、康复护士（rehabilitation nurse，RN）和不同的治疗师（therapists）3 类医务人员。康复医师是治疗组的组长或负责人，负责康复对象在整个康复治疗过程中的评定和治疗方案的制定以及治疗组内各部门之间的协调；康复护士负责患者与康复护理有关的治疗；治疗师在康复医师的指导下负责具体康复治疗方案的制定和实施。由于康复治疗的种类较多，亚专业逐渐成熟，康复治疗师又分为物理治疗师、作业治疗师、言语治疗师、矫形师、心理治疗师、文体治疗师、职业咨询师、社会工作者和营养师等。

2. 康复医学工作流程

康复医师接诊后，首先对康复对象进行一个全面、系统的评价，了解其是否有功能障碍以及功能障碍的程度，判定是否给予康复治疗，明确康复的目标等；然后，康复医师根据评价结果将康复对象转介给相关的治疗师（内部转诊），治疗师根据检查和评估意见，在治疗方案的制定过程中各抒己见，提出各自的方案（包括近期、中期、远期治疗方法与目标），最终形成一个完整的治疗计划并实施治疗；在治疗前、治疗中和治疗结束前，康复医师会召集康复治疗组成员举行康复治疗协调会，由负责康复对象的具体医师、护士和治疗师分别汇报康复对象的评定结果，对治疗计划进行评价修改、补充并提出下一阶段的康复目标。如此循环，实施康复治疗。康复治疗组的运作是以康复评定开始，又以康复评定结束。康复评定贯穿整个康复治疗过程中，没有康复评定的运作方式不是一种有效的运作方式。

第二节　康复护理学概述

一、康复护理概念

1. 康复护理的定义

康复护理(rehabilitation nursing，RN)是护理学和康复医学结合所产生的一门专科护理技术。是在康复计划的实施过程中，由护士配合康复医师和治疗师等康复专业人员，对康复对象进行基础护理和实施各种康复护理专门技术，以预防继发性残疾，减轻残疾的影响，达到最大限度的功能改善和重返社会。

2. 康复护理的对象

康复护理对象与康复对象一致。凡是需要进行康复的对象就是康复护理的对象。主要包括病伤残者，老年人群和亚健康人群。

3. 康复护理的目的

康复护理的目的与康复的目的一致。使个体在生理、心理和社会功能方面达到或保持一种最佳状态。尽可能预防或减轻康复对象的功能障碍，尽可能促进和改善康复对象的功能，激发康复对象的潜能，最大限度地提高康复对象的自理能力，使其重返家庭，回归社会，提高康复对象的生存质量。

二、康复护理特点

(一)康复护理内容

康复护理是为了适应康复治疗的需要，从基础护理中发展起来的一门专科护理技术，涉及护理与康复两个专业。因此，康复护理内容既体现了基础护理的内涵，又突出了康复护理的特色。

1. 康复护理中的基础护理

基础护理是康复护理的基础。因此，康复护理必须体现基础护理的内容。例如，对患者进行基础护理中的一般评估(如营养状况、生命体征、面容与表情、压疮等)；观察患者的病情并做好相应的记录；执行康复医生开出的相关临床诊疗的医嘱；完成基础护理中的健康教育(如合理饮食、出院后按时复诊)等。

2. 康复护理技术

在基础护理的基础上，康复护理紧密围绕改善或提高功能这一核心实施护理，突出康复的专科特色。主要包括以下两方面。

(1)康复护士需要掌握的技术　如：体位摆放、体位转移和膀胱功能再训练、吞咽训练和心理护理等。

(2)康复护士需要了解的技术　作为康复护士需要了解的、与康复密切相关的康复治疗技术，如：物理治疗、作业治疗、言语治疗、康复工程、传统疗法等。

（二）康复护理原则

1. 预防继发障碍

预防继发性功能障碍是康复护理的首要原则，应贯穿于康复护理过程的始终。

2. 强调自我护理

鼓励康复对象掌握自我护理的方法是康复护理的核心要素，只有加强自我护理才能使康复护理从传统护理中的“替代”护理转变为康复护理中的“主动”护理，体现康复护理特色。

3. 重视心理支持

心理支持是康复护理发挥作用的保障。只有经常鼓励康复对象，使他们正确面对各种功能障碍，积极参与康复治疗，才可以确保康复治疗的成效。

4. 提倡团队协作

团队协作是康复护理正常运作的必要环节，也是康复治疗正常运作的必要环节。康复医学工作方式是以康复治疗组的形式运作的，医生、护士和治疗师相互之间的协调协作是康复治疗的可靠保障。

（三）康复护理模式

1. 强调主动护理

康复护理模式强调的是“参与”护理、“主动”护理或“自我”护理，即在确保康复对象安全的前提下，鼓励康复对象主动参与康复护理，从“护士为患者做”到“患者自己做”，护士在合适的时间、通过恰当的方式给予康复对象必要的帮助。这种积极主动的自我护理最能体现康复护理的特色。

2. 不同时期重点不同

康复护理的重点随着疾病时期的变化而变化。疾病早期：此期多为疾病的急性期，康复对象病情尚未稳定，多在 ICU、CCU、急诊以及相关的临床专科进行治疗。此期康复护理的重点是做好护理观察和评定，积极预防各种继发性并发症，适时开展床边简单、有效的康复护理。疾病恢复期：此期为功能恢复的理想时期，康复对象已基本渡过了急性期或病情处于稳定状态，康复对象及其家属参与康复的积极性高，期望值也比较大，是功能改善的关键时期，也是康复护理介入的好时机。此期康复护理的重点是在康复医师的指导下，协助治疗师积极开展各种功能训练，加强心理支持，鼓励主动参与，尽可能改善其功能，提高生活自理能力，帮助康复对象尽早回归家庭和社会。

（四）康复病房管理

康复病房的设置必须体现无障碍的设计理念，因为康复病区和临床其他专科病区不同，入住的康复对象都有程度不同的功能障碍。例如，门、卫生间和病床之间的距离应满足轮椅的进出，方便患者转移；室内地面防滑有弹性；卫生间应该是坐厕，马桶两侧安装扶手；床头、走廊、厕所、淋浴间均应安装呼叫器，以备急需。

三、护士在康复治疗中的角色

康复治疗由治疗组完成，治疗组包括医生、护士、治疗师，在康复治疗中护士承担以下角色。

1. 康复护理评定者

人是生物、心理、社会多因素构成的开放性的有机整体，康复护理工作是以人为服务对象，按照康复整体护理程序开展工作。康复护理评定是整体康复护理的基础，康复护士首先应该是一个优秀的康复评定者，掌握基本的康复评定方法，进而为实施正确的康复护理提供有力依据。

2. 康复护理技术实施者

康复护理技术是康复护理的核心内容，是帮助康复对象减轻功能障碍的重要手段。在康复护理过程中，功能训练的实施需要康复护士的帮助、监督和指导，康复护士需要根据总的康复计划与康复治疗组内的其他成员密切合作，为康复对象提供良好的环境、科学的训练和精心的护理，完成康复对象的康复工作。康复护士需要掌握常见的康复护理技术以及常见疾病的康复护理措施，保证康复治疗顺利进行。

3. 康复疗效及病情的观察者

康复护士与康复对象接触机会最多，时间最长，因此对康复对象的残疾程度、心理状态、功能训练和恢复情况了解较全面。康复护士的观察为康复评定以及治疗计划的制订、调整、实施提供可靠的客观依据。

4. 康复治疗组的协调者

康复对象的全面康复是由康复治疗组的成员共同协作完成的。康复过程中康复对象接受运动、作业、语言等多种治疗训练，作为康复治疗小组的重要成员，康复护士需要根据康复对象的治疗项目和治疗时间协调工作，以保证康复治疗的顺利实施。

5. 康复治疗的教育者

康复护士要对康复对象进行自我保健教育，如皮肤护理和压疮的预防、自我导尿和泌尿系感染的预防、营养摄取等；其次还要对家属进行教育。患者往往带着不同程度的功能障碍出院，以后的康复计划需要康复对象和家庭成员的共同参与。康复护士需要对康复对象及其家属进行健康教育，讲授有关的康复护理知识和技能，通过引导、鼓励和帮助，使他们掌握康复技巧，协助康复对象完成“自我护理”，维持康复训练的连续性，为康复对象回归家庭和社会做准备。

6. 病房管理者

康复护士不仅要保持病房安全、安静和舒适的环境，还要确保各种设施适应康复对象的需要，同时注重组织管理工作，协调医院与患者之间、患者与患者之间、患者与家属之间的关系。

第三节 残疾学基础

一、概述

(一)残疾的定义

残疾是指因外伤、疾病、发育缺陷或精神因素造成永久的、明显的身心功能障碍,不同程度地丧失正常生活、工作和学习能力的状态。包括广义的残疾和狭义的残疾。广义的残疾包括残损、残疾和残障,是人体身心功能障碍的总称。

1. 残损(impairment)

残损又称病伤、病损,现改称为身体结构受损。是指心理上、生理上、解剖结构上或功能上的任何丧失或异常,是生物器官系统水平上的残疾。如内脏残损(呼吸、循环、消化、生殖等器官)、骨骼残损(姿势、体格、运动)、言语残损、听力残损、视力残损等。残损不是疾病,是疾病的后果。

2. 残疾(disability)

残疾现改称为“活动受限”。是指由于残损导致机体的功能障碍,以至于个体不同程度地丧失正常生活、工作和学习能力的一种状态,是生物器官系统水平上的残疾。

3. 残障(handicap)

残障现改称为“参与限制”。是指由于残损或残疾限制或阻碍了个体发挥正常的(按年龄、性别、社会、文化等因素)社会作用,不但个人生活不能自理,而且影响到不能参加社会生活、学习和工作的一种状态,是社会水平的残疾。

(二)残疾发生的原因

1. 原发性因素

由于疾病、损伤或先天性因素直接导致的功能障碍。如脊髓灰质炎、乙型脑炎等传染性疾病;交通事故、工伤事故、战争、自然界的突发事件(地震、坍方、泥石流等)导致的骨折、颅脑损伤、脊髓损伤、周围神经损伤;常见的慢性病、老年病;先天发育缺陷和严重的营养不良,均可导致残疾。

2. 继发性因素

由于原发性残疾发生并发症后所导致的功能障碍,器官功能进一步减退。如脊髓损伤后并发的关节功能障碍、性功能障碍等均为继发性的功能障碍。

二、残疾分类

（一）国际残损、残疾和残障分类

《国际残损、残疾和残障分类》（*International Classification of Impairment*, *Disability and Handicap*, ICIDH）是 WHO 于 1980 年颁布的，该分类方法将残疾分为残损、残疾、残障 3 个水平，相互之间可以转化。以先天性心脏病为例，房间隔或室间隔的缺损属于器官水平的残损，如果及时手术治疗修补了缺损，心脏功能没有受到影响，则残损不可能发展。如果没有及时治疗，随着个体的发育可能会影响到心脏的功能（如心肌收缩减弱，心排血量降低等），个体的活动受到限制从而由残损发展为个体水平的残疾。如果心功能的影响进一步加大，患者日常活动受到进一步限制，不能参与社区活动，则会进一步发展为残障，ICIDH 使医学从传统的医学-生物模式（“病因-病理表现”）发展为现代医学模式（关注功能对个体的影响），因此它广泛应用于临床。

（二）国际功能、残疾和健康分类

《国际功能、残疾和健康分类》（*International Classification of Fuctioning. Disability and Health*, ICF）是 2001 年第 54 届世界卫生大会通过的新标准（图 1-1）。ICF 与 ICIDH 分类的最大区别是在 ICIDH 中，各个项目之间的关系是单向的、平面式的模式；而在 ICF 中，各个项目之间的关系是双向的，相互关联、相互制约的立体化模式。ICF 强调了功能障碍的双向变化，即通过评定身体功能和结构来反映器官损伤，通过评定活动与活动限制来反映残疾，通过评定参与和参与受限来反映残障；同时强调了情景因素即影响健康的环境因素（environment）和个体因素（personal）的作用；此外，ICF 的用语属于中性（不含歧视性用语），容易为专业和非专业人员所接受，可以作为一种普适性的评定工具，是未来功能、残疾分类的研究热点。

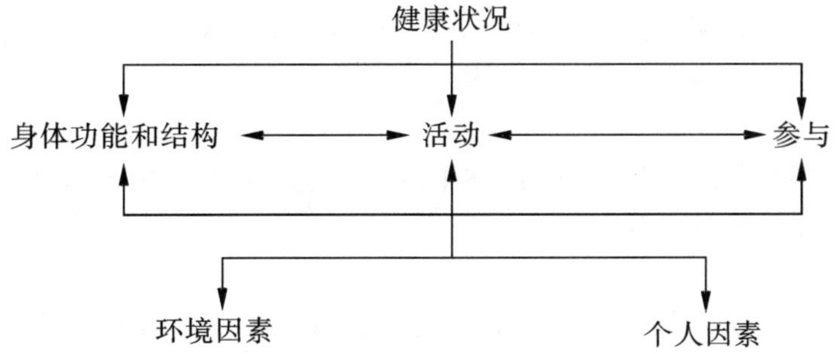

图 1-1　国际功能、残疾和健康分类（ICF）模式

（三）我国残疾分类

我国残疾分类标准主要是依据残疾部位对残疾进行分类，并依据残疾对功能影响的严重程度进行分级。根据 2011 年 5 月 1 日正式实施的《残疾人残疾分类和分级》标准，主要分为以下几类。

1. 视力残疾

视力残疾是指由于各种原因导致双眼视力障碍或视野缩小，通过各种药物、手术及其他疗法而不能恢复视功能者（或暂时不能通过上述疗法恢复视功能者），以致不能进行一般人所能从事的工作、学习或其他活动。视力残疾按好眼最佳矫正视力又分为盲和低视力。

2. 听力残疾

听力残疾是指由于各种原因导致双耳不同程度的听力丧失，听不到或听不清周围环境声及言语声（经治疗 1 年以上不愈者）。听力残疾包括：听力完全丧失及有残留听力但辨音不清，不能进行听说交往两类。听力残疾根据听力好的一侧耳分为四级。

3. 言语残疾

言语残疾是指由于各种原因导致的言语障碍（经治疗 1 年以上者），而不能进行正常的言语交往活动。言语残疾根据能否进行正常言语交往分为言语能力完全丧失及言语能力部分丧失，不能进行正常言语交往两类，根据能否发音分为四级。

4. 智力残疾

智力残疾是指人的智力明显低于一般人的水平，并显示适应性障碍。智力残疾包括：在智力发育期间，由于各种原因导致的智力低下；智力发育成熟以后，由于各种原因引起的智力损伤和老年期的智力明显衰退导致的痴呆。根据世界卫生组织（WHO）和美国智力低下协会（AAMD）的智力残疾的分级标准，按其智力商数（IQ）及社会适应行为来将智力残疾由重到轻分为四级。

5. 肢体残疾

肢体残疾是指人的肢体残缺、畸形、麻痹所致人体运动功能障碍。肢体残疾包括以下几种。①脑瘫：四肢瘫、三肢瘫、二肢瘫、单肢瘫；②偏瘫；脊髓疾病及损伤：③四肢瘫、截瘫；④小儿麻痹后遗症；⑤先天性截肢；先天性缺肢、短肢、肢体畸形、侏儒症；⑥两下肢不等长；⑦脊柱畸形：驼背、侧弯、强直；⑧严重骨、关节、肌肉疾病和损伤；⑨周围神经疾病和损伤。以残疾者在无辅助器具帮助下，对日常生活活动的能力进行评价计分，据此将肢体残疾由重至轻分为 3 个等级。

6. 精神残疾

精神残疾是指精神患者患病持续 1 年以上未痊愈，由于存在认知、情感和行为障碍，以致影响其日常生活和社会参与。

7. 多重残疾

同时存在视力残疾、听力残疾、言语残疾、肢体残疾、智力残疾和精神残疾中的两种或两种以上残疾。

三、残疾评定

（一）定义

残疾评定是依据国家现有标准，对病伤残者的功能障碍进行评定，并对存在功能障碍的性质、范围、类别及其严重程度做出判断，为制定和调整康复治疗方案、评估治疗效果以及判断预后提供依据。

（二）评定流程与方法

残疾评定是一项严谨的工作，必须到有资质的医院，按照下列流程进行：询问病史、系统体格检查、综合功能评定、相关专科会诊、必要的实验室检查、资料汇总分析、确定残疾类别及其等级。

四、残疾预防

预防重于治疗，残疾预防应在国家、地方、社区和家庭不同层次进行，应在胎儿、儿童、青年、中年、老年等不同时期进行。

（一）一级预防

一级预防是指在残疾发生前采取各种措施，是预防各类疾病造成的身体结构损伤发生的最有效的措施。有效的一级预防可以预防75%的残疾发生。具体措施和方法如下。

1. 预防先天性残疾

积极预防先天性残疾的发生，如婚前医学咨询、优生优育咨询、产前检查、孕期及围生期保健等。

2. 预防各类疾病

积极预防各类疾病，出生后按计划进行免疫接种，针对生命各个时期实施健康教育，引导健康的生活方式（如合理营养、适当运动、限制烟酒、作息规律等），控制危险因素（如戒烟、禁酒、控制体重、控制血脂、减轻精神压力等）；预防心脑血管病、糖尿病等。提倡合理行为及精神卫生。保持心理平衡，减轻精神压力；避免心理、行为过激反应，预防抑郁、焦虑及其他精神障碍和身心疾病。

3. 预防致残性外伤

避免引发伤害的危险因素，如交通和建筑的安全教育（如遵守交通规则、乘车使用安全带、避免酒后驾驶等），维护安全环境，改善社会安全环境（消除或减少暴力、设置安全设施、具备防火、防污染、防噪声保障及家庭、学校、工作场所的安全环境），预防意外伤害。

（二）二级预防

二级预防是指在病伤残出现后，采用积极有效的措施，限制或逆转由身体结构损伤

造成的活动受限或残疾,影响生活自理能力。二级预防是在残损发生后所采取的预防,只有25%的预防作用。具体措施如下:

1. 定期发现疾病

定期筛查,如筛检新生儿苯丙酮、听力、视觉、儿童精神障碍等;早期查出高血压、糖尿病、心血管疾病、代谢障碍等。

2. 早期医疗干预

对各种疾病进行早期医疗干预,做到早发现、早诊断、早治疗。促进病伤残的痊愈,预防各种并发症。

3. 早期康复治疗

早期采取有效的功能训练(如物理治疗、作业治疗、言语训练等),及时给予心理辅导、促进身心功能恢复或改善。

(三)三级预防

三级预防是指在残疾出现后,采取积极有效的措施(如替代或适应),防止活动受限或残疾转化为参与受限或残障、减少残疾、残障对个人、家庭和社会的影响。最大限度地改善患者的生活自理能力和生存质量。具体措施如下。

1. 康复功能训练

三级预防所采取的功能训练主要是尽可能维持或改善功能、减慢功能障碍或退变的速度。

2. 代偿或替代

对某些对象使用假肢、矫形器预防肢体或躯干的畸形,改善功能;使用辅助用品用具,如助听器、眼镜、坐垫等,改善视听能力及日常活动能力;使用步行用具如腋杖、拐、助行车、轮椅等辅助行走。

3. 康复咨询

预防功能障碍进一步恶化,提高康复对象的自我康复能力,积极开展康复咨询。

小 结

- 概论
  - 康复与康复医学
    - 康复及其内涵
      - 康复的概念
      - 康复的内容
        - 康复对象
        - 康复范畴
        - 康复目的
    - 康复医学
      - 概念
      - 对象
      - 内容
        - 康复预防
        - 康复评定
        - 康复治疗
      - 与临床医学的关系
    - 康复医学服务及工作方式
      - 服务方式
        - 机构内康复
        - 社区康复
      - 工作方式
        - 治疗团队
        - 工作流程
  - 康复护理学概述
    - 康复护理概念
      - 康复护理的定义
      - 康复护理的对象
      - 康复护理的目的
    - 康复护理特点
      - 康复护理的内容
      - 康复护理的原则
      - 康复护理的模式
      - 康复病房管理
    - 护士在康复治疗中的角色
      - 评定者
      - 实施者
      - 观察者
      - 协调者
      - 教育者
      - 管理者
  - 残疾学基础
    - 概述
      - 定义
      - 原因
    - 分类
      - 国际残损、残疾和残障分类
      - 国际功能、残疾和健康分类
      - 我国残疾分类
    - 评定
    - 预防
      - 一级预防
      - 二级预防
      - 三级预防

练习题

一、名词解释

1. 康复　2. 康复医学　3. 康复护理

二、选择题

1. 康复评定应该在什么时候进行　　(　　)

A. 治疗前　　B. 治疗中

C. 治疗后　　D. 治疗前中后

E. 入院前

2. 康复护理与一般护理最主要的区别体现在　　(　　)

A. 家属护理　　B. 他人护理

C. 替代护理　　D. 自我护理

E. 护理援助

3. 全面康复不包括　　(　　)

A. 教育康复　　B. 职业康复

C. 社会康复　　D. 心理康复

E. 医学康复

4. 在国际残疾的分类中病损是指　　(　　)

A. 工作环境　　B. 结构与功能的异常或丧失

C. 个体水平上的活动　　D. 个体生活活动和社会生活活动

E. 生活环境

5. 我国残疾的分类是按

A. 器官　　B. 组织

C. 发生部位　　D. 结构

E. 功能

6. 残疾三级预防的措施是　　(　　)

A. 身体锻炼　　B. 以医疗康复为主的全面康复措施

C. 心理支持　　D. 药物、手术治疗

E. 环境改造

三、简答题

1. 简述康复护理的原则。

2. 简述残疾三级预防。

(河南医学高等专科学校　范成香)

第二章

康复护理学相关理论基础

学习目标

【知识目标】

1. 能准确复述运动学的概念,明确杠杆原理的作用,掌握中枢神经的可塑性。
2. 熟悉运动对人体的影响,中枢神经可塑性的影响因素。
3. 了解开链运动和闭链运动,神经元的代偿性修复。

【能力目标】

1. 能够分析判断人体运动时所应用的骨杠杆类型,肌肉收缩的形式。
2. 学会运用中枢神经的可塑性原理。

【素质目标】

运用康复护理学相关理论基础指导康复护理工作。

第一节　运动学基础

运动是人体的基本功能。了解康复对象存在的障碍及其代偿能力,指导康复对象增强体质、改善功能、提高生活质量及预防并发症,减轻康复治疗小组成员自身的紧张和疲劳,提高工作效率等都离不开运动学原理。运动学对康复治疗及护理有着重要的指导意义。

一、运动学概念

人体运动学(human kinematics)是运用物理学方法来研究人体节段运动和整体运动时,各组织和器官的空间位置随时间的变化规律,以及伴随运动而发生的一系列生理、生化、心理等的改变。人体运动学不仅是运动疗法的理论基础,也是康复护理学的重要理论依据。应用运动学原理研究其变化规律或者结果,可以指导健康或者疾患人群达到增强体质、改善残损功能、提高生存质量、预防或治疗疾病的目的。本部分主要论述人体运动中的相关概念。

二、人体运动种类

(一)按照用力方式分类

1. 被动运动(passive movement)

被动运动是指完全依靠外力来帮助机体完成的运动。它所用的外力可由治疗器械或治疗师徒手施加,如关节可动范围内的运动和关节松动技术;也可以利用患者自身健康的肢体施加,由患者自身健康肢体协助进行的被动运动又称为自助被动运动。

2. 主动运动(active movement)

主动运动是指机体通过自身肌肉收缩进行的运动。根据引起运动的力的不同可分为以下3种。

(1)助力主动运动(assistant active movement) 机体主动运动时,依靠外力施加适当的辅助力量,帮助其完成的运动。它兼有主动运动与被动运动的特点,是机体从被动运动过渡到主动运动过程中的一种重要训练方法,适用于创伤后无力的肌肉或不全瘫痪肌肉的功能锻炼,以及体力虚弱患者。最常用方式有滑轮、各种回旋器、水的浮力和治疗人员的帮助。它在康复功能训练中应用非常广泛。

(2)主动运动(active movement) 是指机体在完全不依靠外力辅助的情况下独立完成的运动。

(3)抗阻力主动运动(resistance active movement) 是指机体进行主动运动的同时,对抗运动中施加于肢体的一定量阻力进行的运动,如举哑铃。这类运动分等张抗阻力运动、等长抗阻力运动和等速运动3种类型。抗阻力主动运动是增强肌力的最好方式,对增强骨密度和骨代谢也有良好效果。

(二)按照运动部位分类

1. 全身运动(general movement)

全身运动是指需要上、下肢同时参与的运动方式。

2. 局部运动(local movement)

局部运动是指机体为了维持局部的关节活动能力,改善局部肌肉及骨骼的功能而进行的一种运动。

(三)按照肌肉收缩分类

1. 等长收缩(isometric contraction)

等长收缩是指肌纤维长度基本不变,肌张力增高,不产生关节活动,也称为静力收缩。等长收缩是固定体位与维持姿势时主要的肌肉运动形式,不产生运动动作,也不做功,如半蹲位时的股四头肌收缩。等长收缩适用于早期康复,如肢体被固定或关节有炎症、肿胀,活动产生剧烈疼痛时。

2. 等张收缩(isotonic contraction)

等张收缩是指肌张力基本不变但肌纤维长度改变,产生关节活动的肌肉收缩。等张收缩又分为以下两种。

(1)向心性收缩或称等张缩短(concentric contraction)　是指肌肉收缩时,肌肉两端附着点间的距离缩短、接近,关节按需要进行屈曲。向心性收缩是运动疗法最常用的肌肉活动,是维持正常关节活动的主要形式,如上楼梯时股四头肌的缩短收缩。

(2)离心性收缩或称等张延伸(eccentric contraction)　是指肌肉收缩时肌力低于阻力,两端肌肉止点距离变远,原先缩短的肌肉逐渐延伸变长。其主要作用促发拮抗肌收缩,以稳定关节、控制肢体坠落速度或肢体动作。如下楼梯时股四头肌的延长收缩。

3. 等速运动或等速收缩(isokinetic contraction)

等速运动是指整个运动过程中运动的速度保持不变,而肌肉张力与长度一直在变化的一种运动方式。这种运动在自然运动的情况下不存在,只有借助专用设备才能实现。

在机体进行各种复杂运动过程中,躯体姿势在不断发生变化。当机体要完成协调、有目的的运动时,需要肌肉收缩也以等长收缩、向心性收缩、离心性收缩等形式不断地变化着。如我们上楼梯时,股四头肌需要离心性收缩与向心性收缩都发挥作用;当抬腿屈膝时,股四头肌收缩的同时又被拉长,以控制重力对身体的作用;当蹬腿伸膝时,离心性收缩使身体抬高前进,股四头肌又开始做向心性收缩。静态收缩和动态收缩在日常生活与康复训练中常结合运用,这是肌力训练的有效方式,以预防肌肉萎缩、增强肌力及提高运动技能水平。

三、运动对机体的影响

运动中肌肉活动与多种功能锻炼主要是通过神经反射、神经体液因素和生物力学作用对机体的多种功能产生相应的影响和改变,尤其在经过一段时间训练后,常可逆转原来失调的功能状态,重新获得比较好甚至满意的能力。运动在康复中的作用主要体现在以下几方面。

(一)对神经系统的影响

运动是一种重要的生理刺激,它可以保持中枢神经系统的紧张性、兴奋性和灵活性,提高神经系统的调节能力,从而发挥其对全身脏器的调节作用。所有的运动都是体内一系列生理性条件反射的综合体现,当运动达到一定强度与难度时,可以促使大脑皮质形成更多、更复杂的条件反射,做出对外界刺激更准确更迅速的反应,从而强化中枢神经系统对全身脏器功能的调整与协调能力。此外,长期锻炼还能促进迷走神经兴奋性增强,提高对人体脏器活动的自控能力。

(二)对运动系统的影响

运动有利于维持运动器官的形态与功能。长期运动可以预防和延缓骨质疏松、软骨变性退化、肌肉萎缩、关节挛缩,甚至关节形态破坏等的发生。

运动可以改善骨的血液循环,增强骨的新陈代谢,促进骨径增粗,骨皮质增厚,提高骨的支撑与抗压能力，预防和延缓骨质疏松。运动还能促进关节周围血管的血液循环，增加关节滑液分泌，改善软骨营养。运动可以维持肌纤维形态，提高和增强肌力和耐力，改善主动运动能力。运动能够牵伸挛缩和粘连的组织，维持和改善关节活动范围。

（三）对循环系统的影响

在运动时，循环系统的功能活动也相应发生变化。运动时大量血液流向肌肉，心跳加快，每搏量增多，心肌兴奋性提高，冠状动脉扩张，心肌纤维增粗，心功能储备能力提高，心肌收缩加强，收缩末期容量减少，心排血量增加，回心血量也相应增加。

运动可以使机体内血流发生明显的重新分布，骨骼肌的血液供应可从安静时的15% ~20%增多至占总血液供应量的80%。运动能够增加血管壁弹性，减小血流阻力，提高组织的血流量。运动可以使毛细血管的数量和横截面积增加，心血管功能的适应性提高。同时运动可以提高红细胞和血红蛋白的含量，增加白细胞分类中淋巴细胞的数量及血浆中缓冲物质的含量，对运动后产生的酸性物质起缓冲作用。运动可以减少脂类物质在血管内的沉积，增加肌纤维蛋白溶解酶的活力，防止血栓形成。另外，在运动过程中，肌肉收缩可以产生促进血管扩张的化学物质，对降低血压有一定帮助。

（四）对呼吸系统的影响

运动对预防和治疗呼吸系统疾病有积极作用。运动时为摄取更多氧气并将二氧化碳及时排出，呼吸会相应加深加快，胸廓与膈肌的活动幅度也明显增大，潮气量增多，每分通气量与耗氧量均能增加数倍至20倍。运动可以增强呼吸道黏膜的分泌能力，上皮细胞的纤毛活动能力以及肺内吞噬细胞的吞噬能力，能更加及时地清除或消灭呼吸道病毒。

（五）对消化系统的影响

运动可以促进胃肠道的蠕动，促进消化液的分泌，增加食欲，改善肝胆和胰腺的功能，减少胆石症的发生，从而使整个消化系统的功能得到提高。

（六）对泌尿系统的影响

运动可以减少肾小管血流量，剧烈运动时可以使肾血流量减低50%。轻强度运动可以使尿排钾量略有提高；短时间高强度训练后，肾小管对低分子蛋白的重吸收有明显提高；长时间高强度训练后，肾小管毛细血管扩张、充血，肾小体滤过膜通透性增加，在原尿中可见尿蛋白。

（七）对内分泌系统的影响

运动可以增强内分泌系统的功能，使其调节功能更加完善。对人体新陈代谢、生长发育、生殖和其他功能活动有促进作用。运动消耗体内大量能源，使内分泌腺产生适应性反应，使机体新陈代谢水平达到机体静息水平的几倍甚至十几倍。

(八)对精神和心理状态的影响

适度运动可对精神和心理产生积极影响,可以改善情绪,扭转抑郁、悲观和失望等精神心理的负面情绪。运动可反射性引起人体下丘脑部位兴奋性提高,表现出兴奋、愉快、乐观情绪。运动可以增强机体新陈代谢,增加肾上腺素分泌,从而产生欣快感,极大程度缓解精神和心理压力,打断抑郁或焦虑情绪与躯体器官功能紊乱之间的恶性循环,增强参与者的自信心。

(九)促进代偿机制的形成与发展

机体部分器官的功能损伤严重时,机体可发挥健全组织与器官的作用以代偿部分缺失的功能。有些代偿功能可由机体自动完成,但有些代偿功能则需要专门的功能训练才能逐渐发展与完善。特别是中枢神经损伤后,机体需要建立新的条件反射以弥补丧失的运动功能。此时,运动的重点是通过对健侧肢体或者非损伤组织的训练,发展其代偿能力,来补偿丧失的功能,这也是运动疗法治疗的基本机制之一。通过运动治疗,训练代偿能力,可使患者达到最大限度的生活自理。

(十)促进损伤恢复

运动可增强损伤后组织周围胶原纤维的排列与构成,有利于瘢痕形成,从而促进创面与损伤肌腱、韧带愈合;运动可以增强机体血液循环,激活软骨细胞,增加其胶原与氨基己糖的合成,防止滑膜粘连,促进脓性渗出物、积血等从滑膜腔中清除,从而促进受损软骨愈合及保护关节软骨。通过以上作用,运动可缩短机体损伤组织的恢复期、防止肌萎缩、减轻关节僵硬、减少血栓性静脉炎、继发性进行性关节炎等并发症的发生。

四、肌肉运动学

肌肉运动学主要研究骨骼肌在人体运动过程中的功能及运动规律,以及与康复治疗学相关的肌肉运动学理论知识。

肌肉收缩是人体运动的基础。肌肉能根据需要来改变能量消耗,肌肉强烈收缩时,比舒张状态下需要更多能量。强烈收缩的肌肉所消耗的能量,可比肌肉在安静状态时增加50倍。而要使产能水平保持这种高度,就必须使肌肉组织利用氧的增加与身体排出热和二氧化碳的增加达到一定的平衡。在运动中,机体发生系列反应的目的主要是为了维持肌细胞中的化学与物理平衡。在此过程中,心、肺和血管等机体重要器官起到主要作用。

(一)肌肉分类

肌肉可按形态、肌纤维、运动功能等进行分类。不同运动过程中肌肉的作用各不相同,运动动作本身决定肌肉所承担的角色。根据在某一具体动作中肌肉的功能作用,可将肌分为原动肌、拮抗肌、固定肌和中和肌。

1. 原动肌(agonist)

原动肌是指直接完成动作的肌或肌群,即在产生关节运动中起主要作用的肌或肌群。它可分为主动肌与副动肌,其中在产生关节运动中起主要作用的肌或肌群称为主动肌,协助完成动作或仅在动作的某一阶段起作用的肌或肌群称为副动肌。如在屈肘运动中起作用的肌有肱二头肌、肱肌、肱桡肌和旋前圆肌。其中肱二头肌和肱肌起主要作用称为主动肌;肱桡肌和旋前圆肌起辅助作用称为副动肌,又称辅助肌。

2. 拮抗肌(antagonist)

拮抗肌是与原动肌作用相反的肌或肌群。当原动肌收缩时,拮抗肌应协调放松或者做适当的离心收缩,来维持关节活动的稳定性与动作的精确性,同时能起到维持关节运动中的空间定位作用,并且能够防止关节过度屈伸导致的关节损伤。如在屈肘运动中,肱三头肌是肱二头肌的拮抗肌,肘肌则是肱肌的拮抗肌;而在伸肘运动中,肱二头肌是肱三头肌的拮抗肌,肱肌则是肘肌的拮抗肌。

3. 固定肌(fixator)

固定肌是指为固定、支持关节而产生静止性收缩的肌或肌群。为发挥原动肌对肢体运动的动力作用,必须将肌肉相对固定的一端(大多为近心端)所附着的骨骼或更近的骨骼充分固定。这种起固定作用的肌或肌群称为固定肌。如单纯进行肘关节屈伸负重活动,必须固定肩关节,这时固定肩关节的肌群都称为固定肌。

4. 中和肌(neutralizator)

中和肌的作用是抵消原动肌收缩时所产生的一部分不需要的动作。如做扩胸运动时,斜方肌与菱形肌都是原动肌。斜方肌收缩时,除使肩外展扩胸外,还可使肩胛骨下角外旋;菱形肌收缩时,使肩胛骨移向脊柱以产生扩胸效应,同时还能产生肩胛骨下角内旋。这种肩胛骨下角内旋和外旋常可削弱扩胸效应,但斜方肌与菱形肌同时收缩时产生的动作可相互抵消,因此两者互相为中和肌。

(二)肌肉特性

1. 肌肉的物理特性

(1)伸展性(extension)　肌肉在外力作用下被拉长的特性。

(2)弹性(elasticity)　在外力取消后肌肉可恢复到原状的特性。

(3)黏滞性(stickiness)　肌浆内各分子之间相互摩擦而产生的阻力。人体肌肉伸长的程度与外力的大小不成正比,在外力去除后肌肉并没有立即恢复原状。这是由黏滞性造成的肌肉内阻力所致。当温度降低时,黏滞性增加。

2. 肌肉的生理特性

(1)兴奋性(excitability)　肌肉受到刺激时产生兴奋的特性。

(2)收缩性(contractility)　肌肉兴奋时产生收缩反应的特性。

(三)肌肉功能状态指标

肌肉功能状态指标主要指标有肌力、肌张力、快速力量和肌耐力。

1. 肌力

肌肉收缩时力量。它体现肌肉主动收缩和抗阻力的能力，通常以肌最大兴奋时所能负荷的重量来表示。影响肌力的主要因素有以下几方面。

(1)肌肉的横断面积　单位横断面积所能产生的最大肌力称为绝对肌力。肌肉横断面积越大，则可产生的肌力越大，反之亦然。

(2)肌肉的募集　在单一运动中，同时参与收缩的运动单位数量越多，肌力也就越大，这种情况称为肌肉募集。它受中枢神经系统功能状态的影响，当运动神经发出冲动频率增加或者冲动强度增大时，被动员或者激活的运动单位数量也随之增多，参与收缩的运动单位数量越多，肌力也就越大。

(3)肌肉的初长度　是指肌肉收缩前的长度。在生理限度内肌肉在收缩前被牵拉至适宜的长度则收缩时的肌力较大，因此肌力与肌肉的初长度的关系十分密切。一般认为，当肌肉在静息长度或者被牵拉全静息长度的1.2倍时，肌小节功能最佳，产生的肌力最大。如在投掷铅球时，必须充分屈曲肘关节，以便尽可能牵张肱三头肌，然后利用肱三头肌急剧收缩的力量将铅球投掷出去。

(4)肌纤维的走向　通常情况下与肌腱长轴是一致的，但也有不一致的。如在一些相对较大的肌肉中，部分肌纤维与肌腱长轴形成一定角度，成羽状连接。这种羽状连接成角越大，可以募集的肌纤维数量也就越多，肌肉越粗，所能产生的肌力也就越大。例如腓肠肌等快肌，具有较强大的收缩力。

(5)肌肉的收缩速度　实际上也能影响肌肉的收缩张力。当肌肉收缩速度增加时，则其肌力下降，故等长收缩比缩短收缩会产生更大肌力。

2. 肌张力

肌张力是指肌肉在安静时所保持的紧张度。它与脊髓的牵张反射有关，受中枢神经系统调控。它常通过被动运动感知处于放松状态肌肉的阻力程度进行评测，来评判主动肌和拮抗肌间(或互为拮抗肌)的收缩与舒张活动有无失衡，或是否协调。肌张力异常通常是肌肉失去神经支配(如脊髓损伤)和(或)调节功能障碍(如脑损伤)的结果。肌张力异常一般包括肌张力增强和减退两种情况，肌痉挛以及肌强直是肌张力增强的典型表现，而软瘫则是肌张力减退的常见表现。

3. 快速力量

肌或肌群在一定速度下所能产生最大力量的能力，可通过单一身体运动、多个身体运动或者在有氧运动条件下的重复运动测得。快速力量由启动力量、爆发力量(爆发力)和制动力量组成，爆发力是指在最短时间内发挥肌肉力量的能力，采用最大力量与达到最大力量的时间之比来评定。爆发力通常由肌力和肌肉收缩速度两个因素所决定，肌力是基础，收缩速度是关键。

4. 肌肉耐力

肌肉在一定负荷条件下保持收缩或持续重复收缩的能力，来反映肌肉持续工作的能力，体现肌肉对抗疲劳的水平。

五、关节运动学

关节是运动的枢纽,是脊柱、四肢赖以活动的基础。其特点是骨与骨之间借其周围结缔组织相连,相连骨之间有充以滑液的腔隙,运动范围较大。关节基本结构包括关节面、关节囊和关节腔。关节辅助结构包括韧带、关节盘、关节唇、滑膜襞和滑膜囊,有利于增加关节的灵活性或稳固性。

(一)关节分类

关节的形态和结构决定了关节可能活动的轴,肢体一般都环绕关节轴进行旋转活动,活动轴可反映肢体活动范围和运动方式。自由度与关节轴有密切关系,关节有几个活动轴就有几个自由度。按运动轴的数目和关节的形态分类可分为以下类型。

1. 单轴关节

只有一个自由度,即只能绕一个运动轴在一个平面上做一组运动。包括两种运动形式。

(1)滑车关节(hinge joint)　又名屈戌关节。一骨关节头呈滑车状,另一骨对应的关节窝正中生有矢状方向的嵴,与关节头的沟相对应。通常只能沿冠状轴做屈、伸运动,如手部指间关节。有的滑车关节,一骨关节头滑车两端大小不一,另一骨关节窝上嵴呈螺旋线状,称为螺旋(蜗状)关节,其运动轴为斜冠状轴,如肘关节。

(2)车轴关节(trochoid joint or pivot joint)　关节头呈圆柱状,关节窝通常由骨和韧带连成环,形同车轴与轴承。这种关节仅能循长轴(垂直轴)做旋轴(回旋)运动,如桡尺近侧关节,只能围绕垂直轴在水平面上做旋前、旋后运动。

2. 双轴关节

由椭圆形球面的关节头和椭圆形凹面的关节窝构成,此类关节能围绕两个互相垂直的运动轴进行两组运动,也可进行环转运动。包括两种形式。

(1)椭圆关节(ellipsoidal joint)　关节头呈椭圆形凸面,关节窝呈椭圆形凹面,可沿冠状轴做屈、伸运动,沿矢状轴做收、展运动,并可做环转运动,如桡腕关节。

(2)鞍状关节(seller joint or saddle joint)　相对两骨的关节面均呈马鞍形,互为关节头与关节窝。鞍状关节有两个运动轴,可沿冠状轴做屈、伸运动和矢状轴做收、展运动,并可沿两轴做环转运动,如拇指腕掌关节。

3. 多轴关节

由呈球面的关节头和呈球形凹的关节窝构成,此类关节在 3 个互相垂直的运动轴上可做屈伸、收展、旋转等多方向运动。通常也有两种形式。

(1)球窝关节(ball-and-socket joint or spheroidal joint)　一般球窝关节的关节头较大呈球形,而关节窝浅而小,与关节头的接触面积不到 1/3,其运动幅度较大,如肩关节。有的关节窝特别深,包绕关节头的 1/2 以上,虽属球窝关节,但其运动范围受到一定限制,也称为杵臼关节,如髋关节。

(2)平面关节(plane joint)　相对两骨的关节面平坦而光滑,接近于平面,但仍有一定弯曲或弧度,可视为球面无穷大,也可归为多轴关节,可做多轴性的滑动或转动。如腕骨间关节和肩锁关节等。

(二)关节运动的轴和面

1. 人体的基本姿势

(1)解剖位　即解剖姿势位,为说明人体局部或器官及结构的位置关系而规定的一种姿势。要求身体直立,面向前,目视正前方保持平视,两足并立,足尖向前,两上肢垂于身体两侧,手掌向前。

(2)中立位　即立正姿势位,是人体运动的始发姿势体位。中立位与解剖位的区别在于手掌的位置,中立位手掌贴于体侧。

2. 运动面

(1)冠状面　又称额状面,通过躯干纵轴,按左右方向将身体分为前、后两部分。

(2)矢状面　通过躯干纵轴,按前后方向,与冠状面呈直角,将人体分为左、右两部分。

(3)水平面　又称横切面,通过人体与地面平行的任一平面,与矢状面和冠状面均呈直角,将人体分为上、下两部分。

3. 运动轴

(1)冠状轴　又称额状轴,由冠状面与水平面相交所形成的轴,与水平面平行,贯穿人体前后的线。

(2)矢状轴　由矢状面与水平面相交所形成的轴,与水平面平行,贯穿人体左右的线。

(3)垂直轴　又称纵轴,由矢状面与冠状面相交所形成的轴,与人体长轴平行,贯穿人体上下的正中线。

(三)关节运动形式

关节运动形式主要由关节面的形态、运动轴的数量和位置决定。关节作为运动的枢纽,在肌肉牵拉下,使骨沿着关节轴所规定的轨迹进行移位运动。所有关节运动都可分解为在 3 个互相垂直平面上进行的单一或者复合位移运动,即围绕冠状轴在矢状面上的运动,围绕矢状轴在冠状面上的运动,围绕垂直轴在横断面(水平面)上的运动。

通常关节运动主要包括屈与伸、收与展、旋转和环转运动。环转运动是展、伸与收、展的组合运动,不包括旋转运动。其他的运动还根据关节部位而冠以特殊的名称,如:躯干有前屈、后伸、侧屈;前臂有旋前、旋后;腕关节有掌屈、背屈;踝关节有跖屈、背屈、内翻、外翻等运动。

(四)关节运动稳定性

关节活动稳定性决定关节的功能。关节的独特结构不但使关节具有活动度,而且具有稳定性。关节运动轴愈多,其运动形式就愈多样化、灵活,因此,凡具有两个或两个以上自由度的关节都可做环绕运动。

关节囊的松紧与厚薄、周围韧带和肌腱状况也明显影响关节的运动。关节囊愈坚韧，紧张度愈高，周围韧带和肌腱愈坚固，关节运动范围就愈小，但关节的稳定性愈强；反之，关节运动范围愈灵活，而关节的稳定性愈差。

两关节面之间的面积差也决定关节的灵活性。两关节间的面积差愈大关节运动范围愈灵活，反之面积差愈小则关节愈稳固。如肩关节和髋关节同属球窝关节，但肩关节比髋关节的活动范围大，而髋关节比肩关节稳定。

此外，关节的其他结构对关节运动也有一定程度的影响，如关节盘和滑液能增加关节的灵活性，而关节唇和滑膜襞则能增强关节的稳定性。

故通常情况下，稳定性大的关节活动范围小；稳定性小的关节活动范围大。

(五)关节的运动链

关节的运动链通常为借助于关节将人体一侧上、下肢按一定顺序衔接起来，组成运动链。人体上肢运动链由肩带、上臂、肘关节、前臂、腕关节和手等组成：下肢运动链由髋关节、大腿、膝关节、小腿、踝关节和足等组成。在人体运动中，各种运动可分为开链运动(open kinetic，OKC)和闭链运动(closed kinetic chain，CKC)两种形式。

1. 开链运动

开链运动是指固定肢体近侧端而游离远侧端，可任意活动某一单独关节或者同时活动若干关节的运动。各关节链都有特定的运动范围，远侧端运动范围和运动速度均大于近侧端。上肢运动多为开链运动。

2. 闭链运动

闭链运动是指远端闭合的运动，肢体远侧端固定而近侧端关节活动。闭链运动时无法独立进行某一关节的活动，只能进行多关节的协调运动。如接触地面、墙面，或手被扶持，即为闭链运动。在康复对象的手被治疗人员扶持固定时，不可能仅做单一关节的活动，而是同时活动腕、肘和肩关节，此时所能做的肢体运动只能是多关节协调的闭链活动。

(六)杠杆原理

骨骼、关节和肌肉在人体运动中发挥重要作用，其运动机制符合杠杆原理。肌肉收缩输出的力，作用于骨骼，引起关节运动。各种复杂的关节运动均能分解为一系列的杠杆运动。生物力学研究的基本方法之一就是运用杠杆原理对运动进行分析。

1. 关节杠杆运动的基本概念

(1)支点(F)　是指杠杆绕其转动的轴心点。在骨杠杆上，支点是关节的运动中心。

(2)力点(E)　是指力的作用点。在骨杠杆上，力点是肌肉的附着点。

(3)阻力点(W)　是指阻力在杠杆上的作用点，阻力由运动肢体的重力、骨关节摩擦力或弹力及拮抗肌的张力，韧带、筋膜的抗拉力等造成。一个杠杆系统中的阻力作用点只有一个，即全部阻力的合力作用点，为唯一的阻力点。

(4)力臂(d)　是指在肌力作用下，肢体发生转动时力的作用线与转轴间的垂直距离。

(5)阻力臂(dw)　是指从支点到阻力作用线的垂直距离。

（6）力矩（M）　表示力对肢体产生转动作用的大小，是力对物体转动作用的量度。一点上力的力矩分为力对点之矩和力对轴之矩。对点之矩是该力与力的作用点到该力垂直距离（即力臂）的乘积，即 $M=E\times d$；力对轴之矩是力与力的作用点到轴的垂直距离的乘积。

2. 杠杆的分类

（1）平衡杠杆　其特征是支点位于力点与阻力点之间，如天平和跷跷板等。在人体中平衡杠杆较少，如头颅与脊柱的连接属于平衡杠杆，这类杠杆的主要作用为传递动力和保持平衡，它既产生力又产生速度。

（2）省力杠杆　其特征是阻力点位于力点与支点之间，如一根撬动重物的棍棒，一端支在地上，棍棒下垫有物体。在人体中，省力杠杆在静态时极为少见，只有在动态时能观察到，如站立提踵时，这类杠杆因为力臂始终大于阻力臂，所以可以用较小的力来克服较大的阻力，故称为省力杠杆。

（3）速度杠杆　其特征是力点位于阻力点与支点之间。在人体中，速度杠杆最为普遍，如肱二头肌通过肘关节屈起前臂的动作，这类杠杆力臂始终小于阻力臂，引起运动时，力必须大于阻力，因此不能省力，但能使阻力点获得较大的运动速度和幅度，故称为速度杠杆。

第二节　神经学基础

神经系统（nervous system）是人体结构与功能最复杂的系统，由数以亿万计互相联系的神经细胞组成，在机体内起主导作用，控制和调节各个系统的活动，使机体成为一个有机整体。随着近代分子生物学的进步与发展，神经科学众多分支出现相互渗透、相互促进的局面，神经解剖学、神经心理学等分支学科更成为康复护理领域的重要理论基础。本部分将从神经发育、神经细胞损伤后的再生以及中枢神经的可塑性等方面阐述神经科学为康复护理学提供的理论基础。

一、神经发育

神经发育是个体发育中最早、最迅速的系统。胚胎神经干细胞受到周围环境变化的影响，通过细胞间的相互联系而发生诱导、分化、迁移、凋亡等步骤，最终形成脑、脊髓和神经系统的其他组成成分。

（一）神经诱导

胚胎从受精卵经过卵裂球、囊胚的发育过程成为原肠胚，原肠胚中背部中央的脊索和其上方覆盖的预定神经外胚层之间的细胞相互作用后，外胚层会发育成神经组织，这整个过程称为神经诱导。神经诱导可是直接的，也可是间接的，神经间的直接诱导发生于细胞间的直接接触，间接诱导主要通过弥散的生物活性物质介导。神经诱导主要包括原发诱导和次发诱导。原发诱导形成神经板，关键在于中胚层向外胚层释放中胚层因子。中胚层因子在神经外胚层各个部位的浓度决定了脑的区域分化差别。最终结果是，前脑由中胚层的前部和外胚层的相互作用诱导；而中脑和后脑则诱导于中胚层的中部和外胚层；中胚层的最后部和外胚层相互作用诱导出脊髓。

（二）神经细胞分化

神经管理的室管膜细胞可产生神经细胞和神经胶质细胞的前体，而前体细胞又可转化成终末细胞，这整个过程就是细胞分化。神经细胞分化的过程中也发生着其他过程，比如神经上皮的增殖过程。在细胞开始迁移时，神经胶质细胞可抑制神经细胞的分裂，并同时持续进行分裂。发育的神经细胞处在一个复杂的环境中，这些复杂的环境因素都会在神经细胞的分化中产生影响。

（三）神经细胞迁移

神经细胞迁移是神经系统发育中的一个独特现象，这是由于神经细胞的发生位置和定居位置不同，同时神经细胞为达到纤维联系上特定的靶细胞位置，就要不断地进行迁移。影响神经细胞迁移的因素主要包括细胞及突起的积极移动、多种化学因子局部的浓度梯度和胶质细胞的爬行等。

（四）神经细胞程序性死亡

神经细胞生长的同时伴随着大量细胞的死亡。在神经细胞发育过程中出现的由细胞内特定基因程序表达所介导的细胞死亡，称为程序性死亡，它是神经系统调整细胞数量的一种方式。细胞增殖与死亡构成神经系统的动态平衡，这种平衡为细胞向特定组织和器官的表型分化奠定基础，并能保证细胞可构建成熟的机体，维持正常的功能。此外，这种动态平衡还促进神经系统的结构完整和功能完善。机体对细胞死亡的控制主要包括促进和抑制两个方面。在这两个方面达到平衡的情况下，神经系统才能保持正常发育。死亡的细胞碎片会很快被周围的细胞清除，因此不会影响到其他细胞的正常功能。

二、神经损伤后再生

（一）神经损伤实质

1. 神经细胞胞体的损伤

神经细胞胞体损伤是不能再生的。因为神经细胞体的丧失，导致该神经细胞的轴突与树突失去营养中心而随之死亡。

2. 神经突起的损伤

神经突起的损伤主要是轴突中断。轴突的中断使靶组织失去传入神经或去神经支配，导致轴突与靶组织间连接中断。而轴突的损伤可以导致神经细胞的一部分细胞质丧失，通常引起神经细胞的退化和变性现象。

（二）神经细胞退化

直接损伤神经细胞胞体会导致整个神经细胞死亡。如果损伤仅限于轴突与树突，其结果可能会引起神经细胞的死亡或以一种改变的状态存活下来。

1. 部分损伤神经细胞

部分损伤神经细胞是指损伤局限于神经细胞的突起、轴突或树突。轴突被切断的神经细胞常常出现胞体萎缩的现象，严重时甚至可导致神经细胞的完全死亡，通常称之为逆向性变性。但如果轴突被切断的神经细胞仍保留有未受损的轴突侧支投射，即使轴突的细胞质大部分丧失，也不会表现出逆向变性，通常称这种现象为支持侧支。

2. 跨神经细胞变性

失去正常的神经传入或靶组织的神经细胞发生萎缩死亡的现象，即为跨突触效应。把失去传入神经引起神经细胞死亡的现象称为正向跨神经细胞变性。而把失去靶组织而引起神经细胞死亡的现象称为逆向跨神经细胞变性。

3. 跨神经细胞萎缩

大多神经细胞失去靶组织或者去神经支配，并不足以致使神经细胞的死亡，但这些神经细胞会显示出一些退化现象。这通常也包括正向与逆向跨神经细胞萎缩两种情况。

（三）神经细胞再生

神经细胞受到损伤后通常会有两种结局，一种是完全变性，另一种是恢复。如果损伤没有导致神经细胞完全变性，则神经细胞会进入损伤后再生恢复的过程。完整有效的再生过程一般包括轴突的出芽、生长和延伸，与靶细胞重建轴突联系，实现神经再支配而使功能修复。在某种程度上，轴突再生仅发生于周围神经系统内，故很长一段时间人们普遍认为高等脊椎动物中枢神经系统的损伤是不能再生的。但近年来研究表明，高等脊椎动物胚胎与幼体时期中枢神经系统具有再生能力，而成年动物中枢神经系统再生能力极其有限。中枢神经系统不能进行完全的轴突再生并不是由于其轴突失去生长的能力，实际上中枢神经系统的轴突可通过残存轴突侧支出芽生长或损伤位点的出芽生长的形式再生，但由于其出芽生长的距离较短，不能到达靶组织导致失去营养支持而夭折。轴突损伤后的再生可分为完全再生和再生的出芽生长。

1. 完全再生

轴突能成功地与其正常的靶组织重新建立连接。

2. 再生的出芽生长

再生的出芽生长是指受损的轴突可以短距离再生。但这种生长不能与原来靶组织重新建立连接。所有类型的出芽生长都容易发生在幼年动物中且发生速度快。根据出芽再生方式及最后结果可分为以下几种类型。

（1）侧支或终末旁的出芽生长　指在神经细胞参与生长的情况下，轴突和（或）突触成分对损伤的反应性生长。这种生长一般表现出两种方式：一种是从存活的突触前终末生长出一个新的终末树状分支，即突触旁的出芽生长，另一种则是沿着仍存在的轴突任何地方产生一个新侧支的出芽生长，即侧支的出芽生长。两者共同特点为其出芽生长发自相邻未受伤的神经细胞轴突或者其远端的终末分支。

(2)中枢神经系统中的出芽生长　指存在于去神经支配区域的未受损伤的轴突形成额外的突触连接。在中枢神经系统中,许多情况下都已发现出芽生长的现象。有证据证明出芽生长有助于脑损伤后功能的恢复。

(3)与剪除相关的出芽生长　是指当神经细胞的一个侧支受损时,轴突和(或)突触连接的生长。其与再生的出芽生长区别在于与剪除相关的出芽生长并未涉及受损伤的轴突。因此,出芽生长发生的地点可以远离损伤位点。

(四)影响神经细胞再生的因素

神经再生是个非常复杂的过程,它涉及神经细胞自身与有关神经细胞微环境的各个方面。在发育期,哺乳类动物的中枢神经有极强的发芽能力,如破坏新生田鼠的上丘,可使其成年后视觉减弱,但不会完全丧失视力。这说明投射区具有选择性地转移到相关联脑区的能力,而并非毫无目标地转移到别的靶区,神经细胞的投射数会尽量维持到本来视觉神经细胞应有的水平。

1. 促进神经再生的因子

(1)神经营养因子　正常的神经细胞必须从靶组织器官和(或)远端胶质细胞获得足够的神经营养因子,故当神经元损伤后,会导致神经细胞营养不良甚至死亡。但此时如果有外源性神经营养因子的提供,神经细胞仍然可能得以生存与再生。

(2)神经生长相关蛋白-43　是一种薄膜磷酸蛋白,属于膜快速运转蛋白,它不但与神经细胞生长发育、突触形成以及神经可塑性密切相关,而且与周围和中枢神经系统轴突的生长和再生密切相关,作为轴突发芽的一种标志物。

(3)巨噬细胞和施万细胞　两者都能促进神经损伤后的再生。这两种细胞不仅能分泌神经营养因子或者促进营养因子的分泌,还能通过吞噬作用为神经细胞再生创造条件。此外,施万细胞还能生成髓鞘与基底膜,进而促进神经细胞的再生。

2. 与神经再生有关的细胞因子

大多数神经因子都能促进神经细胞的生长与存活,但能刺激神经细胞生长的很多活性物质并非都是神经因子。已知的细胞因子均为多元和多向性,如星形胶质细胞、施万细胞及唾液分泌的神经生长因子,成纤维细胞分泌的成纤维细胞生长因子等。在缺血性脑卒中恢复过程中,梗死灶周边区域神经细胞再生及细胞间突触联系的重建或重组具有重要作用。而脑内细胞因子(维持神经细胞生长的细胞因子、神经生长必需的蛋白质以及维持细胞间联系的细胞因子)与中枢神经功能的恢复密切相关,它们对于神经再生、神经细胞移行、轴突的发芽、延长与成束以及正确神经环路的形成起着重要作用。因此,运动能减轻脑卒中的损害,这与脑梗死区血管形成和神经营养因子的过度表达有关。

3. 与血管再生有关的细胞因子

血管生成素及其受体和血管内皮生长因子可介导血管生成,它们可能在侧支循环发生中起着重要作用。尽管成年后大脑血管内皮的增生已停止,但动物实验证明局灶性缺血后存在新生血管生成。脑卒中后 2～7 d 在缺血灶边缘区开始出现新生毛细血管,这些新生血管早期表现为梗死灶边缘区血管管径增大、壁变薄,脑卒中后 2～28 d 通过发芽与分支形成新生小血管进入梗死灶。

4. 影响神经细胞凋亡的相关因素

凋亡是多细胞动物生命活动中必不可少的过程，与细胞增殖同等重要。研究表明：生物体内、外多种因素都可诱发细胞凋亡，如射线、糖皮质激素、肿瘤坏死因子和谷氨酸等。细胞凋亡不仅是一种特殊的细胞死亡类型，还是多基因严格控制的过程。现已发现机体内对细胞凋亡的控制基因主要有促凋亡基因与抗凋亡基因两类，它们的功能正好相反，两者的比值决定神经细胞凋亡是否发生。只有这两个过程互相平衡，神经系统的发育才能正常进行。

5. 胶质细胞和施万细胞以及神经细胞黏附分子

损伤后中枢与外周神经的共同特点是引起胶质细胞和施万细胞的增殖与分泌，这种增殖与分泌所产生的效应是双向性的，适当增殖有利于再生轴突的生长，但是过度增殖所形成的瘢痕则会阻碍再生轴突的生长与延伸，并导致再生轴突再次退变。神经细胞黏附分子是质膜上的一种整合蛋白，通过粘连与导向作用不仅影响神经突起的生长与延伸，从而调节神经细胞的形态，同时还可借此影响神经细胞骨架蛋白的分配与聚合及细胞骨架的组装。

（五）中枢神经系统修复

中枢神经系统的修复是一个十分复杂的问题，成年脑内的神经发生为治疗脑缺血等疾病造成的神经功能缺损提供了全新的治疗思路与策略。不论是移植外源性神经干细胞，还是体内自身神经干细胞的再动员都须通过以下途径才能实现功能的恢复：新产生的神经细胞要与宿主脑内神经回路整合，接受神经传入，重建正常的神经网络；通过分泌神经递质与生长因子促进原有神经细胞的生存。

现有研究资料表明，病理性刺激如脑缺血、脑缺血缺氧仅仅是调动内源性神经干细胞的增殖、迁移、分化，但其自我修复是远远不够的，这不仅因为脑内激活的神经干细胞数量明显不足，还因为调节这些神经干细胞迁移、分化、存活、神经细胞修复与突触形成的因子大量不足，不能完成自身修复。许多神经科学工作者尝试在神经系统损伤的局部，应用一些激活因子或者施加一些刺激因素，以激活脑内的神经干细胞，诱导其增殖、分化及整合，从而完成对脑内病变部位的神经组织结构的修复与神经网络的构建，最终恢复病变部位神经组织的正常功能。如何增强自体神经发生；如何诱导损伤区域内的神经发生向神经细胞方向分化，并在神经组织内整合；如何有效避免体内抑制神经发生的因素；如何防止新生神经细胞凋亡等问题，都值得进一步深入研究。

目前，神经干细胞修复研究已形成以下两个重要的研究方向：①试图控制中枢神经系统神经细胞存活及轴突生长的信号途径，来改变中枢神经内在的生长能力；②采用干预手段，创造中枢神经系统受损神经细胞生存的适宜环境，进一步激活自身神经干细胞及内源性修复机制。若能促进自体神经干细胞在体内增殖、迁移、分化，进而修复受损的神经细胞，将会使脑缺血等多种脑损伤的自我修复成为可能。

三、中枢神经可塑性

神经系统会发生结构和功能的改变以主动适应和反映外界环境的各种变化，并将改变维持一定时间，这种变化就是中枢神经的可塑性。包括后天的差异、损伤及环境对神经系统的影响，神经系统的可塑性决定了机体对内外环境刺激发生行为改变的反应能力和功能代偿。

（一）可塑性理论基础

1930 年，BetheA 首先提出中枢神经系统可塑性的概念。认为中枢神经系统损伤后的恢复是由于残留部分功能重组的结果。随后研究者完善了功能重组的理论，认为伤后脑的残留部分通过功能重组，代偿或部分代偿原有功能。随着研究的深入，已证实神经系统损伤后在系统内、系统间存在结构上和功能的可塑性。

1. 系统内重组

在同一系统内相同水平或不同水平上出现的代偿称为系统内重组。如由病灶周围组织的代偿或由病灶以上或以下结构来代偿，主要包括突触可塑性、神经轴突发芽、潜伏通路的启动、失神经过敏、轴突上离子通道的改变等。

2. 系统间重组

系统间重组是指由功能上不完全相同的另一系统来代偿损伤系统的功能，如由皮肤触觉来代替视觉，主要形式包括古旧脑代偿、对侧半球代偿、在功能上几乎完全不相干的系统代偿等。并认为在此过程中，特定康复训练是必需的，故此理论又称为再训练理论。代偿和功能重组已成为脑可塑性的生理、生化或形态学改变的基础。

（二）大脑的可塑性

大脑在结构和功能上具有修改自身以适应改变的环境的能力称为大脑的可塑性。目前促进神经再生与修复的策略主要是通过促进内在的再生能力和消除外在的抑制因素两大途径。结构与功能的可塑性是神经系统的重要特性。各种可塑性变化既可在神经发育期出现，也可在成年期或老年期出现。具体来说，神经系统的可塑性突出表现为以下几个方面：胚胎发育阶段神经网络形成的诸多变化、后天发育过程中功能依赖性神经回路的突触形成、神经损伤与再生（包括脑移植）以及脑老化过程中神经细胞与突触的各种代偿性改变等。

（三）突触的可塑性

神经细胞受损后，突触在形态和功能上的改变称为突触可塑性，中枢神经的可塑性大多情况下是由突触的可塑性完成的。具有可塑性潜力的突触大多为化学性突触。突触的可塑性表现为突触结合的可塑性与突触传递的可塑性。突触结合的可塑性是指突触形态的改变、新的突触联系形成，以及传递功能的建立，这是一种持续时间较长的可塑性。突触传递的可塑性是指突触的反复活动引起突触传递效率的增加（易化）或者降低（抑制）。突触可塑性的形式包括：强直后增强、习惯化和敏感化、长时程增强和长时程抑制。

（四）脊髓的可塑性

脊髓是中枢神经的低级部位，同大脑一样也具有可塑性。如切除猫后肢的大部分背根后，发现保留完好的背根神经纤维在脊髓的投射密度增大，这充分说明了保留的背根与附近被切除的背根之间发生了可塑性变化。研究表明，脊髓损伤后的可塑性变化与大脑一样，具有发育阶段差异与区域差异特征。

1. 脊髓损伤后轴突的出芽

（1）再生性出芽是指在受损伤轴突的神经细胞存活时，该轴突近侧端以长出新芽的方式进行再生。

（2）侧支出芽是指在损伤累及神经细胞胞体或近端轴突进而造成整个神经细胞死亡时，附近未受伤神经细胞从其自身的侧支上生出支芽。

（3）代偿性出芽是指为代偿因受伤而丢失的侧支而在其正常的侧支发出新芽。

2. 脊髓模式发生器

指位于脊髓内、能自动产生稳定振荡、有序激活伸屈肌群进行交替收缩、激发肢体节律运动的模式发生器，具有独立于脊髓的神经中枢和外周感觉输入、自我维持运动样神经活动的特性。由于模式发生器的网络具有多功能性，边界灵活，可以实现网络重组，在脊髓的可塑方面起到一定作用。

（五）影响因素

1. 内在因素

（1）神经生物学因素　包括神经生长因子、脑源性神经营养因子、成纤维细胞生长因子、胰岛素生长因子-1 等，这些因子主要通过作用于细胞上的受体来调控神经细胞的存活、分化、生长和凋亡。

（2）神经免疫学因素　有关神经可塑性的免疫因子很多，研究较多的有组织相容性抗原、肿瘤坏死因子、多种白细胞介素等。免疫因子对中枢神经系统修复具有双向调节作用。

2. 外在因素

（1）环境因素　有研究表明，丰富环境可促进中枢神经损伤患者神经的再支配，明显引起缺血脑内树突与突触可塑性的改变。但丰富环境能否改善功能结局，学术界尚无统一观点。

（2）干细胞移植因素　神经干细胞是一类具有分裂潜能和自我更新能力的母细胞，它可以通过不对等分裂方式产生神经组织的各类细胞。在神经系统损伤时，这些细胞可以增殖、迁徙至损伤部位并进一步分化，修复损伤。需要强调的是，在脑、脊髓等所有神经组织中，不同神经干细胞类型产生的子代细胞种类不同，分布也不同。目前，胚胎干细胞、嗅鞘细胞和间质干细胞移植成为人们关注的热点。

（3）康复治疗等因素　康复治疗干预是影响脑可塑性的重要因素，包括传统康复治疗、物理治疗、作业治疗、语言治疗、心理治疗、康复工程、康复护理等。

小　结

神经学基础 — 相关理论基础 — 运动学基础

- 神经学基础
  - 神经发育
    - 神经诱导
    - 细胞分化
    - 细胞迁移
    - 程序性死亡
  - 神经损伤后再生
    - 损伤实质
    - 损伤后的退化
      - 部分损伤神经细胞
      - 跨神经细胞变性
      - 跨神经细胞萎缩
    - 损伤后的再生
    - 影响因素
    - 中枢神经系统修复
  - 中枢神经可塑性
    - 理论基础
      - 系统内重组
      - 系统间重组
    - 大脑的可塑性
    - 突触的可塑性
    - 脊髓的可塑性
      - 轴突的出芽
      - 脊髓模式发生器
    - 影响因素
      - 内在因素
      - 外在因素
- 运动学基础
  - 运动学概念
  - 人体运动种类
    - 按照用力方向分类
      - 被动运动
      - 主动运动
    - 按照运动部位分类
      - 全身运动
      - 局部运动
    - 按照肌肉收缩分类
      - 等长收缩
      - 等张收缩
      - 等速收缩
  - 运动对机体的影响
    - 神经系统
    - 运动系统
    - 循环系统
    - 呼吸系统
    - 消化系统
    - 泌尿系统
    - 内分泌系统
    - 精神和心理状态
    - 代偿机制
    - 损伤恢复
  - 肌肉运动学
    - 肌肉分类
      - 原动肌
      - 拮抗肌
      - 固定肌
      - 中和肌
    - 肌肉特性
      - 物理特性
      - 生理特性
    - 肌肉功能状态指标
      - 肌力
      - 肌张力
      - 快速力量
      - 肌肉耐力
  - 关节运动学
    - 关节分类
      - 单轴关节
      - 双轴关节
      - 多轴关节
    - 关节运动的轴和面
      - 基本姿势
      - 运动面
      - 运动轴
    - 关节运动形式
    - 关节运动稳定性
    - 关节运动链
      - 开链运动
      - 闭链运动
    - 杠杆原理
      - 基本概念
      - 分类

练习题

一、名词解释

1. 等张收缩　2. 等长收缩　3. 开链运动　4. 闭链运动

二、选择题

1. 下列哪种肌肉类型不属于根据肌肉在具体动作中的功能作用命名的　　（　　）

A. 主动肌　　B. 原动肌

C. 拮抗肌　　D. 固定肌

E. 中和肌

2. 下列哪项因素不是影响肌力的主要因素　　（　　）

A. 肌肉的横断面　　B. 肌肉的募集

C. 肌肉的初长度　　D. 肌纤维的走向

E. 肌肉的重量

3. 肘关节属于　　（　　）

A. 滑车关节　　B. 车轴关节

C. 椭圆关节　　D. 鞍状关节

E. 球窝关节

三、简答题

如何应用神经系统可塑性理论对颅脑损伤患者进行康复护理指导？

（河南医学高等专科学校　范成香）

第三章

康复护理评定

学习目标

【知识目标】

1. 能准确复述康复评定、肌力评定、徒手肌力检查、ROM、步行周期、ADL、神经源性膀胱、神经源性肠道的概念;能区别肌力和肌张力、步长和跨步长、步频和步速、失语症和构音障碍的概念。

2. 简述徒手肌力分级方法;简述洼田饮水试验的方法。

3. 列举平衡功能、协调功能的分类及评定方法;步行功能评定方法及常见异常步态;生存质量的评定内容及常用量表。

4. 说出日常生活活动的内容、常用的评定方法以及注意事项;肌电图的定义及临床应用;心电运动试验的定义及目的。

5. 归纳肌张力分级、痉挛分级、心功能分级、呼吸困难分级的方法。

【能力目标】

1. 能够运用徒手肌力分级标准对患者进行肌力评定。

2. 能够正确对上肢和下肢主要关节活动范围进行测量。

3. 能够运用 Barthel 指数和 FIM 量表对患者进行日常生活功能评定。

【素质目标】

重视康复评定,树立康复整体护理思想;关爱、尊重患者,培养良好的职业道德和行为规范。

第一节　概　述

一、概念

康复评定也称评价或评估,是用客观、量化的方法有效和准确地评定功能障碍的种类、性质、部位、范围、严重程度和预后的方法。康复评定是康复治疗的基础，是康复目标得以实现和康复治疗得以实施的前提。康复护理评定是护理人员收集患者有关资料，检查与测量功能障碍，对其结果进行比较、分析解释，并对功能障碍进行诊断的过程。准确客观的康复评定至关重要，要做到目标明确化、内容规范化、方法标准化，并且贯穿于整个康复过程中。

二、评定目的

1. 掌握障碍情况

掌握功能障碍的性质、部位、范围及其严重程度，以及障碍对患者个人生活和参与社会生活所造成的影响等。

2. 设定康复目标

寻找和分析阻碍患者重返家庭和社会的具体因素，如关节活动度受限、肌力低下、心理及认知障碍等。

3. 制定治疗方案

结合康复评定结果，选择适当训练手段以促进功能恢复，或考虑如何进行自身功能代偿和研究应用辅助器具进行补救等。

4. 评价治疗效果

康复过程中需要不断探索新的更有效的治疗方法，为了比较不同方法的疗效差别，必须用客观、统一的标准去衡量。

5. 判断预后

对预后的判断可给予患者及其家属心理准备，使制订的治疗计划更合理。如 Barthel 指数低于 20 分的中风患者治疗意义不大；而高于 80 分者多将自愈，不必特殊治疗。

三、评定分期

康复治疗与训练过程中可能重复多次康复评定，且往往以康复评定开始，又以康复评定结束。完整的康复评定至少包括三个时期的评定。

1. 初期评定

初期评定是在接诊的初期（制订康复治疗计划、建立康复目标和开始康复治疗前）的第一次评定。目的是了解功能状况和存在的问题，判断障碍程度、康复潜力和预后，为制订康复治疗计划提供可靠的依据。

2. 中期评定

患者经过一段时间的康复治疗后所进行的评定。一般安排在患者训练中期，也可以根据患者功能变化情况，反复进行多次评价。目的是掌握治疗进展并分析疗效原因，组织病历讨论，为修改康复治疗计划提供依据。

3. 末期评定

末期评定是康复治疗结束时或出院前的评定。目的是了解患者总的功能情况，评定治疗效果，制订家庭处方，提出进一步康复处理或重返家庭和社会的建议。

四、评定内容和方法

(一)评定内容

康复评定的内容包括躯体功能、精神状态、言语功能和社会功能等方面,涉及器官或系统水平、个体水平和社会水平等不同层次的功能评定,也可以是以上各层次功能的综合评定。具体评定内容包括运动功能评定、日常生活活动能力评定、言语功能评定、认知功能评定、神经肌肉电诊断、心肺功能评定等。

(二)评定方法

康复评定方法应具有可信性、有效性、灵敏度和统一性,可分为仪器评定和非仪器评定两大类。

1. 仪器评定法

借助各种仪器设备对被试者的某些功能性变量进行实际、客观的直接测量而获得绝对的量化记录的方法。如关节活动度测量、心肺运动负荷测验、步态分析系统等。

2. 非仪器评定法

(1)交谈法　通过与患者和家属的交谈可以了解患者的病史、功能障碍情况以及对日常生活和工作学习的影响,并取得患者和家属的积极配合,有利于康复的顺利进行。

(2)观察法　凭借感觉器官或辅助工具(摄像机)对康复对象进行的有目的、有计划考察的一种方法,具有自然、客观、直接的特点。

(3)问卷法　设计有针对性的表格和问题,让患者及家属填写,也可用信访问卷,多方面收集个人的资料。

(4)量表法　运用标准化的量表对康复对象进行测定的方法。如偏瘫肢体的功能评定、残疾分级、肌力分级等。

第二节　康复护理常用评定方法

【引导案例】

赵某,男,64岁,退休职工。突发头痛,意识不清。家属叙述:患者上楼后自感头部不适,呕吐,右侧肢体活动不利,5 min后意识丧失。入院诊断:脑出血(左侧内囊区)。既往高血压病史30年,吸烟40年(约每天一包),少量饮酒。入院查体:T 36.7 ℃,P 78次/min,BP 228/120 mmHg,R 20次/min。急性病容,意识丧失。双侧瞳孔等大等圆,对光反射存在。窦性心律,双肺呼吸音清。右侧肢体肌张力降低,腱反射消失。余未见异常。在神经内科治疗2周,现病情稳定,生命体征平稳,转入康复医疗科治疗。

请问:

1. 为明确下一步治疗方案,需要对患者进行哪些检查?

2. 该患者存在哪些运动功能障碍?

一、运动功能评定

(一)肌力评定

肌力是指肌肉收缩的力量。肌力评定是测定受试者在主动运动时肌肉和肌群产生的最大收缩力量。肌力评定是对神经、肌肉功能状态的一种检查方法,也是评定神经、肌肉损害程度和范围的一种重要手段。肌力评定分徒手肌力检查和器械肌力测定。

知识链接

肌肉对于人体运动最大的作用就是通过收缩产生的力量来维持或者完成动作。在患者康复训练过程中,要根据不同时期、不同肌力水平,采用针对性的肌肉收缩方式进行练习,才能安全有效地恢复功能。

肌肉收缩方式主要有以下几种。①等长收缩:指肌肉收缩时,肌纤维的长度不变,关节不产生肉眼可见的运动,但肌张力增加,又称为静态收缩。等长收缩的训练不引起关节的活动,力度的大小自己可以随时调节和控制,伤病和手术后早期就可以练习。②等张收缩:指肌肉收缩时,肌纤维长度改变,关节产生肉眼可见的运动,而张力基本保持不变。根据肌肉收缩时肌纤维长度变化的方向,等张收缩又分为向心性等张收缩(肌肉收缩时肌纤维的长度变短)和离心性等张收缩(肌肉收缩时肌纤维的长度被拉长)。等张收缩由于肌肉本身长度变化,引起关节活动,对于周围的组织刺激比等长收缩大,所以要有一定基础肌力,且组织有一定愈合强度时进行练习。③等速收缩:指利用专门设备,根据运动过程的肌力大小变化调节外加阻力,保持肌肉收缩时的角速度不变。等速练习是康复训练中非常好的一种肌肉练习方法,但必须具备很好的基础肌力,才能开始进行强化训练。

1. 徒手肌力检查

(1)概念 徒手肌力检查(manual muscle test,MMT)是根据受检肌肉和肌群的功能,让受试者处于不同的检查体位,然后嘱其分别在去除重力、抗重力和抗阻力的条件下做一定的动作,按照动作的活动范围及抗重力和抗阻力的情况将肌力进行分级。

(2)特点 徒手肌力检查具有以下特点:①简便,不需要特殊的检查器具。②以自身各肢体的重量作为肌力评定标准,能够反映出与个人体格相对应的力量,比器械肌力测得数值更具有实用价值。③定量分级标准较粗略。④只能表明肌力的大小,不能表明肌肉收缩耐力。

(3)检查标准 国际上普遍应用的徒手肌力检查是1916年美国哈佛大学Lovett教

授的 6 级分级法(表 3-1)。

表 3-1 MMT 肌力分级标准

分级	名称	评级标准	正常肌力的百分比
5	正常(normal,N)	能抗重力,抗充分阻力运动	100
4	良好(good,G)	能抗重力,仅能抗部分阻力	75
3	尚可(fair,F)	能抗重力做关节全范围运动,但不能抗阻力	50
2	差(poor,P)	在减重状态下能做关节全范围运动,不能抗重力	25
1	微缩(trace,T)	有轻微收缩,但不能引起关节运动	10
0	零(zero,O)	无可测知的肌肉收缩	0

1983 年,美国医学研究委员会(Medical Research Council,MRC)在 Lovett 分级基础上进一步细分,即 MRC 肌力分级法(表 3-2)。

表 3-2 MRC 肌力分级法

分级	评级标准
5	肌肉抗最大阻力时活动关节达到全范围
5^-	肌肉抗最大阻力时活动关节未达到全范围,但>50% 活动范围
4^+	肌肉抗中等阻力时活动关节达到全范围,抗最大阻力时<50% 活动范围
4	肌肉抗中等阻力时活动关节达到全范围
4^-	肌肉抗中等阻力时活动关节未达到全范围,但>50% 活动范围
3^+	肌肉抗重力时活动关节达到全范围,但抗中等阻力时活动关节<50% 范围
3	肌肉抗重力时活动关节达到全范围
3^-	肌肉抗重力时活动关节未达到全范围,但>50% 活动范围
2^+	肌肉去除重力后活动关节达到全范围,肌肉抗重力活动时<50% 范围
2	肌肉去除重力后活动关节达到全范围
2^-	肌肉去除重力后活动关节未达到全范围,但>50% 范围
1^+	肌肉去除重力后活动关节在全范围的 50% 以内
1	可触及肌肉收缩,但无关节运动
0	没有可以测到的肌肉收缩

(4)人体主要肌肉或肌群的徒手肌力检查方法见表 3-3。

表 3-3 上肢和下肢主要肌肉的手法肌力检查

肌群	检查方法				
	1 级	2 级	3 级	4 级	5 级
肩前屈肌群	仰卧，试图屈肩时可触及三角肌前部收缩	向对侧侧卧，上侧上肢放在滑板上，肩可主动屈曲	坐位，肩内旋，掌心向下，可克服重力屈肩	坐位，肩内旋，掌心向下，阻力加于上臂远端，能抗中等阻力屈肩	坐位，肩内旋，掌心向下，阻力加于上臂远端，能抗较大阻力屈肩
肩外展肌群	仰卧，试图肩外展时可触及三角肌收缩	同左，上肢放在滑板上，肩主动外展	坐位，屈肘肩外展 90°，可克服重力外展	坐位，屈肘，肩外展 90°，阻力加于上臂远端，能抗中等阻力	坐位，屈肘，肩外展 90°，阻力加于上臂远端，能抗较大阻力
屈肘肌群	坐位，肩外展，上肢放在滑板上；试图肘屈曲时可触及相应肌肉收缩	同左，肘可主动屈曲	坐位，上肢下垂；前臂旋后（检查肱二头肌）或旋前（检查肱肌）或中立位（检查肱桡肌），可克服重力屈肘	坐位，上肢下垂；前臂旋后（检查肱二头肌）或旋前（检查肱肌）或中立位（检查肱桡肌），肘屈曲，阻力加于前臂远端能抗中等阻力	坐位，上肢下垂；前臂旋后（检查肱二头肌）或旋前（检查肱肌）或中立位（检查肱桡肌），肘屈曲，阻力加于前臂远端，能抗较大阻力
屈髋肌群	仰卧，试图屈髋时于腹股沟上缘可触及肌活动	向同侧侧卧，托住对侧下肢，可主动屈髋	仰卧，小腿悬于床缘外，屈髋，可充分完成该动作	仰卧，小腿悬于床缘外，屈髋，阻力加于股骨远端前面，能抗中等阻力	仰卧，小腿悬于床缘外，屈髋，阻力加股骨远端前面，能抗较大阻力

续表 3-3

肌群	检查方法				
	1 级	2 级	3 级	4 级	5 级
伸髋肌群	仰卧，试图伸髋时于臀部及坐骨结节可触及肌活动	向同侧侧卧，托住对侧下肢，可主动伸髋	俯卧，屈膝（测臀大肌）或伸膝（测臀大肌和股后肌群），可克服重力伸髋 10°～15°	俯卧，屈膝（测臀大肌）或伸膝（测臀大肌和股后肌群），伸髋 10°～15°，阻力加于股骨远端后面，能抗中等阻力	俯卧，屈膝（测臀大肌）或伸膝（测臀大肌和股后肌群），伸髋 10°～15°，阻力加于股骨远端后面，能抗较大阻力
伸膝肌群	仰卧，试图伸膝时可触及髌韧带活动	向同侧侧卧，托住对侧下肢，可主动伸膝	仰卧，小腿在床缘外下垂，可克服重力伸膝	仰卧，小腿在床缘外下垂，伸膝，阻力加于小腿远端前侧，能抗中等阻力	仰卧，小腿在床缘外下垂，伸膝，阻力加于小腿远端前侧，能抗较大阻力
踝跖屈肌群	仰卧，试图踝跖屈时可触及跟腱活动	同左，踝可主动跖屈	仰卧，膝伸（测腓肠肌）或膝屈（测比目鱼肌），能克服重力踝跖屈	仰卧，膝伸（测腓肠肌）或膝屈（测比目鱼肌），踝跖屈，阻力加于足跟，能抗中等阻力	仰卧，膝伸（测腓肠肌）或膝屈（测比目鱼肌），踝跖屈，阻力加于足跟，能抗较大阻力
伸髋肌群	仰卧，试图伸髋时于臀部及坐骨结节可触及肌活动	向同侧侧卧，托住对侧下肢，可主动伸髋	俯卧，屈膝（测臀大肌）或伸膝（测臀大肌和股后肌群），可克服重力伸髋 10°～15°	俯卧，屈膝（测臀大肌）或伸膝（测臀大肌和股后肌群），伸髋 10°～15°，阻力加于股骨远端后面，能抗中等阻力	俯卧，屈膝（测臀大肌）或伸膝（测臀大肌和股后肌群），伸髋 10°～15°，阻力加于股骨远端后面，能抗较大阻力

续表 3-3

肌群	检查方法				
	1 级	2 级	3 级	4 级	5 级
伸膝肌群	仰卧，试图伸膝时可触及髌韧带活动	向同侧侧卧，托住对侧下肢，可主动伸膝	仰卧，小腿在床缘外下垂，可克服重力伸膝	仰卧，小腿在床缘外下垂，伸膝，阻力加于小腿远端前侧，能抗中等阻力	仰卧，小腿在床缘外下垂，伸膝，阻力加于小腿远端前侧，能抗较大阻力
踝跖屈肌群	仰卧，试图踝跖屈时可触及跟腱活动	同左，踝可主动跖屈	仰卧，膝伸（测腓肠肌）或膝屈（测比目鱼肌），能克服重力踝跖屈	仰卧，膝伸（测腓肠肌）或膝屈（测比目鱼肌），踝跖屈，阻力加于足跟，能抗中等阻力	仰卧，膝伸（测腓肠肌）或膝屈（测比目鱼肌），踝跖屈，阻力加于足跟，能抗较大阻力

2. 器械肌力测定

当肌力超过 3 级时，为进一步做准确的定量评定，可采用器械进行肌力测定。常用的检查方法有握力测定、捏力测定、背肌力测定、四肢肌群肌力测定和等速肌力测定。器械肌力测定可获得精确数据，但测定肌力时要注意安全，特别是等速肌力测定，旋转角度要预先设定，运动以恒速进行，故对关节活动范围受限、严重的关节积液、骨关节急性扭伤等患者禁止应用；对于疼痛、慢性软组织损伤、骨质疏松、骨折术后的患者应慎重使用。

（1）握力测定　用握力计测定，握力大小可用握力指数评定。测试者采取坐位，上臂置于体侧，屈肘 90°，前臂和腕部取中立位，手握住握力计的手柄，最大力握 3 次，取握力最大值。握力指数=握力（kg）/体重（kg）×100，大于 50 为正常。握力主要反映前臂和手部肌肉力量。

（2）捏力测定　用捏力计测定。测试者用拇指分别与其他手指相对，用最大力捏压捏力计 3 次，取捏力最大值。捏力主要反映拇指对掌肌和其他四指屈肌的肌力，正常值约为握力的 30% 左右。

（3）背肌力测定　用拉力计测定，背肌力大小用拉力指数评定。测试者双脚站在拉力计上，手柄高度平膝，双膝伸直，双手握住手柄两端，然后伸腰用力向上拉手柄。拉力指数=拉力（kg）/体重（kg）×100，正常值男性为 150～300，女性为 100～150。不适用于有腰部病变的患者、老年人及骨质疏松患者。

（4）四肢肌群肌力测定　借助牵引绳和滑轮装置，通过与肌力方向相反的重量来评定肌力。

（5）等速肌力测定　等速运动是在整个运动过程中运动速度（角速度）保持不变的一种肌肉收缩的运动方式，即做关节全范围运动，仪器的杠杆绕其轴心做旋转运动时，肌肉进行的等速收缩活动。等速仪器内部有特制的结构使运动的角速度保持恒定，角速度确定后，受试者用力越大，机器提供的阻力也越大；受试者用力越小，机器提供的阻力也越小，使运动时的角速度保持不变。其功能是记录不同运动速度下的最大肌力矩、爆发力、耐力、功率和达到峰力矩的时间、角度等多种数据，并可分别测定向心收缩、离心收缩和等长收缩的数据。等速肌力测定是目前肌肉功能测定和肌力学特性研究的最佳方法。

3. 肌力检查的注意事项

（1）解释和动员　向受试者说明检查的目的、步骤和方法等，消除其紧张心理，取得充分理解和合作。

（2）正确的姿势　测试动作应标准化，采取正确的测试姿势，近端肢体固定于适当体位，防止出现替代动作。

（3）适当的时机　患者的状态以及合作情况对肌力检查均有影响，因此应避免在患者疼痛、疲劳、运动后或饱餐后做肌力测定。

（4）左右比较　因正常肢体的肌力也有生理性改变，因此每次测试都应进行左右对比，尤其在4级和5级肌力难以鉴别时，更应做健侧的对比观察。一般认为左右两侧差异大于10%有临床意义。

（5）注意禁忌　肌力器械测试时，持续的等长收缩可影响心脏和血压，故对有明显的高血压和心脏病的患者禁用；不适用中枢神经系统疾病致痉挛性瘫痪的患者。

（二）肌张力评定

肌张力是指肌肉组织在静息状态下的一种不随意、持续的、微小的收缩，即在做被动运动时，所显示的肌肉紧张度。正常的肌张力能够维持主动肌和拮抗肌的平衡运动，使关节有序固定，肢体保持一定的姿势，有利于肢体协调运动。

1. 肌张力分类

（1）正常张力　被动活动肢体时，没有阻力突然增高或降低的感觉。

（2）肌张力增高　肌肉张力高于正常休息状态下的肌肉张力，患者在肢体放松的状态下，检查者以不同的速度对患者的关节做被动运动时，感觉有明显阻力，甚至很难进行被动运动。

（3）肌张力降低　检查者被动活动患者关节时几乎感觉不到阻力；患者自己不能抬起肢体，检查者松手时，肢体即向重力方向下落；肌张力显著降低时，肌肉不能保持正常的外形和弹性，表现为松弛无力。

（4）张力障碍　肌张力紊乱，或高或低，无规律交替出现。

2. 肌张力评定方法

肌张力评定主要是手法检查，首先观察并触摸受检肌肉在放松、静止状态下的紧张度，然后通过对肢体进行被动运动时感受到的阻力来进行评定。

（1）临床分级　肌张力临床分级是一种定量测定方法，检查者根据被动活动肢体时所感觉到的肢体反应和阻力，将其分为0～4级（表3-4）。

表 3-4　肌张力临床分级

等级	肌张力	主要表现
0	软瘫	被动活动肢体无反应
1	轻度低张力	被动活动肢体反应减弱
2	正常肌张力	被动活动肢体反应正常
3	轻、中度增高	被动活动肢体有阻力反应
4	重度增高	被动活动肢体有持续阻力反应

(2)肌痉挛的分级　目前多采用改良版的 Ashworth 痉挛量表进行评定。评定时，患者宜采用仰卧位，检查者分别对其上、下肢关节被动运动，按所感觉的阻力来分级评定(表 3-5)。

表 3-5　改良版 Ashworth 量表

级别	评定标准
0 级	无肌张力增加，被动活动时患侧肢体在整个 ROM 内均无阻力
1 级	肌张力稍微增加，被动活动时患侧肢体到 ROM 之末出现轻微阻力
1^+级	肌张力轻度增加，被动活动时患侧肢体在 ROM 后 50% 范围内突然出现卡住，并在此后的被动活动中均有较小的阻力
2 级	肌张力较明显增加，被动活动时患侧肢体在通过 ROM 的大部分时，阻力均明显增加，但受累部分仍能较容易地活动
3 级	肌张力严重增加，被动活动时患侧肢体在整个 ROM 内均有阻力，活动比较困难
4 级	僵直，患侧肢体僵硬，被动活动十分困难

ROM，指关节活动范围

(三)关节活动范围评定

关节活动范围(ROM)是指关节运动时所达到的最大弧度，亦称关节活动度。关节活动范围评定就是测量关节远端向近端运动时，远端骨所达到的最终位置与开始位置之间的夹角，即远端骨所移动的度数。可分为主动关节活动范围和被动关节活动范围。评定关节活动范围对于判断病因，评估关节活动障碍的程度，制订康复治疗计划，评定治疗效果有重要作用，是康复评定的重要内容之一。

1. 测量工具

(1)通用量角器　由一个圆形或半圆形的刻度盘和固定臂、移动臂构成。固定臂与刻度盘相连不能移动；移动臂的一端与刻度盘的中心相连，可以移动。通用量角器主要用于四肢关节活动范围的测量。

(2)电子角度计　固定臂和移动臂为两个电子压力传感器，刻度盘为液晶显示器。

电子量角器测量准确程度优于通用量角器，而且重复性好，使用方便。

（3）指关节量角器　为小型半圆形量角器，半圆形的刻度盘和固定臂相连为一体，不能移动；移动臂与半圆形刻度盘相连，可以移动。指关节量角器适用于手指关节活动范围的测量。

（4）脊柱活动量角器　用于测量脊柱屈、伸的活动度，也可用于脊柱侧弯的测量。

2. 测量方法

（1）通用量角器　量角器的轴心与关节中心一致，固定臂与关节近端的长轴一致，移动臂与关节远端的长轴一致。关节活动时，固定臂不动，移动臂随着关节远端肢体的移动而移动，移动臂移动终末所显示出的弧度即为该关节的活动范围。

（2）电子角度计　将固定臂和移动臂的电子压力传感器与肢体的长轴重叠，用双面胶将其固定在肢体表面，此时液晶显示器显示出来的数字即为该关节的活动范围。

（3）指关节活动范围测量　可应用指关节量角器、直尺或两脚规测量。

（4）脊柱活动度测量　可通过脊柱活动量角器测量背部活动度或用皮尺测量指尖与地面距离。

3. 主要关节 ROM 测量方法

主要关节 ROM 测量方法见表 3-6。

表 3-6　主要关节 ROM 测量方法

关节	运动	体位	量角器放置方法			正常参考值
			轴心	固定臂	移动臂	
肩关节	屈、伸	坐或立位，臂置于体侧，肘伸直	肩峰	与腋中线平行	与肱骨纵轴平行	屈 0～180° 伸 0～50°
	外展	坐和站位，臂置于体侧，肘伸直	肩峰	与身体中线平行	同上	0～180°
	内、外旋	仰卧，肩外展 90°，肘屈 90°	鹰嘴	与腋中线平行	与前臂纵轴平行	各 0～90°
肘关节	屈、伸	仰卧或坐或立位，臂取解剖位	肱骨外上髁	与肱骨纵轴平行	与桡骨纵轴平行	各 0～150°
前臂	旋前、旋后	坐位，上臂置于体侧，肘屈 90°，前臂中立位	尺骨茎突	与地面垂直	腕关节背侧面（测旋前），掌侧面（测旋后）	各 0～90°

续表 3-6

关节	运动	体位	量角器放置方法			正常参考值
			轴心	固定臂	移动臂	
腕关节	屈、伸	坐或站位，前臂完全旋前	桡骨茎突	与前臂纵轴平行	与第二掌骨纵轴平行	屈 0～90° 伸 0～70°
	尺、桡偏	坐位，屈肘，前臂旋前，腕中立位	腕背侧中点	前臂背侧中线	第三掌骨纵轴	桡偏 0～25° 尺偏 0～55°
髋关节	屈	仰卧或侧卧，对侧下肢伸直	股骨大转子	与身体纵轴平行	与股骨纵轴平行	0～125°
	伸	侧卧，被测下肢在上	同上	同上	同上	0～15°
	内收、外展	仰卧	髂前上棘	左右髂前上棘连线的垂直线	髂前上棘至髌骨中心的连线	各 0～45°
	内旋、外旋	仰卧，两小腿于床缘外下垂	髌骨下端	与地面垂直	与胫骨纵轴平行	各 0～45°
膝关节	屈、伸	俯卧、侧卧或坐在椅子边缘	股骨外踝	与股骨纵轴平行	与胫骨纵轴平行	屈 0～150° 伸 0°
踝关节	背屈、跖屈	仰卧，踝处于中立位	腓骨纵轴线与足外缘交叉处	与腓骨纵轴平行	与第五跖骨纵轴平行	背屈 0～20° 跖屈 0～45°
	内翻 外翻	俯卧，足位于床缘外	踝后方两踝中点	小腿后纵轴	轴心与足跟中点连线	内翻 0～35° 外翻 0～25°

4. 注意事项

(1)测量时，应采取正确的测量体位和起始位置，通常以解剖位为零度起始点，严格按操作规范进行测试，以保证测量结果准确、可靠。

(2)根据所测关节位置和大小的不同，选择合适的量角器。

(3)关节存在活动障碍时，主动关节活动范围(AROM)和被动关节范围(PROM)均应测量，并分别记录，以分析关节活动受限的原因。

(4)通常先测量关节的主动活动范围，后被动活动范围，并与对侧相应关节测量结果进行比较。

(5)避免在按摩、锻炼及其他康复治疗后立即进行测量。

（四）平衡与协调能力评定

1. 平衡评定　平衡是指身体所处在的一种姿势状态，或指在运动或受到外力作用时，自动调整并维持姿势稳定性的一种能力。

平衡的控制是一种复杂的运动技巧，人体平衡的维持取决于以下几个方面。①适当的感觉输入：包括视觉、本体感觉及前庭感觉；②中枢整合作用：对所接收的信息进行加工，并形成运动方案，在交互神经支配或抑制的作用下，使人体能保持身体某些部位的稳定，同时有选择的运动身体其他部位；③适当做运动输出：能产生适宜的运动，完成大脑所制定的运动方案。以上各方面综合作用，使身体的重心落在支撑面内，人体就保持平衡，否则，人体就失去平衡，产生平衡功能障碍。

（1）分类　人体平衡可以分为静态和动态平衡两大类。

1）静态平衡　指的是人体或人体某一部位在无外力作用下处于某种特定的姿势。

2）动态平衡　包括两个方面。①自动态平衡：指的是人体在进行各种自主运动和各种姿势转变的过程中能重新获得稳定状态的能力；②他动态平衡：指的是人体在外力作用下恢复稳定状态的能力。

（2）评定方法　平衡评定有很多种方法，主要分为观察法、功能性评定及平衡测试仪评定3类。

1）观察法　临床上普遍使用的观察法主要是Romberg检查法和强化Romberg检查法，此外，还可以评定在活动状态下能否保持平衡，如站立时移动身体、在不同条件下行走，包括脚跟碰脚趾行走、足尖行走、侧方走、走圆圈及绕过障碍物行走等方法。传统的观察法过于粗略和主观，且缺乏量化，因而对平衡功能的反应性差，但由于其应用简便，可以对具有平衡功能障碍的患者进行粗略的筛选，因此，目前在临床上仍有一定的应用价值。

2）功能性评定　即量表评定法，量表评定法虽然属于主观评定，但不需要专门的设备，应用方便，且可以进行定量的评分，因而临床应用日益普遍。目前临床上常用的平衡量表主要有Berg平衡量表（Berg balance scale，BBS）、Tinetti量表、“站起—走”计时测试等，这3个量表评定平衡功能具有较高的信度和较好的效度。此外，Fugl-Meyer量表和Lindmark运动功能评估表中也有评定平衡功能的部分，在临床上也有一定的应用。

知识链接

Berg平衡量表是1989年加拿大的物理治疗师Kathy Berg等设计，最初用来预测老年患者跌倒的危险性。该量表评分简单，使用方便，现已广泛应用于临床，可作为跌倒风险的预测评估，也可作为平衡功能障碍患者及老年患者的平衡能力评估。Berg平衡量表包括站起、坐下、独立站立、闭眼站立、上臂前伸、转身一周、双足交替踏台阶、单腿站立等14个项目，每个项目最低得分为0分，最高得分为4分，总分56分，测试一般可在20 min

内完成。得分分为0～20分、21～40分、41～56分3组，其代表的平衡能力则分别相应于坐轮椅、辅助步行和独立行走3种活动状态。总分少于40分，预示有跌倒的危险性。

3）平衡测试仪评定　是近年来国际上发展较快的定量评定平衡能力的一种测试方法，包括静态平衡测试和动态平衡测试。采用高精度的压力传感器和电子计算机技术，整个系统由受力平台即压力传感器、显示器、电子计算机及专用软件构成。受力平台可以记录到身体的摇摆情况并将记录到的信息转换成数据输入计算机，计算机在应用软件的支持下，对接收到的数据进行分析，实时描绘出姿势图，来评定受试者的平衡功能。

2. 协调评定

（1）概念　协调是指人体产生平滑、准确、有控制的运动的能力。完成运动的质量应包括按照一定的方向和节奏，采用适当的力量和速度，达到准确的目标等几方面。协调与平衡密切相关。协调功能障碍又称为共济失调。

与平衡控制相似，保持人体协调也需要3个环节的参与：感觉输入、中枢整合、运动控制。但与平衡有所不同，协调的感觉输入主要包括视觉和本体感觉，而前庭觉所起的作用不大；中枢整合作用依靠大脑反射调节和小脑共济协调系统，其中小脑的协调系统起了更为重要的作用，小脑的损伤除了出现平衡功能障碍外，还可出现共济失调；运动控制主要依靠肌群的力量。

（2）分类　中枢神经系统中参与协调控制的部位主要有小脑、基底节、脊髓后索，因此，根据中枢神经系统的病变部位不同可将共济失调分为以下3个类型：小脑性共济失调、大脑性共济失调和感觉性共济失调。

1）小脑性共济失调　小脑是重要的运动调节中枢，其主要功能是维持身体的平衡、调节肌张力和随意运动，因此，小脑的损伤除了出现平衡功能障碍外，还可出现共济失调。共济失调是小脑病变的主要症状，小脑半球损害导致同侧肢体的共济失调。患者由于对运动的速度、力量和距离的控制障碍而产生辨距不良和意向性震颤，上肢较重，动作愈接近目标震颤愈明显，并有快速及轮替动作异常；在下肢则表现为行走时的酩酊步态。

2）大脑性共济失调　额桥束和颞枕桥束是大脑、额、颞、枕叶与小脑半球的联系纤维，其病变引起共济失调，但较病变的症状轻。

3）感觉性共济失调　脊髓后索的病变会造成深感觉障碍，从而引起感觉性共济失调。此类患者的协调障碍主要表现为站立不稳，行走时迈步不知远近，落脚不知深浅，踩棉花感，并需要视觉补偿，常目视地面行走，在黑暗处则难以行走。检查时会发现震动觉，关节位置觉缺失，闭目难立征阳性。

（3）评定方法　主要是观察受试者在完成指定的动作中是否直接、精确、时间是否正常，在动作的完成过程中有无辨距不良、震颤和僵硬，增加速度和闭眼时有无异常。评定时还需要注意共济失调是一侧性或是双侧性，什么部位最明显，睁眼、闭眼有无差别。

1）上肢协调功能评定　常用以下几种方法。①指鼻试验：受试者用自己的示指，先接触自己的鼻尖，再去接触检查者的示指。检查者通过改变自己示指的位置，来评定受试者在不同平面内完成该试验的能力。②指对指试验：检查者与受试者相对而坐，将示指放在受试者面前，让其用示指去接触检查者的示指。检查者通过改变示指的位置，来评定受试者对方向、距离改变的应变能力。③轮替试验：受试者双手张开，一手向上，一手向下，交替转动；也可以一侧手在对侧手背上交替转动。

2）下肢协调功能评定　常用的是跟—膝—胫试验，受试者仰卧，抬起一侧下肢，先将足跟放在对侧下肢的膝盖上，再沿着胫骨前缘向下推移。

（五）步态分析

步态是指人行走时的姿势，它是人体结构与运动调节系统，行为及心理活动在行走时的外在表现。步态分析是利用力学的概念和人体解剖、生理学知识对人体行走功能状态进行对比分析的一种生物力学研究方法。

1. 步行周期

步行周期（gait cycle）指行走时从一侧足跟着地，到此侧足跟再次着地所经历的时间，分为站立相（支撑相）和摆动相。站立相是指同侧足跟着地到足尖离地，即足与支撑面接触的时间，约占步态周期的60%。摆动相是指从足尖离地到足跟着地，即足离开支撑面的时间，约占步态周期的40%。

2. 常用参数

（1）步长　行走时一侧足跟着地到紧接着对侧足跟着地的平均距离。正常人平地行走时，一般步长为50～90 cm。

（2）跨步长　行走时，由一侧足跟着地到该侧足跟再次着地的距离。通常为单步长的2倍。

（3）步频　单位时间内行走的步数，步频＝步数÷60（步/min），正常人在95～125步/min。

（4）步速　即步行的速度，是指单位时间内行走的距离，正常人为65～100 m/min。在临床上，一般是让测试对象以平常的速度步行10 m的距离，测量所需的时间，按照公式（步速=距离/所需时间）计算出步行速度。

3. 步态分析方法

分为临床分析和实验室分析两个方面。临床分析多用观察法和测量法，实验室分析需要借助于步态分析仪。

（1）观察法　是一种定性分析的方法。让患者按习惯的方式来回行走，观察者从不同方向（正面、背面、侧面）观察，注意全身姿势和下肢各关节的活动，通过检查表或简要描述的方式记录步态周期中存在的问题；此外，还可以让患者做变速行走、慢速、快速、随意放松步行、转身行走、上下楼梯或斜坡、绕过障碍物等分别观察有无异常。用助行器行走的患者只要有可能，分别使用或不使用助行器行走。

（2）测量法　是一种简单定量的方法。可以测定时间参数，让患者在规定距离的道路上行走，用秒表计时，实测行走距离不少于10 m，两端应至少再加2～3 m以便受试者起步加速或减速停下。也可以测定距离参数，用滑石粉和墨水使患者行走时能在规定走道上或地面铺的白纸上留下足印，测试距离至少6 m，每侧足不少于3个连续足印，以便分析左右两侧各步态参数。

（3）步行功能评定　是一种相对精细的半定量评定，常用 Hoffer 步行能力分级（表 3-7）、Holden 步行功能分类（表 3-8）。

表 3-7　Hoffer 步行能力分级

分级	评定标准
Ⅰ级（不能步行）	完全不能步行
Ⅱ级（非功能性步行）	借助于膝-踝-足矫形器（KAFO）、杖等能在室内行走，又称治疗性步行
Ⅲ级（家庭性步行）	借助于踝-足矫形器（AFO）、手杖等可在室内行走自如，但在室外不能长时间行走
Ⅳ级（社区性步行）	借助于 AFO、手杖或独立可在室外和社区内行走、散步、去公园、去诊所、购物等活动，但时间不能够持久，如需要离开社区长时间步行时仍需坐轮椅

表 3-8　Holden 步行功能分类

级别	表现
0 级（无功能）	患者不能走，需要轮椅或 2 个人协助才能走
Ⅰ级（需大量持续性的帮助）	需使用双拐或需要 1 个人连续不断地搀扶才能行走及保持平衡
Ⅱ级（需少量帮助）	能行走但平衡不佳，不安全，需 1 个人在旁给予持续或间断的接触身体的帮助或需使用膝-踝-足矫形器（KAFO）、踝-足矫形器（AFO）、单拐、手杖等以保持平衡和保证安全
Ⅲ级（需监护或言语指导）	能行走，但不正常或不够安全，需 1 个人监护或用言语指导，但不接触身体
Ⅳ级（平地上独立）	在平地上能独立行走，但在上下斜坡、在不平的地面上行走或上下楼梯时仍有困难，需他人帮助或监护
Ⅴ级（完全独立）	在任何地方都能独立行走

（4）实验室动态分析　包括运动学分析和动力学分析。①运动学分析：主要观察步态的距离和时间参数特征，如步长、跨步长、步频、站立相和摆动相在步行周期中分别所占时间及其比例以及步行速度等。②动力学分析：主要观察某种步态特征进行成因学分析，如人体重力、地面反应力、关节力矩、肌肉的拉力等力的分析及人体代谢性能量与机械能量转换与守恒等分析。动力学分析需要科技含量高的设备，价格昂贵、分析过程较复杂，多用于步态研究工作。

4. 常见异常步态及其原因

（1）中枢神经损伤引起的异常步态　临床上最常见，包括以下几种。

1）偏瘫步态　多见于各种原因所致的脑损伤。由于下肢伸肌紧张导致步态周期中髋、膝关节痉挛，膝不能屈曲，髋内旋，足内翻下垂。行走时患腿在摆动向前迈步时下肢由外侧回旋向前，故称回旋步或画圈步，上肢常出现屈曲内收，停止摆动。

2）截瘫步态　多见于脊髓损伤。T_{10}以下截瘫患者，通过训练，借助手杖、支具等可达到功能性步态，但截瘫较重患者，双下肢可因肌张力高而始终保持伸直，行走时可出现剪刀步，甚至于足着地时伴有踝阵挛，而使行走更感困难。又称交叉步或剪刀步。

3）脑瘫步态　见于脑性瘫痪。由于髋内收缩肌痉挛，导致行走中两膝常互相摩擦，步态不稳，呈交叉步或剪刀步。

4）蹒跚步态　见于小脑损伤导致的共济失调，行走时摇晃不稳，不能走直线，状如醉汉，又称酩酊步态。

5）慌张步态　见于帕金森病和基底节病变，行走时上肢缺乏摆动动作，步幅短小，并出现阵发性加速，不能随意停止或转向，称慌张步态或前冲步态。

（2）周围神经损伤引起的异常步态　多为肌肉无力所引起。

1）臀大肌无力　由于伸髋肌群无力，行走时躯干用力后仰，重力线通过髋关节后方以维持被动伸髋，并控制躯干的惯性向前，形成仰胸凸肚的姿态。

2）臀中肌无力　由于髋外展肌群无力，不能维持髋的侧向稳定，行走时上身向患侧弯曲，重力线通过髋关节的外侧，依靠内收肌来保持侧方稳定，并防止对侧髋下沉，带动对侧下肢摆动。如果双侧臀中肌均无力，步行时上身左右摇摆，形如鸭子走步，又称鸭步。

3）股四头肌无力　由于伸膝肌无力，行走时患腿在支撑期不能保持伸膝稳定，上身前倾，重力线通过膝关节的前方使膝被动伸直，有时患者通过稍屈髋来加强臀肌及股后肌群的张力，使股骨下端后摆，帮助被动伸膝，如果同时合并伸髋肌无力，患者则需要俯身向前，用手按压大腿使膝伸直。

4）胫前肌无力　由于踝背肌无力，患侧下肢在摆动期呈现足下垂，患者通过增加屈髋和屈膝来防止足尖拖地，又称跨门槛步或跨栏步。

（3）其他原因引起的异常步态

1）短腿步态　如一侧下肢缩短超过 3 cm 时，患腿支撑期可见同侧骨盆及肩下沉，摆动期则有患足下垂。

2）疼痛步态　当各种原因引起患腿负重时疼痛，患者尽量缩短患腿的支撑期，使对侧下肢跳跃式摆动前进，步长收短，又称短促步。

二、日常生活活动能力评定

日常生活活动（activities of daily living，ADL）是指人们为了维持生存以及适应生存环境而必须每天反复进行的、最基本的、最具有共同性的活动。广义的 ADL 除了包括最基本的生活能力之外，还包括与他人交往的能力，以及在社区内的社会活动等。

1. 评定目的

日常生活活动能力评定可以准确地了解患者日常生活的各项基本功能情况，即明确患者怎样进行日常生活、能做多少日常活动、难以完成的是哪些项目、功能障碍的程度如何等，对判定预后、制订和修订治疗计划、评定治疗效果、安排返家或就业非常重要。

2. 范围

日常生活活动包括运动、自理、交流、家务活动和娱乐活动等。

(1)运动　床上运动、轮椅上运动和转移、室内或室外行走、公共或私人交通工具的使用等。

(2)自理　更衣、进食、如厕、洗漱、修饰(梳头、刮脸、化妆)等。

(3)交流　打电话、阅读、书写、使用电脑、识别环境标志等。

(4)家务活动　购物、备餐、洗衣、使用家具及环境控制器(电源开关、水龙头、钥匙)等。

(5)娱乐活动　打扑克、下棋、摄影、旅游、社交活动等。

3. 评定方法

ADL 评定方法可以分为直接评估和间接评估。直接评估指直接观察患者独立或帮助情况下在实际生活环境中,或在特定的 ADL 功能评定训练室逐一完成每项日常生活活动,以评定其 ADL 能力的方法,是最常用的也是最基本的评定方法。间接评估是通过询问患者本人或照顾者以获取患者完成活动的信息情况从而进行评定的方法,主要用来了解一些不能或不便直接观察的活动,如大小便控制情况、沐浴情况等。

常用的 ADL 评定工具有 Barthel 指数评定(Barthel index,BI)、改良 Barthel 指数评定及功能独立性评定等。

(1) Barthel 指数评定　Barthel 指数评定量表是 1965 年由 Dorothea Barthel 和 Florence Mahoney 制定的,该评估量表简单,可信度及灵敏度高,不仅能用来评定治疗前后的功能状况,还能预测治疗效果、住院时间及预后,是目前临床使用最广、研究最多的一种 ADL 能力评估量表。

1)评定内容　Barthel 指数评定量表包括洗澡、大便控制、小便控制、修饰、用厕、进食、转移、步行、穿衣、上下楼梯共 10 项内容。根据是否需要帮助及其帮助程度分为 0、5、10、15 共 4 个等级,满分为 100 分(表 3-9)。

表 3-9　Bathel 指数评定量表

项目	分类和评分	
大便	0 分	失禁;或无失禁,但有昏迷
	5 分	偶尔失禁(每周≤1 次),或在需要帮助下使用灌肠剂或栓剂,或需要辅助器具
	10 分	能控制;如需要,能使用灌肠剂或栓剂
小便	0 分	失禁;或需由他人导尿;或无失禁,但有昏迷
	5 分	偶尔失禁(每 24 h≤1 次,每周>1 次),或需要器具帮助
	10 分	能控制;如果需要,能使用集尿器或其他用具,并清洗;如无须帮助,自行导尿,并清洗导尿管,视为能控制

续表 3-9

项目	分类和评分	
修饰（个人卫生）	0 分	依赖或需要帮助
	5 分	自理：在提供器具的情况下，可能独立完成洗脸、梳头、刷牙、剃须（如需要用电则会用插头）
用厕	0 分	依赖
	5 分	需部分帮助：指在穿衣脱裤，使用卫生纸擦净会阴，保持平衡或便后清洁时需要帮助
	10 分	自理：指能独立地进出厕所，使用厕所或便盆，并能穿脱衣裤、使用卫生纸，擦净会阴和冲洗排泄物，或倒掉并清洗便盆
进食	0 分	依赖
	5 分	需部分帮助：指能吃任何正常食物，但在切割、搅拌食物或夹菜、盛饭时需要帮助，或较长时间才能完成
	10 分	自理：指能使用任何必要的装置，在适当的时间内独立完成包括夹菜、盛饭在内的进食过程
床椅转移	0 分	依赖：不能坐起，需 2 人以上帮助，或用提升机
	5 分	需大量帮助：能坐，需 2 人或 1 个强壮且动作熟练的人帮助或指导
	10 分	需小量帮助：为保安全，需 1 人搀扶或语言指导、监督
	15 分	自理：指能独立地从床上转移到椅子上并返回；能独立地从轮椅到床，再从床回到轮椅，包括从床上坐起，刹住轮椅，抬起脚踏板
平地步行	0 分	依赖：不能步行
	5 分	需大量帮助：行走时较大程度上依赖他人搀扶，或能独立使用轮椅行走 45 m
	10 分	需小量帮助：指在 1 人帮助下行走 45 m 以上，帮助可以是体力或语言指导、监督；如坐轮椅，必须是无须帮助，能使用轮椅行走 45 m 以上，并能拐弯；任何帮助都应由未经特殊训练者提供
	15 分	自理：指能在家中或病房周围水平路面上独自行走 45 m 以上，可以用辅助装置，但不包括带轮的助行器
穿着	0 分	依赖
	5 分	需要帮助：指在适当的时间内至少做完一半的工作
	10 分	自理：指在无人指导的情况下能独立穿脱适合自己身体的各类衣裤，包括穿鞋、系鞋带、扣解纽扣、开关拉链、穿脱矫形器和各类护具等

续表 3-9

项目	分类和评分	
上下楼梯	0 分	依赖：不能上下楼梯
	5 分	需要帮助：在体力帮助或语言指导、监督下上、下一层楼
	10 分	自理（包括使用辅助器）：指能独立地上、下一层楼，可以使用扶手或用手杖、腋仗等辅助用具
洗澡（池浴、盆浴或淋浴）	0 分	依赖或需要帮助
	5 分	自理：指无须指导和他人帮助能独立完成洗澡全过程

2）结果评价　Bathel 指数得分越高，自理能力越强，依赖性越小（表 3-10）。

表 3-10　Bathel 指数结果评价

依赖程度	划分标准	自理能力
无须依赖	100 分	患者不需要照顾，ADL 可以自理，但并不意味着能独立生活，他可能不能烹饪、料理家务和与他人接触
轻度依赖	61～99 分	需要他人少量帮助，生活基本自理
中度依赖	41～60 分	需要他人中等量帮助，康复治疗效益最大
重度依赖	21～40 分	需要他人大量帮助，多数日常生活活动不能完成，康复效果较差
完全依赖	≤20 分	完全依赖他人照护，死亡率较高

知识链接

Barthel 指数评定简单易行，具有较高的信度和效度，临床应用广泛。但其评定等级较少，相邻等级之间的分数值差别较大，使得评估不够精确。因此，有学者在 Barthel 指数的基础上将每一项的评定等级进一步细化，称为改良 Barthel 指数（modified Barthel index，MBI）。具体评定标准为以下几种。①完全依赖：完全依赖别人完成整项活动。②较大帮助：某种程度上能参与，但在整个活动中（一半以上）需要别人提供协助才能完成。③中等帮助：能参与大部分的活动，但在某些过程中（一半以下）需要别人提供协助。④最小帮助：除了在准备和收拾时需要协助，患者可以独立完成整项活动，或进行活动时需要别人从旁监督或提示，以保证安全。⑤完全独立：可以独立完成整项活动，而不需别人的监督、提示或协助。

(2)功能独立性评定　功能独立性评定（functional independence measure, FIM）是1987年由美国纽约州功能评估研究中心人员提出的，有认知和社会功能部分，能较全面、客观地反映患者的日常生活活动能力。可用来评定患者所需要的护理量，帮助选择治疗方案，预测康复效果，验证治疗的有效性，确定出院的时间。还可用于各类残疾的横向比较，是全面、简单、有效的一种评定方法。

1)评定内容　FIM评定量表包括自理活动、括约肌控制、转移、行走、交流、社会认知共六大项内容。每项又包括若干项，如自理活动包括进食、梳洗修饰、洗澡、穿裤子、穿上衣、上厕所6项，括约肌控制2项，转移3项，行走2项，交流2项和社会认知3项共计18项（表3-11）。满分为126分，最少18分，得分越高，独立能力越强，依赖性越小，反之越差。

表3-11　功能独立性评定量表

项目				分级							评分
				完全帮助（1分）	极大帮助（2分）	中等帮助（3分）	部分帮助（4分）	提示帮助（5分）	条件独立（6分）	完全独立（7分）	
运动功能	自理能力	1	进食								
		2	梳洗修饰								
		3	洗澡								
		4	穿裤子								
		5	穿上衣								
		6	上厕所								
	括约肌控制	7	膀胱管理								
		8	直肠管理								
	转移	9	床、椅、轮椅间								
		10	如厕								
		11	盆浴或淋浴								
	行走	12	步行/轮椅								
		13	上下楼梯								
	运动功能评分										

续表 3-11

<table>
<tr><th colspan="4" rowspan="2">项目</th><th colspan="7">分级</th><th rowspan="2">评分</th></tr>
<tr><th>完全帮助（1 分）</th><th>极大帮助（2 分）</th><th>中等帮助（3 分）</th><th>部分帮助（4 分）</th><th>提示帮助（5 分）</th><th>条件独立（6 分）</th><th>完全独立（7 分）</th></tr>
<tr><td rowspan="6">认知功能</td><td rowspan="2">交流</td><td>14</td><td>理解</td><td></td><td></td><td></td><td></td><td></td><td></td><td></td><td></td></tr>
<tr><td>15</td><td>表达</td><td></td><td></td><td></td><td></td><td></td><td></td><td></td><td></td></tr>
<tr><td rowspan="3">社会认知</td><td>16</td><td>社会交往</td><td></td><td></td><td></td><td></td><td></td><td></td><td></td><td></td></tr>
<tr><td>17</td><td>解决问题</td><td></td><td></td><td></td><td></td><td></td><td></td><td></td><td></td></tr>
<tr><td>18</td><td>记忆</td><td></td><td></td><td></td><td></td><td></td><td></td><td></td><td></td></tr>
<tr><td colspan="3">认知功能评分</td><td></td><td></td><td></td><td></td><td></td><td></td><td></td><td></td></tr>
<tr><td colspan="4">FIM 总分</td><td></td><td></td><td></td><td></td><td></td><td></td><td></td><td></td></tr>
</table>

2）评定标准　FIM 评定根据完成各项活动时患者是否独立，是否需要帮助及其帮助程度分为 1、2、3、4、5、6、7 分共 7 个等级，即 7 分制（表 3-12）。

表 3-12　功能独立性评定标准

<table>
<tr><th colspan="3">能力</th><th>得分</th><th>评价标准</th></tr>
<tr><td rowspan="2">独立</td><td colspan="2">完全独立</td><td>7</td><td>能独立完成所有活动，活动完成规范，无须矫正，不用辅助设备和帮助，并在合理的时间内完成，活动安全</td></tr>
<tr><td colspan="2">有条件的独立</td><td>6</td><td>活动能独立完成，但活动中需要使用辅助设备（假肢、支具、辅助具）；或者需要比正常长的时间；或需要考虑安全保证问题</td></tr>
<tr><td rowspan="5">依赖</td><td rowspan="3">有条件的依赖</td><td>监护、准备或示范</td><td>5</td><td>活动需要帮助，帮助者与患者没有身体接触；需要他人监护、提示或督促，或者帮助者仅需帮患者做准备工作或传递必要的用品，帮助穿戴矫形器等</td></tr>
<tr><td>少量身体接触的帮助</td><td>4</td><td>给患者的帮助限于轻触，患者在活动中所付出的努力≥75%</td></tr>
<tr><td>中度身体接触的帮助</td><td>3</td><td>患者所需要的帮助要多于轻触，但在完成活动的过程中，本人主动用力仍在 50% ~74%</td></tr>
<tr><td rowspan="2">完全依赖</td><td>大量身体接触的帮助</td><td>2</td><td>患者主动用力完成活动的 25% ~49%</td></tr>
<tr><td>完全依赖</td><td>1</td><td>患者主动用力<25%，或完全由别人帮助</td></tr>
</table>

3）结果评价　126 分表示完全独立，108 ~ 125 分表示基本独立，90 ~ 107 分表示极轻

度的依赖或有条件的独立,72 ~ 89 分表示轻度依赖,54 ~ 71 分表示中度依赖,36 ~ 53 分表示重度依赖,19 ~ 35 分表示极重度依赖,18 分表示完全依赖。

4. 注意事项

(1)评估前要对患者的肌力、平衡能力以及患者的家庭、社会环境有一定的了解,并向患者做一定的解释和说明,以取得患者的理解和配合。

(2)在评估中注意对患者的保护,不要强制评估,避免发生意外。

(3)进行重复评估时尽量在同一环境或条件下进行,重复次数不能过多,以免患者疲劳影响评定结果。

(4)掌握适当的评估时间,如在早晨起床时间评估穿衣,在就餐时间评估进食情况,并且注意评估的时间不宜过长。

(5)评估应从简单、安全项目做起,分次有计划地完成所有项目。

(6)尊重患者,维护患者的隐私。

三、言语功能评定

语言(language)是由语音、词汇和语法所构成的符号系统,是人类独有的复杂认知和心理活动。人类大脑每天加工处理大量信息,其中最重要和最大量的就是语言符号,包括听觉和视觉符号。语言包括口语、书面语和姿势语(如手势、表情、手语),代表性的语言障碍是失语症(aphasia)和语言发育迟缓(delayed language development)。

言语是指口语的能力,也就是说话的能力,需要口颜面构音器官的协调运动。言语是个体运用语言的机械过程,是语言的实践,需要有与言语产生有关的神经和肌肉参与活动,如唇、舌、软腭、下颌、声带等,当这些神经或者肌肉发生病变时,就会出现说话费力或发音不清,代表性的言语障碍为构音障碍(dysarthria)。

1. 障碍类型

正常人的言语-语言处理过程可分为四步,即听觉传入、记号的解释、记号的记起、构音运动。根据以上处理过程可将言语-语言障碍分为以下类型(表 3-13)。

表 3-13 言语-语言障碍分类

	听觉传入	记号的解释	记号的记起	构音运动
听觉障碍 (获得语言之前)	×	○	○	○
听觉障碍 (获得语言之后)	×	□	□	□
语言发育迟缓	○	×	×	□
失语症	○	×	×	□
运动性构音障碍	○	○	○	×
器质性构音障碍	○	○	○	×

续表 3-13

	听觉传入	记号的解释	记号的记起	构音运动
机能性构音障碍	○	○	○	×
发声障碍	○	○	○	×
口吃	○	○	○	×

“○”代表没有障碍,“×”代表直接受到损害,“□”代表继发性障碍或存在继发性障碍可能

2.失语症评定

失语症是指正常获得语言后,因某种原因使得语言区域及其相关区域受到损伤,因此而产生的后天性语言功能障碍。产生失语症最常见的病因有脑血管病,其次为脑外伤、脑肿瘤、感染等。

(1)失语症的语言症状

1)听觉理解障碍　是失语症患者常见的症状,指患者对听到的言语理解能力降低或丧失。包括以下几种。①语义理解障碍:患者能正确辨认语音,但不明词义。根据严重程度不同而表现出在字词、短句和文章不同水平的语义理解障碍;②语音辨识障碍:患者能像常人一样听到声音,但听对方讲话时,对所听到的声音不能辨认,给人一种似乎听不见的感觉,患者可能会说听不懂你的话或不断让对方重复或反问。

2)口语表达障碍　包括以下几种。①发音障碍:失语症的发音障碍与言语产生有关周围神经肌肉结构损害时的构音障碍不同,发音错误往往多变,大多由于言语失用所致;②说话费力:常与发音障碍有关,表现为说话时言语不流畅,患者常伴有叹气,面部表情和身体姿势费力的表现;③错语:常见的有 3 种错语,即语音错语、词意错语和新语;④杂乱语:在表达时,大量错语混有新词,缺乏实质词,以致说出的话使对方难以理解;⑤找词和命名障碍:指患者在谈话过程中,欲说出恰当词时有困难或不能,多见于名词、动词和形容词;⑥刻板语言:常见于重症患者,可以是刻板单音,也可以是单词;⑦言语的持续现象:在表达中持续重复同样的词或短语,特别是在找不到恰当的表达反应方式时出现;⑧语法障碍;⑨复述障碍。

3)阅读障碍　因大脑病变致阅读能力受损称失读症。阅读包括朗读和文字的理解,两者可以出现分离现象。

4)书写障碍　书写不仅涉及语言本身,而且还有视觉、听觉、运动觉、视空间功能和运动参与其中,所以在分析书写障碍时,要判断书写障碍是否是失语性质的,检查项目包括自发性书写、分类书写、看图书写、写句、描述书写、听写和抄写。

(2)失语症的分类

1)外侧裂周失语综合征　病灶位于外侧裂周围,有复述困难,是所有失语症中研究最多,并且得到广泛承认的一大类失语。包括:①Broca 失语(Broca aphasia)或称运动性失语(motor aphasia)病灶位于优势半球额下回后部 1/3 的 Broca 区。此类患者多伴有右侧偏瘫。表现为表达障碍突出,典型非流利型口语,电报式语言,说话费力,尤其开始说时表现为说话延迟、慢、中间停顿时间长;命名有困难,但可以接受语音提示;错语常见;

语量少,常为实质词,明显缺乏语法词,但仍可表达基本意思;口语理解相对较好,简单的句子可以理解,复杂的言语或命令的理解较为困难;常伴有口颜面失用。Broca 失语的预后比其他类型好,但因程度不同个体差异也较大。②Wernicke 失语:病变部位在优势半球颞上回后部(Wernicke 区)。口语为典型的流利型,语量正常或过多;主要问题是说出话中缺少实质词或有意义的词,大量错语,以词义错语和新语为主,以致说出的话完全不能被理解;严重的口语理解障碍为此类型失语的另一突出特点。预后一般较差,恢复到有效的口语交流较困难,可通过手势、表情和语言交流板进行日常生活交流。③传导性失语:病灶位于优势半球缘上回或者深部白质内的弓状纤维。属于中度失语,自发谈话流利,听理解障碍不严重;复述不成比例的受损是最有鉴别诊断意义的特点,即复述与听理解障碍不成比例,理解障碍比复述障碍明显轻些。

2)分水岭区失语综合征　病灶位于大脑中动脉与大脑后动脉分布交界区,或者大脑中动脉与大脑后动脉分布交界区。其共同特点是复述功能相对较好。包括以下几种。①经皮质运动性失语:口语表达为非流利型,说话费劲,常以手势帮助说话;突出特点为自发性扩展言语发生明显障碍,可以简单地叙事,但不能详细叙述,即不能扩展;口语理解较好,一般能理解日常谈话内容;复述好为本型失语特点,与 Broca 失语的最大区别在于可以复述较长的句子。②经皮质感觉性失语:自发语言流畅,错语较多,听理解严重障碍,命名障碍和复述相对好为特征;与 Wernicke 失语的最大区别在于复述保留。③经皮质混合性失语。

3)完全性失语　临床表现为所有语言功能均严重障碍。口语理解严重障碍,但可以学会非语言交流,对姿势、语调和表情敏感且能部分理解。复述和命名、阅读和书写完全不能。这类患者预后差,需要交流板进行日常生活的非言语交流。

4)命名性失语　在口语表达中主要表现为找词困难、缺乏实质性词,空话连篇以致不能表达信息,常以描述物品性质和用途代替名称;口语理解正常;复述好,阅读和书写可正常或有轻度障碍。预后大多数较好。

5)皮质下失语　包括以下几种。①丘脑性失语:音量较小、语调低,可有语音性错语,找词难,言语扩展能力差,呼名有障碍,复述保留相对较好;②基底节性失语:多表现为非流畅性语音障碍,呼名轻度障碍,复述相对保留。

6)纯词聋　患者听力正常,口语理解严重障碍,症状持久,简单的测试也会产生错误。此症的典型表现是患者虽然对词的辨认不能完成,但是可能在犹豫后完成简单的指令;口语表达正常或仅有轻度障碍;复述严重障碍。

7)纯词哑　是单纯的发音障碍。发病急,早期常表现为哑,或者仅有少量构音不清和低语调的口语,恢复后说话慢、费力、声调较低;说话时语句的文法结构仍然完整,用词正确;听理解正常。

8)失读症　指没有视觉障碍或智能障碍的患者,由于大脑病变导致对语言文字的阅读能力丧失或减退。

9)失写症　指脑损害所引起原有的书写功能受损或丧失,不同部位脑损害可导致不同形式的失写症。

（3）评定方法

1）汉语失语症成套测验（aphasia battery of chinese，ABC）　是由北京大学医学部神经心理研究室参考西方失语症成套测验结合我国国情编制而成。ABC 由会话、理解、复述、命名、阅读、书写、结构与视空间、运用和计算、失语症总结十大项目组成，于 1988 年开始用于临床。此检查法按规范化要求制定统一指导语、统一评分标准、统一图片、文字卡片和失语症分类标准。

2）汉语标准失语症检查　此检查方法是中国康复研究中心听力语言科以日本的标准失语症检查（startdard language test of aphasia，SLTA）为基础，同时借鉴国外有影响的失语症评定量表的优点，按照汉语的语言特点和中国人的文化习惯编制而成，亦称中国康复研究中心失语症检查法（CRRCAE）。本检查方法适用于我国不同地区使用汉语的成人失语症患者，此检查包括两部分内容，第一部分是通过患者回答 12 个问题了解其言语的一般情况，第二部分由 30 个分测验组成，分为 9 个大项目，包括听理解、复述、说、出声读、阅读理解、抄写、描写、听写和计算。

3）波士顿诊断性失语症检查法（Boston diagnostic aphasla examination，BDAE）　是英语国家目前较为广泛使用的一种失语症诊断性测验，临床使用客观、系统、方便，由 5 个大项 26 个分测验所组成。每一个大项针对言语行为的其中一个主要功能侧面，即会话性交谈和阐述性言语、听理解、口头表达、书面语理解、书写 5 个方面。目前，失语症严重程度的评定多采用该检查法中的失语症严重程度分级标准（表 3–14）。

表 3–14　失语症严重程度分级标准

级别	表现
0 级	无有意义的言语或听觉理解能力
1 级	言语交流中有不连续的言语表达，但大部分需要听者去推测、询问或猜测；可交流的信息范围有限，听者在言语交流中感到困难
2 级	在听者的帮助下，可进行熟悉话题的交谈，但对陌生话题常常不能表达出自己的思想，使患者与检查者都能感到言语交流有困难
3 级	在仅需少量帮助下或无帮助下，患者可以讨论几乎所有的日常问题，但由于言语和（或）理解能力的减弱，使某些谈话出现困难或不大可能
4 级	言语流利，可观察到有理解障碍，但思想和言语表达尚无明显限制
5 级	有极少可分辨得出的言语障碍，患者主观上可能有点困难，但听者不一定能明显觉察到

3. 构音障碍评定

构音障碍（dysarthria）由于发音器官本身或者支配这些器官的神经病变造成发音异常和构音不清楚，常伴有吞咽功能障碍。

（1）构音障碍的分类

1）运动性构音障碍　指由于神经肌肉病变引起构音器官的运动障碍，表现为发声或构音不清等症状。病因常见于脑血管意外、脑肿瘤、脑瘫、帕金森病及多发性侧索硬化等。

2)器质性构音障碍　指由于先天或后天原因所致构音器官的形态结构异常，如口唇裂、腭裂、咬合不全、小舌症、巨舌症、舌系带短缩症及外伤手术等导致的构音器官的损伤变形，临床上最常见的是唇腭裂所致的构音障碍。

3)功能性构音障碍　多见于学龄前儿童，指在不存在任何运动障碍、听力障碍和形态异常等情况下，部分发音不清晰，通过训练可完全恢复。

(2)评定方法

1)构音器官检查　在观察安静状态下构音器官的同时，通过指示或模仿，使之做粗大运动，对以下项目做出评价。①具体哪个部位存在运动障碍；②确认各器官的形态是否异常；③判定异常的程度；④确认异常的性质；⑤确认运动的速度是否低下或节律变化；⑥确认运动的范围是否受限；⑦确认肌力是否低下；⑧通过协调运动和连续运动判断运动的精巧性、正确性和圆滑性。

2)构音检查　首先要通过询问患者的姓名、年龄、职业、发病情况等，观察是否可以说，观察音量、音调变化是否清楚，有无气息音、粗糙声、鼻音化、震颤等。然后依次对患者进行：①单词检查；②音节复述检查；③文章水平检查；④构音类似运动检查。最后进行结果分析，把患者的构音障碍特点归纳分析，结合构音运动进行总结，以指导训练。

四、心理与认知功能评定

(一)心理功能评定

心理评定(psychological assessment)是指运用心理学的理论和方法测试和评估患者的心理行为变化和心理特征。通过心理功能评定能准确掌握患者心理状况，帮助患者采取积极应对措施，调整心理环境，制订全面有效的康复治疗计划，可用于康复的各个时期。常用的评定方法有智力测验、人格测验和情绪测验等。

1. 智力测验

智力(intelligence)也称智能，是指人认识、理解客观事物并运用知识、经验等解决问题的能力，包括观察力、理解力、记忆力、思维能力等。智力测验是通过测验的方式衡量个体普通心智功能的一种科学的方法。医护人员可根据评估结果指导患者进行康复训练。智商(intelligence quotient，IQ)是智力数量化的单位，是将个体智力水平数量化的估计值，能反映个体智力水平的高低。

韦氏智力量表(Wechsler intelligence scale)是目前使用最广泛的智力测验量表，包括韦氏儿童智力量表(WISC)、韦氏成人智力量表(WAS)和韦氏学龄前及学龄初期智力量表(WPPSI)，适用于4～74岁被试者。中国修订版韦氏成人智力量表(WAIS-RC)适用于16岁以上的成人，测试包括11个分测验，分言语和操作两类，言语6个分测验，操作5个分测试。

2. 人格测验

人格是指个体在适应社会的成长过程中，经遗传和环境的交互作用形成的稳定而独特的心理特征,包括气质、性格、能力、兴趣、态度等。人格测验是对人格特点的揭示和描述,即测量个体在一定情境下经常表现出来的典型行为和情感反应,通常包括气质或性格类型的特点、情绪状态、人际关系、动机、兴趣和态度等内容。

艾森克人格问卷(Eysence personality questionnaire,EPQ)是国际公认的、也是临床上常用的人格测验工具,分为儿童版(适用于7～15岁儿童)和成人版(适用于16岁以上成人)。我国修订的EPQ中有88个问题,被试者根据自己看完问题后的最初想法回答"是"或"否",然后由评估者对其分别评分,再根据被试者的年龄、性别,诊断出受试者的人格特征。

3. 情绪测验

情绪是人对客观事物所持态度在内心产生的一种反应。情绪状态有积极和消极之分,临床上常见的消极情绪有焦虑和抑郁两种。焦虑是对刺激产生不适当的、严重的、长时间的恐惧、焦急和忧虑反应的情绪异常。抑郁是一种对不良外界刺激发生长时间的沮丧感受反应的情绪改变。情绪的产生及其强度是由个体的认知评价决定的,患者出现种种不良情绪,如果只是暂时的,是人类正常的情绪反应,如长时间不能缓解,则严重影响康复效果甚至影响患者的人身安全。通过对患者情绪的评定,能够准确掌握患者的心理状况,帮助患者采取积极应对措施,调整心理环境,对患者的康复具有积极意义。

(1)焦虑量表　焦虑是一种情感表现,当人们面对潜在的或真实的危险或威胁时,都会产生的情感反应。绝大多数因一定原因引起、可以理解的、适度的焦虑,属于正常焦虑,失去焦虑反应的人倒是不正常的。常用的焦虑评估量表有:①汉密尔顿焦虑量表(Hamilton anxiety scale,HAMA),是英国学者汉密尔顿于1959年编制的一种医生常用的焦虑测验量表。它能很好地衡量治疗效果,一致性好,长度适中、简便易行,用于测量焦虑症以及患者的焦虑程度,是当今用的最广泛的焦虑量表之一。②焦虑自评量表(self-rating anxiety scale,SAS)。

(2)抑郁量表　抑郁既是一种客观存在的心理问题又是个人对自身状态的主观感受,由此对抑郁的评价可采用由医生或其他人员对被试者进行评价或由被试者自行完成对自身的评价两种方式。常用的抑郁评估量表有:①汉密尔顿抑郁量表(Hamilton depression scale,HAMD),这是目前国内外最常采用的由医务人员进行抑郁评定的量表。评定方法是由主试者根据对患者的观察圈出相应分数,总分最高为76分。做一次评定需要15～20 min。②抑郁自评量表(self-rating depression scale,SDS),这是由Zung于1965年编制而成的,它能全面、准确、迅速地反映被试者的抑郁状态及有关症状的严重程度和变化。该自评量表操作简便,容易掌握,不受年龄、性别、经济状况等因素影响,适用于各种职业、文化阶层及年龄段的正常人或各类神经症、精神病患者。

(二)认知功能评定

认知是指人脑在对客观事物的认识过程中,对感觉输入信息的获取、编码、操作和使用的过程,是输入、输出之间发生的内部心理过程,这一过程包括直觉、注意、记忆及思维等。认知障碍是脑损伤造成大脑在摄取、存储、重整和处理信息的基本功能上出现的异常表现,包括注意力障碍、记忆力障碍、推理障碍、执行功能障碍、视觉处理障碍等。

认知功能的评定主要是对患者的记忆、注意及综合思维等方面的能力进行测评。在进行认知功能评估时,首先应从询问病史及临床观察开始,然后再选择评定量表。

1. 简明精神状态检查量表(mini-mental state examination,MMSE)

主要用于神经系统疾病患者早期进行性痴呆的筛选。量表有30个项目,正确回答1项记1分,30项的得分相加即为总分。评估为痴呆的标准依文化程度而不同:文盲<17,小学程度<20分,中学以上程度<24分(表3-15)。

表3-15 简明精神状态检查量表

项目	正确	错误
(1)今年是哪个年份	1	0
(2)现在是什么季节	1	0
(3)今天是几号	1	0
(4)今天是星期几	1	0
(5)现在是几月份	1	0
(6)你现在在哪一省(市)	1	0
(7)你现在在哪一县(区)	1	0
(8)你现在哪一乡(镇、街道)	1	0
(9)你现在在哪一层楼上	1	0
(10)这里是什么地方	1	0
(11)复述:皮球	1	0
(12)复述:国旗	1	0
(13)复述:树木	1	0
(14)计算:100-7	1	0
(15)辨认:铅笔	1	0
(16)复述:四十四只石狮子	1	0
(17)闭眼睛(按卡片上的指令动作)	1	0
(18)用右手拿纸	1	0
(19)将纸对折	1	0
(20)手放在大腿上	1	0
(21)说一句完整的句子	1	0
(22)计算:93-7	1	0
(23)计算:86-7	1	0
(24)计算:79-7	1	0
(25)计算:72-7	1	0
(26)回忆:皮球	1	0

续表 3-15

项目	正确	错误
(27)回忆:国旗	1	0
(28)回忆:树木	1	0
(29)辨认:手表	1	0
(30)照例画图: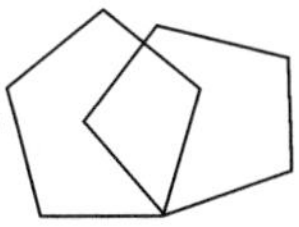	1	0

2. 记忆力评定

记忆是人对过去经历过的事物的一种反应,可分为长时记忆、短时记忆和瞬时记忆 3 种。记忆功能是人脑的基本认知功能之一。脑损伤或情绪及人格障碍患者常出现记忆功能障碍。

(1)韦氏记忆量表　本测验是应用较广的成套记忆测验,也是神经心理测验之一。中国的标准化量表已由龚耀先等再次修订,可用于 7 岁以上儿童及成人。韦氏记忆量表(Wechsler memory scale,WMS)共有 A ~ J 共 10 项分测验。A ~ C 测长时记忆;D ~ I 测短时记忆;J 测瞬时记忆;记忆商(memory quotient,MQ)表示记忆的总水平(表 3-16)。该测验也有助于鉴别器质性和功能性的记忆障碍。

表 3-16　韦氏记忆量表

项目	内容	得分
A. 经历	5 个与个人经历有关的问题	每回答正确 1 题记 1 分
B. 定向	5 个有关时间和空间定向的问题	同上
C. 数字顺序关系	(A)顺数从 1 到 100 (B)倒数从 100 到 1 (C)累加从 1 起,每次加 3 ~ 49 为止	限时记错,记漏或退数,按次数扣分同上 分别按记分公式算出原始分
D. 再认	每套识记卡片有 8 项内容,呈现给受试者 30 s 后,让受试者再认	根据受试者再认内容与呈现内容的相关性分别记 2、1、0 或 -1 分,最高分 16 分
E. 图片回记	每套图片中有 20 项内容,呈现 1.5 min 后,要求受试者说出呈现内容	正确回记记 1 分、错误扣 1 分,最高得分为 20 分
F. 视觉再生	每套图片中有 3 张,每张上有 1 ~ 2 个图形,呈现 10 s 后让受试者画出来	按所画图形的准确度记分,最高分为 14 分

续表 3-16

项目	内容	得分
G. 联想学习	每套片卡上各有 10 对词，读给受试者听，然后呈现 2 s。10 对词显示完毕后，停 5 s，再读每对词的前一词，要受试者说出后 1 词	5 s 内正确回答 1 词记 1 分，3 遍测验的容易联想分相加后除以 2，与困难联想分之和即为测验总分，最高分为 21 分
H. 触觉记忆	使用一副槽板，上有 9 个图形，让受试者蒙眼用利手、非利手和双手分别将 3 个木块放入相应的槽中。再睁眼，将各木块的图形及其位置默画出来	记时并计算正确回忆和位置的数目，根据公式推算出测验原始分
I. 逻辑记忆	3 个故事包含 14、20 和 30 个内容。将故事讲给受试者听，同时让其看着卡片上的故事，念完后要求复述	回忆 1 个内容记 0.5 分
J. 背诵数目	要求顺背 3 ~ 9 位数、倒背 2 ~ 8 位数	以能背诵的最高位数为准，最高分分别为 9 和 8，共计 17 分

（2）临床记忆量表　根据国外单项测验编制的成套记忆量表，用于成人（20 ~ 90 岁），有甲乙两套。本测试可以鉴别不同类型的记忆障碍，如词语记忆障碍或视觉记忆障碍，并对大脑功能障碍评定提供参考数据。包括 5 个分测验，具体如下。

1）指向记忆　每套包括两组内容，每组有 24 个词如黄瓜、西红柿等，其中 12 个词属于同类，如蔬菜类、动物类等，要求受试者识记。另外有 12 个与上述词接近的词，不要求识记。将以上 24 个词混在一起，如水果类中混入食品类词，随机排列，用录音机播放。第一组词播放完后要求受试者说出要求识记的词，停 5 s 后测验第二组词。按正确识记的数量记分。

2）联想学习　每套包括 12 对词，其中容易联想与不易联想的各 6 对，12 对词随机排列，用录音机以不同顺序播放 3 遍，每遍播放后主试者按另一顺序念每对词的前一词，要求说出后一词。按正确回答对词的数量记分。

3）图像自由回忆　每套包括两组图片各 15 张，内容都是常见和易辨认的东西。将第一组图片随机排列，每张看 4 s，停 2 s，15 张看完后要求立即说出图片内容。停 5 s 后，再测验第二组图片；按正确回忆图片数量记分。

4）无意义图形再认　每套有识记图片 20 张，内容为封闭或不封闭的直线或曲线图形。另有再认图片 40 张，包括与识记图片相同或相似图形各 20 张。将识记图片给受试者看，每张 3 s，20 张看完后以随机顺序再认看图片，要求指出看见过的图片。按下列公式记分：得分 =（正确再认数 − 错误再认数）×2。

5）人像特点回忆　每套有黑白人头像 6 张，随机排列让受试者看，同时告知其姓名、职业和爱好 3 遍，每张看 9 s，停 5 s。6 张看完后，以另一顺序分别呈现，要求说出各人头像的 3 个特点。按正确回答数量记分。

3. 注意力评定

常用的注意力评定包括数字顺背和倒背、Stroop 字色干扰任务测验及日常生活注意测验(test of everday attention,TEA)。具体方法:①数字顺背及倒背测验是一个非常简单的测试方法,内容分为顺背和逆背。评估者按评估表中的数字,每一秒读一个数字的速度读,然后让患者重复说出来。一般成年人能够顺背 6 ~ 8 位,倒背 4 ~ 5 位为正常。②Stroop字色干扰任务测验常用于评定选择性注意。分为 3 个部分,第 1 部分是单纯颜色字的阅读,第 2 部分是对颜色命名,第 3 部分是字与颜色的干扰测试,Stroop 效应就明显出现在第 3 部分。③日常注意力测验是唯一有正常参考值的注意力测验,可以评定受试者 4 种不同类型的注意力,即选择注意、持续注意、分别注意、转移注意。该测试将日常活动作为测验项目。

4. 执行功能评定

执行功能是人类推理、解决和处理问题的能力,是人类智力功能的最高水平。常用的评定方法包括画钟测验和蒙特利尔认知评估量表(The Montreal Cognitive Assessment, MOCA)。方法:①画钟测验是一个简单的测试方法,能够初步反映受试者的执行功能和视觉结构能力。要求受试者在白纸上画出一个钟表的表盘,把数字放在正确位置,并用表针标出 8 ∶ 20 位置。常用 4 分法评定:画出闭锁的圆得 1 分,将数字安放在正确位置得 1 分,表盘上标出全部 12 个正确数字得 1 分,将指针安放在正确位置得 1 分。该测试方法能够快速筛查轻度认知功能障碍患者的执行功能。②MOCA 是高效快速筛查老年轻度认知损害的工具。老年轻度认知损害患者最早出现的症状常常是执行功能障碍,该量表对执行功能障碍的评测比较敏感。量表包括视空间执行能力、命名、记忆、注意、语言流畅、抽象思维、延迟记忆、定向力 8 方面的评估,共计 30 分;26 分或以上为正常,如果受试者受教育年限小于 12 年,在测试结果上加 1 分,校正受教育程度的偏倚;测试时间约 10 min,得分越高认知功能越好。

五、神经肌肉电诊断

神经肌肉电诊断是康复医学中一项客观的功能检查和疗效评定方法,是探测和记录肌肉、神经生物电活动的一种技术。它以定量的电流刺激来观察神经和肌肉的兴奋性或观察肌肉在收缩或松弛时生物电活动变化以及用特定的外界刺激(包括体感、视觉、听觉)来了解中枢神经系统应答过程中产生的生物电活动,为神经肌肉的相关疾病诊断提供依据。

(一)肌电图检查

1. 肌电图概念及检测设备

(1)肌电图(EMG)　是一种探测和记录肌肉生物电活动的检查技术,通过这种检查取得资料有助于分析肌肉松弛和收缩时各种正常和异常表现。临床上利用它诊断和鉴别诊断中枢性和周围神经性神经系统疾病和损害,包括运动终板疾病和肌肉疾病。

(2)设备　肌电图检查仪包括电极、放大镜、扬声器、显示器、记录器和计算机。电极分为针电极和表面电极两类。针电极是传统的常规电极,单芯针电极最常用,主要记录电极周围的电活动，表面电极记录到电极下广泛范围电活动的总和，常用于神经传导测定，诱发电位的检查、运动学的研究。

2. 正常肌电图

（1）插入电位　针电极插入正常肌肉时会引起短暂的电位发放，每次移动针电极都会产生，但在失神经支配的肌肉及某些疾病（如肌强直、多发性肌炎等）容易激惹引起插入电活动和延长。其起始波常为负波。

（2）电静息　当电极插入完全松弛状态下的肌肉内，电极下的肌纤维无动作电位出现，荧光屏上显示一条直线，称静息电。

（3）正常运动单位电位　正常肌肉在轻微主动收缩时，出现动作电位称为运动电位，它表示一个脊髓前角细胞所支配的肌纤维的综合电位或亚运动单位的综合电位。正常运动单位有如下特征（图3-1）。

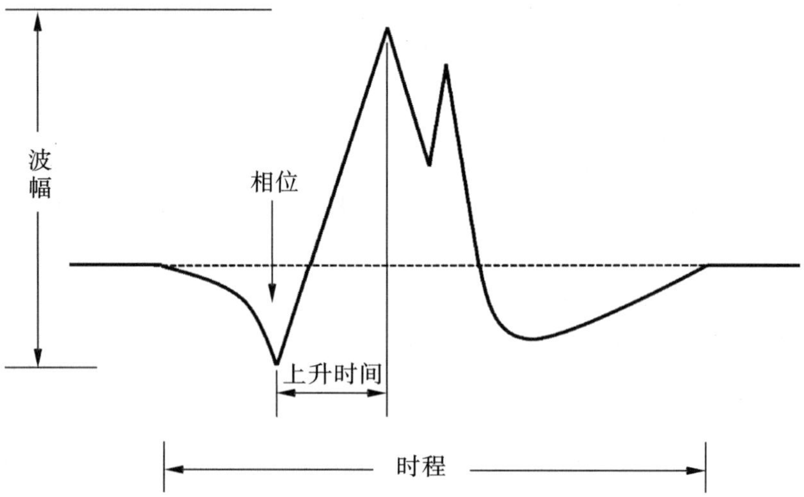

图3-1　正常肌电图

1）波形　由离开基线偏转的位相来决定，根据偏转次数的多少分为单相、双相、三相四相或多项（五相以上），一般多为双相或三相。

2）时程（时限）　指运动单位电位从离开基线的偏转期起，到返回基线所经历的时间。运动单位时程变动范围较大，一般在3～15 ms。

3）电压　指亚运动单位肌纤维兴奋时产生的运动单位幅度的总和，即正相峰值加上负相峰值。一般为100～2 000 μV，最高不超过5 MV。

（4）不同程度随意收缩时肌电相　①单纯相：轻度收缩时只出现几个运动单位电位相互分离的波形；②混合相：中度用力时，有些区域电位密集不能分离，部分区域内可见单个运动单位；③干扰相：肌肉做重度收缩时，运动单位相互重叠，不能分离单个运动单位电位。

3. 异常肌电图

（1）插入电位异常　表现为插入电位延长，系肌膜对机械刺激兴奋性极度增高所致。

1）插入电位　可由正锐波、纤颤电位、肌肉直电位、正常运动单位及低电压短时程电位组成。

2）肌强直电位　针极插入或挪动时瞬间所触发的高频放电，其波幅和频率先大后小逐渐衰减。扬声器上可闻及摩托车发动机样特征性的声音。

（2）肌肉松弛时异常肌电表现　包括以下几种。

1）纤颤电位　是短时限低波幅的自发电位，其时限范围是 0.5 ~ 2 ms，波幅为 30 ~ 150 μV，频率 2 ~ 10 次/s，波形为双相，即开始为正相，后随着一个负相。纤颤电位是下运动神经元基本纤维失神经支配的有价值指征，一般失神经支配 2 ~ 3 周后出现。

2）正相波尖　时限比纤颤电位长，但波幅差不多，波形包括一个正相尖峰及随后的缓慢低平的负相波，总的持续时间可大于 10 ms，是肌肉失神经支配时出现的另一种自发电活动。

3）束颤　是一群肌纤维的自发性收缩，典型的束颤可在前角细胞病变时出现。但在神经根病、嵌压神经病以及肌肉-痛性束颤综合征中也可出现。可分为良性束颤和病理性束颤或称为复合性束颤。

4）肌纤维颤搐　是一个复合的重复放发，呈规律性爆发发放。多见于面部肌肉、脑干胶质瘤和多发性硬化及周围性脱髓鞘病损。

5）强直放电　肌强直样电位是插入电活动延长的一种特殊形式，代表一组肌纤维的同步放电，整个电位以一定频率重复出现发放。肌强直电位见于先天性肌强直或紧张性肌营养不良。肌强直样电位见于肌营养不良，多发性肌炎和多种慢性失神经状态，如运动神经元病、神经根病和慢性多发性神经病。

6）群放电位　是一种时现时消的群放电位，如果规律性出现多见于帕金森病、舞蹈病、痉挛性斜颈；不规律出现的群放电位多见于姿势性震颤、脑血管意外痉挛性瘫痪的肌肉。

（3）随意收缩时异常肌电图表现　包括多相电位、神经再生电位、巨大运动单位电位、同步电位等。

1）多相电位　动作电位波形在五相以上，正常肌肉收缩多相电位一般不超过动作电位数的 4%，10% 以上者为异常。

2）神经再生电位　运动单位动作电位时延长的多相电位，是高波幅长时限的多相电位，又称群多相电位。多见于周围神经病损。

3）巨大运动单位电位　运动单位动作电位时限延长超过 12 ms，波幅升高超过 3 000 μV以上，甚至高达 10 000 μV（10 mV），但相位单纯，一般二相或三相，而且是同一相似的电位。多见于脊髓前角细胞病变。

4）同步电位　在同一肌肉上，用两根针电极在间距大于 20 mm 沿肌纤维走向行直角垂直插入同时引出动作电位时，如两者同时出现称为同步电位。如同步达 80% 以上称为完全同步电位。是脊髓前角细胞病变的特征性电位，也是肌源性或周围神经疾病的鉴别标准。

（4）肌肉最大收缩时异常表现　包括以下几种。

1）单纯相　运动单位数量少（相当于正常肌肉做轻度收缩时的动作电位），见于神经源性病变。

2)病理干扰相　波形细碎密集,波幅低,扬声器上出现碎裂的高声调,运动单位数量正常,见于肌源性病变。

3)混合相　肌肉最大收缩时,出现较正常干扰相为弱的电活动形式,即基线无静止区,相当于正常肌肉做中等程度随意收缩时的动作电位。

4)无随意运动　完全瘫痪的肌肉,使之随意用力,并无任何动作电位出现,肌电图上的电静息状态,称无随意运动,也称为病理性电静息。见于严重的神经病变及癔症性瘫痪。

4. 肌电图的临床应用

临床上肌电图主要用于神经或肌肉病变的早期诊断、鉴别神经源性和肌源性肌萎缩、预测神经外伤的恢复,协助制订正确的神经肌肉诊疗计划。肌电图不能确定病因,因为各种病因可在同一神经肌肉部位引起病变,所以肌电图的改变可能相同,需要结合临床进行分析,才能做出正确的诊断。

在诊断方面,肌电图广泛用于定位诊断,如上运动神经元(如脑瘤、侧索硬化、脊髓截瘫、脑血管病、大脑发育不全等);下运动神经元病变(如脑干核性病变、脊髓前角病变、神经根、周围神经干及神经丛病变等);椎体系统病变(如帕金森病、舞蹈病、手足徐动、抽搐症等);神经肌肉接头病变(重症肌无力等);肌病(如肌炎、肌强直和肌营养不良等)。

(二)神经传导速度测定

神经传导速度是研究神经在传递冲动过程中生物电活动。反射检查则同时研究传入与传出通道,包括反射弧的初级中枢功能。神经传导速度测定分为运动神经传导速度测定和感觉神经传导速度测定。也可通过F波测定、H反射以及诱发电位来测定神经近端的损害。

1. 运动神经传导速度测定

(1)检查方法　检查前将电极浸透生理盐水,直径1 cm,相距2 cm的两个银制或不锈钢的圆盘作为一对刺激电极置于欲刺激的神经干的皮肤上,阴极置于外周端靠近记录电极处。以尺神经为例,A极置于肘部尺神经沟处,B极置于腕部尺神经干处,在尺神经所支配的小指外展指肌处安放记录电极(C)。刺激电极(B)与记录电极(C)之间安放一电极接地。A和B刺激电极分别与脉冲刺激器连接,并分别给予超强度刺激,经一定时间可记录到由于刺激而诱发的动作电位。

(2)分析指标　包括潜伏期、传导时间和零距离、神经传导速度。异常情况可见于:

1)神经失用　跨病灶的肌肉动作较病灶远端的肌肉动作波幅低平。如果轴索断伤,则在病灶近端只能引起波幅明显低平的动作电位。

2)髓鞘脱失　在病变部位近端刺激时,传导减慢而波幅相对正常,则提示阶段性髓鞘脱失。如果轴索变性,潜伏期延长或传导速度减慢,但波幅明显低平。

2. 感觉神经传导速度测定

(1)检查方法　分为顺流法及反流放。刺激可用环状电极包绕于手指或足趾,阴极置于近端指节(或趾节),无关电极置于末端指节(或趾节)。记录电极可用表面电极或针电极，使用表面电极时，电极间距 3 mm 为宜；针电极由两根金属针极组成，其中一根针插入邻近神经部位，另一电极插入远离神经部位，针极记录的神经电位幅度较高，波形可呈双相、三相、四相。

(2)分析指标　感觉神经系将冲动从末梢感受器传入中枢，测定感觉神经传导速度时刺激与记录的位置和运动传导速度的测定不同，检查时电流刺激神经远端部，在神经近端进行记录。

(3)异常所见　由于感觉动作电位微小，潜伏期是从伪差到动作电位正峰起始时间。其异常与运动神经传导相似。明显的神经传导速度减慢有利于髓鞘脱失的诊断，轴索断伤时波幅明显低平。

3. F 波传导速度

(1)测定方法　检查方法与运动神经传导速度基本相同。F 波潜伏期减去 M 波潜伏期，即为刺激点至脊髓的往返传导时间。从人体表面可测出刺激点至脊髓(下肢以第 1 腰椎棘突、上肢以第 7 颈椎棘突作为测定点)的距离，代入下列公式，即可求出该段 F 波传导速度。

F 波传导速度=[刺激点至颈 7(或腰 1)的距离(mm)×2]/[F 波潜伏时-M 波潜伏时-1.0(ms)]

上式中，×2 是指上行和下行往返路程，减去 1.0 ms 是估计脊髓的延迟时间。

F 波传导速度可测定肢体近脊髓端的传导速度，而运动神经传导速度则可测定肢体远端的传导速度。两者正好起相互补充的作用。

(2)临床应用　吉兰-巴雷综合征是常见的多发性周围神经病变，它的损害可以在神经根、神经近端和远端。如果急性期在根和近端有病灶，F 波就可以消失，而恢复期又复现。F 波的延长提示近端有脱髓鞘改变。其他如糖尿病性神经病、尿毒症性神经病、臂丛和根性神经病损、脊肌萎缩等，F 波均有较明显的延长。

4. H 反射

(1)检查方法　电刺激胫神经，在 M 波位置之后出现的刺激电位称为 H 波，在 1 岁以前的新生儿的许多神经中可以引出。但到了成人期，则只在胫神经运动神经传导速度检测时，当刺激轻微或 M 波刚出现时，H 波即明显出现，随着刺激强度的加强，H 波减少，M 波逐渐加大，M 波最大时 H 波消失。

(2)临床意义　由于正常反射也由网状结构下行纤维所抑制，当上运动神经元病损害了这些纤维时，抑制减弱，出现了 H 反射亢进，表现为潜伏时短，波幅增高，波形多相，H/M 比值>64%，所以 H 反射的变化反映了上运动神经元病变。H 反射可因腰骶根的损害而改变，如 S_1 根受损其表现多为 H 反射消失或者潜伏期延长。

5. 神经传导速度测定的临床应用

(1)确认反射弧是否损害　能够区别感觉径和运动径的损害，以及中枢损害。

(2)区分脱髓鞘性病变与轴索变性病变　前者以传导减慢为主，后者以失神经电位和动作电位振幅下降为特征。

(3)确定损害的节段　包括近心段和远心段，其精确可能达到 10 cm。

(4)确定神经损害的程度　可以精确地定量测量，是康复疗效评定的客观、可靠、灵敏指标。

(三)诱发电位测试

诱发电位是经皮记录到中枢神经电位,包括在头颅记录到的皮质和脊髓记录到脊髓电位。神经系统接受多次感觉刺激时生物电活动发生改变,通过平均叠加记录下来称为诱发电位。

1. 视觉诱发电位

视觉诱发电位(visual evoked potential,VEP)是用光刺激时在枕部记录到的皮质电位。它产生于纹皮质,主要反映视网膜中心凹圆锥细胞受刺激后的电活动。受视网膜、视神经、视交叉、视束、外侧膝状体、视丘、视反射和视皮质功能状态的影响。记录电极一般用盘状表面电极,按国际脑电图学会建议的10~20系统放置。主要参数是P_{100}的潜伏期和波幅。VEP异常大致分为两类:一类为视神经炎和多发性硬化等脱髓鞘疾病,其主要特征是P_{100}潜伏期。VEP检出上述疾病的阳性率极高。另一类为轴索变性,VEP的主要表现是波幅下降以至于记不出,还可能有波形畸变,但潜伏期延长不多。

2. 脑干诱发电位

脑干诱发电位(brainstem auditory evoked potentail,BAEP)是声音刺激诱发的短潜伏期电位,主要反映了听神经和脑干听传导路径的功能。BAEP主要是Ⅰ~Ⅴ波。一般认为Ⅰ波源于听神经,Ⅱ波源于耳蜗核,Ⅲ波源于脑桥上橄榄核,Ⅳ波源于外侧丘系,Ⅴ波源于四叠体下丘。Ⅰ波潜伏期延长或消失见于刺激强度不足、传导性耳聋,或耳蜗毛细胞损害,也见于其他器质性听神经损害。Ⅰ~Ⅲ,Ⅲ~Ⅴ波传导时间不受各种药物的影响,其延长仅见于相应部位的器质性损害。一般情况下,BAEP具有定位诊断的意义而无定性诊断的诊断的价值。BAEP还可以用于颅后窝手术监测和用药监护,以减少听神经损害。

3. 躯体感觉诱发电位

躯体感觉诱发电位(somatosensory evoked potential,SEP)是指刺激躯体神经(通常为腕部的尺神经或正中神经,其次是踝部的胫神经或腓神经)时在中枢记录到的神经电位,通常是指从头顶记录的头皮SEP,也包括从脊髓记录到的SEP。

SEP记录的临床意义为:①确定中枢神经感觉传导速度。②可以在周围神经的不同水平刺激,根据N20或N37潜伏期之差,计算诸位感觉传导速度。③可以根据潜伏期的变化确定病情变化及疗效的好坏。④可以做脊髓损害的定位诊断。⑤作为手术监测。⑥有提示预后的意义。脊髓损伤后1周能记录到SEP,则表示预后良好,否则预后不佳。

4. 诱发电位在临床上的应用价值

临床上,诱发电位可用来协助确定中枢神经系统可疑病变,帮助病损定位,监护感觉、运动系统的功能状态,为预后和康复治疗提供确切的指标,因此它是神经内科、神经外科、康复科等有利工具,为临床医疗、科研提供有价值的资料。

(1)视觉诱发电位(VEP)的临床应用　VEP对视神经的脱髓鞘疾病很敏感,约90%以上的视神经炎和球后视神经炎患者异常;95%以上的多发性硬化患者PRVEP异常,P_{100}延长达30 ms以上;此外,弥漫性神经系统病变绝大多数都有PRVEP异常,包括:①脊髓小脑变性；②肾上腺白质营养不良；③进行性神经性腓骨肌萎缩症；④帕金森病；⑤慢性遗传性舞蹈病；⑥恶性贫血；⑦慢性肾病；⑧脊髓病，尤其是慢性病变患者；⑨脑肿瘤和脑梗死等。

(2)听觉诱发电位(auditory evoked potential，AEP)的临床应用　AEP 可以提供听力学和神经学两方面的资料，听神经痛是 AEP 最敏感的检测病变，小脑脑桥角肿瘤如果肿瘤较小时，AEP 有助于早期发现；脑干髓内肿瘤 AEP 的阳性率很高；脑干血管病特别是已致残者 AEP 异常率很高；脑死亡 AEP 各波均不能引出Ⅰ波可见，此时判断死亡。

(3)体感诱发电位　当周围神经、神经丛、神经根、脊髓前角和后索、脑干以及皮质受损时，从不同部位记录相应的改变。尤其是大脑皮质和皮质下神经元受损时，SEP 其成分会有异常改变，它比脑电图更敏感，更易于比较和分析。临床上可进行 SEP 检测的疾病如下：①各种周围感觉、运动神经病损；②各种原因所致神经根和脊髓受损疾患；③各系统的脱髓鞘疾病；④颅脑疾病和损伤(包括脑血管意外疾病)；⑤各种中毒和中枢神经系统损害、精神疾病及心理研究等；⑥昏迷及死亡等。

六、心肺功能评定

心肺功能是人体新陈代谢和运动耐力的基础，泛指有氧运动系统通过肺呼吸和心脏活动推动血液循环向机体输送氧气和营养物质，从而满足各种人体生命活动物质与能量代谢需要的生理学过程，与人的体质健康和竞技运动能力有着极为密切的关系。

(一)心功能评定

1. 概述

(1)氧运输功能　通过心脏的循环，把氧气及能量物质运送到全身组织进行新陈代谢。心脏功能减退会导致循环功能障碍，产生缺氧缺血状态。

(2)代谢当量　心功能容量(functional capacity，FC)又称心脏有氧能力，其单位是代谢当量(metabolic equivalent of energy，MET)，一个代谢当量是指机体在坐位休息时，摄氧 3.5 mL/(kg · min)。心功能容量是指在有氧运动范围内，机体所能完成的最大运动时的 MET 值，即机体进行最大强度活动时的耗氧量，常以 MET 值来表示。因此 MET 值可以表示运动强度，判断最大运动能力和心功能水平。

(3)心功能分级　主要采用美国心脏病学会(NYHA)提出的分级方案，可用于评价心脏疾病患者的心功能，并指导患者的日常生活活动和康复治疗(表 3-17)。但是，该方法主要依据患者自己有无心悸、呼吸困难、乏力等主观症状，因而评定时结果可能存在一定的差异。

表 3-17　心功能分级(美国心脏学会)

分级	临床情况	持续-间歇活动的能量消耗(千卡/min)	最大代谢当量
Ⅰ级	体力活动不受限。一般体力活动不引起疲劳,心悸,呼吸困难和心绞痛等症状	4.0~6.0	6.5
Ⅱ级	体力活动稍受限。一般体力活动时即可引起疲劳,心悸,呼吸困难和心绞痛等症状	3.0~4.0	4.5
Ⅲ级	体力活动明显受限。休息时感到舒适,低于正常日常生活活动的运动量即可引起心悸,呼吸困难等症状	2.0~3.0	3.0
Ⅳ级	不能从事任何体力活动。休息时仍有心悸、呼吸困难等症状	1.0~2.0	1.5

2. 心电运动试验

心电运动试验(ECG)是指通过观察受试者运动时的各种反应(呼吸、血压、心率、心电图、气体代谢、临床症状与体征等),来判断其心、肺、骨骼肌等的储备功能(实际负荷能力)和机体对运动的实际耐受能力。

(1)心电运动试验的目的

1)冠心病的早期诊断　具有较高的灵敏度(60%~80%)和特异性(71%~97%)。主要通过运动增加心脏负荷和心肌耗氧量,根据心电图 ST 段偏移情况诊断冠心病。

2)鉴定心律失常　运动中诱发或加剧心律失常往往提示为器质性心脏病,应注意休息,避免运动,并及时调整康复训练计划和强度;运动中心率失常减少或消失提示属于良性心律失常,并非一定要限制运动和日常生活。

3)鉴定呼吸困难或胸闷的性质　如果在运动实验中诱发呼吸困难和胸闷,多属于器质性疾病。

4)判断冠状动脉病变的严重程度及预后　运动试验中发生心肌缺血的运动负荷越低、心肌耗氧水平越低、ST 段下移程度越大,则说明冠状动脉病变也越严重,预后也越差。运动试验阳性无症状的患者发生冠心病的危险性增大。

5)确定患者运动的危险性　低水平运动实验中诱发心肌缺血、心绞痛、严重心律失常、心力衰竭症状等,均提示患者进行运动的危险性大。通过运动试验,确定患者安全的日常生活活动范围,为制定运动处方提供依据,确保康复训练的有效性和安全性。

6)评定康复治疗效果　参加心电运动试验的患者大部分心脏病诊断已经明确,此时评定的目的不仅仅是诊断,而是从心脏负荷试验中获得心脏电活动和血流动力学参数,结合运动超声心动图和气体代谢等指标,来判断冠状动脉病变的程度、心功能和预后,为患者制定合理的运动处方,通过重复进行运动试验,根据患者对运动耐受程度的变化,评定康复治疗效果。

7)其他　根据运动试验的反应,协助患者选择必要的治疗,如手术适应证。

(2)适应证与禁忌证

1)适应证　病情稳定;无明显步态和骨关节异常;无感染及活动性疾病;精神正常及主观上愿意接受并能主动配合检查的患者。

2)禁忌证　①绝对禁忌证:未控制的心力衰竭和急性心衰;血流动力学不稳定的严重心律失常;稳定型心绞痛、增剧型心绞痛,近期心肌梗死后非稳定期;急性心包炎、心肌炎和心内膜炎;严重主动脉瓣狭窄;急性肺动脉栓塞或肺梗死或肺水肿;血栓性脉管炎和心脏血栓;精神疾病发作期间或严重神经症。②相对禁忌证:严重高血压(高于200 mmHg/120 mmHg)(1 mmHg=0.133 kPa)和肺动脉高压;重度主动脉瓣狭窄或严重阻塞型心肌病;重度房室传导阻滞及重度窦房传导阻滞;严重左右冠状动脉左主干狭窄或类似病变;明显的心动过速或过缓;电解质紊乱;慢性感染性疾病;晚期妊娠或妊娠有并发症者;运动可能会导致神经肌肉、骨骼肌肉和风湿性等疾病病情恶化;精神障碍者,不能配合进行运动。

(3)心电运动试验种类

1)按所用设备分类　①活动平板试验:患者按预先设计的运动方案,在能自动调节坡度和速度(运动强度)的活动平板上进行走—跑的运动,逐渐增加心率和心脏负荷,最终达到预期的运动目标。优点是接近日常活动生理状态,可以逐步增加负荷量,诊断的敏感性和特异性较高,在运动中可以连续监测心电变化,安全性好。②踏车运动试验:指坐位或卧位下,在固定的功率车上进行运动,可增加踏车阻力,调整运动负荷。优点是运动中心电图记录较好,血压测量较容易,受试者心理负担较轻。缺点是对于体力较好的运动员往往达不到最大心脏负荷,不会骑车者也难以完成运动。③手摇车运动试验:原理与踏车运动相似,只是将下肢踏车改为上肢摇车。适用于下肢功能障碍者。④台阶试验:是一种简便易行的评定心功能的方法。试验中的运动负荷是由台阶高度、运动节律、运动时间组成,按性别、体重和肺活量不同,评价指标不同。台阶试验指数值越大,心血管系统的功能水平越高,反之亦然。严重心血管疾病的人禁忌。

2)按终止试验的运动强度分类　①极限运动试验:指运动强度到达极致和主观最大运动强度的试验。可按患者的性别和年龄推算出预计最大心率(220-年龄)作为终止试验的标准。适用于健康的青年人和运动员,以测定个体最大运动能力、最大心率和最大摄氧量。②亚(次)极量运动试验:指运动至心率达到亚极量心率,即按年龄预计最大心率(220-年龄)的85%~90%,或达到参照值(195-年龄)时结束试验。适用于测定非心脏病患者的心功能和体力活动能力。服用某些药物如β肾上腺素能受体阻断药以及抗高血压药物的患者,由于这些药物会影响安静心率和运动心率,因此不宜采用预计的亚极量心率作为终止试验的标准。③症状限制性运动试验:指运动进行至出现必须停止运动的指征为止,是临床上最常用的作为运动终点的实验方法。用于诊断冠心病、评估心功能和体力活动能力,为制定运动处方提供依据。④低水平运动试验:指运动至特定的、低水平的靶心率、血压和运动强度为止。即运动中最高心率达到130~140次/min,或与安静时相相比增加20次/min;最高血压达160 mmHg,或与安静时比增加20~40 mmHg;运动强度达3~4 METs作为终止试验的标准。目的在于检测从事轻度活动及日常生活活动的耐受能力,用于诊断冠心病、评估心功能和体力活动能力,作为住院评价,制定运动处方等依据。

3)按实验方法分类　①单级运动试验：指运动试验过程中运动强度始终保持不变的运动试验，如台阶试验。②多级运动试验：指运动实验过程中运动强度逐渐增加的运动试验，如活动平板试验、踏车试验，又称为分级运动试验、递增负荷运动试验。

(4)运动试验方法

1)活动平板试验　运动强度以 MET 值表示，MET 值的大小取决于活动平板试验速度和坡度的组合。Bruce 方案为应用最早、最广泛的运动方法。主要通过增加速度和坡度来增加运动强度和负荷(表 3-18)。

表 3-18　活动平板改良 Bruce 方案

分级	速度(km/h)	坡度(%)	时间(min)	代谢当量(METs)
0	2.7	0	3	1.7
1/2	2.7	5	3	2.9
1	2.7	10	3	4.7
2	4.0	12	3	7.1
3	5.5	14	3	10.2
4	6.8	16	3	13.5
5	8.0	18	3	17.3
6	8.9	20	3	20.4
7	9.7	22	3	23.8

坡度 1° = 1.75%

2)踏车运动试验　运动强度以功率表示，单位为瓦特(W)或千克·米/分[(kg·m)/min]。1 W = 6.12(kg·m)/min(kg 为运动阻力单位；m/min 表示每分钟功率自行车转动距离)。运动负荷：男：300 kg/min 起始，每 3 min 增加 300 kg/min；女：200 kg/min起始，每 3 min 增加 300 kg/min。

3)手摇车试验　运动起始负荷为 150～200 kg/min，每级负荷增量 100～150 kg/min，持续时间 3～6 min。

4)等长收缩试验　常用最大收缩力的 30%～50% 作为运动强度，持续收缩 2～3 min。一般采用握力试验，还可采用定滑车重量法，即通过一个滑轮将重力引向受试者的手和腿，受试者进行抗阻屈肘和伸膝，并始终保持关节角度不变。受试的重力可以从 2.5 kg开始，每级持续 2～3 min，负荷增加 2.5 kg，直至受试者不能继续保持关节活动范围为止。

5)简易运动实验　适用于体力较弱无法进行活动平板或踏车运动试验的患者，包括定时运动法和固定距离法。①定时运动法：患者尽力行走 6 min，计算所走的距离，距离越长，说明体力活动能力越好；②固定距离法：固定距离，如 30 m，计算完成该距离的时间。

(5)运动试验结果及其意义

1)心率　正常人运动负荷每增加1 MET,心率增加8～12次/min。运动中反应性心率过慢见于窦房结功能减退、严重左心室功能不全和严重多支血管病变的冠心病患者。心率过快分为窦性心动过速和异位心动过速,如运动中窦性心率增加过快,提示体力活动能力较差;异位心动过速主要是在室上性和房性心动过速,少数是室性心动过速,提示应限制患者的体力活动。

2)血压　运动负荷每增加1 MET,收缩压相应增高5～12 mmHg,舒张压改变相对较小,250/120 mmHg为上限。运动中收缩压越高,心源性猝死的概率越低。运动中舒张压升高,超过安静水平时的15 mmHg以上,甚至超过120 mmHg,常见于严重冠心病。运动中收缩压不升高和升高不超过130 mmHg,或血压下降,甚至低于安静水平时,提示冠状动脉多支病变;如果这些情况与ST段等其他指标同时出现,则提示严重心肌缺血引起左室功能障碍及心脏收缩储备能力差。诱发血压下降的其他疾病,包括心肌病、心律失常、血管反应、左心流出道阻塞、抗高血压药物应用、贫血、长时间剧烈运动等。出现异常低血压反应的工作负荷量越低,则说明病情越重。

3)每搏量和心排血量　运动时每搏量逐渐增加,心排血量也逐渐增加,最高可达安静时的2倍左右。但达到40%～50%最大吸氧量时,每搏量不再增加,此后心排血量增加主要依靠心率加快。心排血量最大值可达安静时的4～5倍。但是运动肌的血流需求量高于心排血量的增加,因此需要进行血流再分配,以确保运动组织和重要脏器的血液供应。

4)心率-收缩压乘积　是反映心肌耗氧量和运动强度的重要指标,其数值一般用10^{-2}表达。运动中心率-收缩压乘积越高,冠状血管储备越好,心率-收缩压乘积越低,提示病情严重。康复训练后,心率-收缩压乘积额定的条件下运动时间和强度增高,说明心血管及运动系统效率提高,相对减轻血管负担,因此患者可以耐受更大的运动负荷。

5)心电图ST段改变　正常ST段应该始终保持在基线。运动中ST段出现偏移为异常反应,包括ST段上抬和下移。ST段上抬:有Q波的ST段上抬提示室壁瘤或室壁运动障碍,见于50%的前壁心肌梗死和15%的下壁心肌梗死患者;无Q波的ST段上抬提示严重近段冠脉的病变或痉挛和严重的穿壁性心肌缺血。ST段正常化是指安静时有ST段下移,在运动中下移程度反而减轻,甚至消失,这种情况见于严重冠心病或正常人。引起ST段改变的其他心脏情况还有:心肌病、左心肥厚、二尖瓣脱垂、洋地黄作用、室内传导阻滞、预激综合征、室上性心动过速;非心脏情况包括:严重主动脉狭窄、严重高血压、贫血、低血压、葡萄糖负荷、过度通气、严重容量负荷过重等。

6)心脏传导障碍　窦性停搏,如见于运动后即刻,多为严重缺血性心脏病患者;预激综合征(WPW),如在运动中消失的预激综合征预后较好(约占50%);束支传导阻滞,运动可诱发频率依赖性左、右束支传导阻滞及双束支传导阻滞。如在心率低于120次/min时发生可能与冠心病有关;心率高于125次/min时发生的病理意义不大。心室内传导阻滞可见于运动前,运动中可加重甚至消失。

7)运动性心律失常　运动性心律失常的原因与交感神经兴奋性增高和心肌需要量增加有关。利尿剂和洋地黄制剂可使运动中发生心律失常;冠心病患者心肌缺血也可诱发心律失常。室性期前收缩是运动中最常见的心律失常,其次是室上性心律失常和并行心率。运动中和运动后一过性窦性心律失常和良性游走心率也较常见。运动诱发短阵房颤和房扑低于1%,可见于健康人或风湿性心脏病、甲亢、预激综合征、心肌病患者。单独出现的运动诱发性室上性心律失常与冠心病无关,而与肺部疾患、近期饮酒和咖啡有关。窦性停搏,偶见于运动后即刻,多为严重缺血性心脏病患者。

8)症状　正常人在亚极量运动试验中应无症状。极量运动实验时,可有疲劳、下肢无力、气急并伴有轻度眩晕、恶心和皮肤湿冷,这些症状如发生在亚极量运动时则视为异常。胸痛、发绀、极度呼吸困难,发生在任何时期均属异常。在发生心绞痛的同时不一定有ST段的下移。ST段的改变可以在心绞痛前、后或同时发生。对于运动诱发不典型心绞痛的患者,可以选择另一方案重复运动试验,观察患者是否在同等RPP的情况下诱发症状。由于冠心病患者的心肌缺血阈值比较恒定,所以如果症状确实是心肌缺血所致,就应该在同等RPP情况下出现症状。

9)药物对实验结果的影响　许多药物对心电运动试验的结果有影响,解释结果时应充分考虑。

10)主观疲劳程度分级　主观疲劳程度分级(RPE)是由Borg提出,故又称Borg自觉疲劳分级量(表3-19),是根据运动过程中自我感觉疲劳程度来衡量相对运动水平的半定量指标,在康复界广泛应用,确定合理运动强度的最好办法是RPE和靶心率两种方法结合。评估的基本原则:将最轻微用力定义为6分,将最大和衰竭性运动定义为20分。分值的设计与正常心率反应相关,将分值乘以10即为运动时的正常心率反应。

表3-19　Borg自觉疲劳分级量表

RPE	主观运动感觉特征	相应心率(次/min)
6	(安静)	60
7	非常轻松	70
8		80
9	很轻松	90
10		100
11	轻松	110
12		120
13	稍费力(稍累)	130
14		140
15	费力(累)	150
16		160
17	很费力(很累)	170
18		180
19	非常费力(非常累)	190
20		200

(二)肺功能评定

呼吸的生理功能是进行气体交换,从外环境中摄取氧并排出二氧化碳。肺循环和肺泡之间的气体交换称为外呼吸,其包括肺与外环境之间进行气体交换的通气功能和肺泡内的气体与肺毛细血管之间进行气体交换的换气功能。体循环和组织细胞之间的气体交换称为内呼吸,细胞代谢所需的氧和所产生的二氧化碳靠心脏的驱动、由血液携带在体循环毛细血管和肺循环毛细血管之间运输。肺功能评定可以了解呼吸功能障碍的类型和严重程度,动态观察患者的呼吸功能状况,指导患者进行呼吸功能训练,对临床康复具有重要的价值。

1.呼吸困难分级

呼吸困难是患者主观上感觉吸气不足、呼吸费力,客观上表现为呼吸频率、节律和深度的改变。严重时可出现张口呼吸、鼻翼扇动、端坐呼吸,甚至发绀,是呼吸衰竭的主要临床症状之一。根据患者在体力活动中气促的程度可对呼吸困难进行分级(表3-20)。

表3-20 呼吸困难分级

分级	判断标准
0	活动如正常人,对日常生活无影响,无气短
1	一般活动较正常人容易出现气短
2	较快行走、登楼或上坡时气短
3	走路100 m以内即有气短
4	讲话、穿衣等轻微活动时气短
5	安静时就出现气短,不能平卧

2.肺容积与肺容量测定

(1)肺容积

1)潮气量(tidal volume,TC) 为1次平静呼吸,进出肺内的气量。正常成人约500 mL。

2)深吸气量(inspiratory capacity,IC) 为平静呼气末尽力吸气所吸入的最大气量,即潮气容积加补吸气容积。正常男性约2 600 mL,女性约1 900 mL。

3)补呼气量(expiratory reserve volume,ERV) 为平静呼气末再用力呼气所呼出的气量。正常男性约910 mL,女性约560 mL。

4)肺活量(vital capacity,VC) 肺活量为潮气量、补吸气量和补呼气量之和。正常男性约3 470 mL,女性约2 440 mL。

5)功能残气量(functional residual capacity,FRC)及残气量(residual volume,RV) 功能残气量及残气量分别是平静呼气后和最大深呼气后残留在肺内的气量。正常FRC在男性约(2 270±809)mL,女性约(1 858±552)mL,正常RV在男性约(1 380±631)mL,女性约(1 301±486)mL。

6)肺容(总)量　指肺所能容纳的最大容量,是肺活量和残气量之和。正常成年男性约为500 mL,女性约为3 500 mL。肺总量增加见于阻塞性肺疾病,如肺气肿等,肺总量减少见于限制性肺疾患,如弥漫性肺间质性纤维化。

3.通气功能测定

(1)每分通气量(minute ventilation volume,VE)　是指每分钟出入肺的气量,等于潮气容积×呼吸频率/min。正常男性每分静息通气量约(6 663±200)mL,女性约(4 217±160)mL。

(2)最大通气量(maximal voluntary,MVV)　是以最快呼吸频率和最大呼吸幅度呼吸1 min的通气量。正常男性约(104±2.71)L,女性约(82.5±2.17)L,实测值占预计值的百分比低于70%为异常。

(3)用力肺活量(forced vital capacity,FVC)　又称时间肺活量,是深吸气后以最大用力、最快速度所能呼出的气量。

(4)肺泡通气量(alveolar ventilation,VA)　是指单位时间每分钟进入呼吸性细支气及肺泡的气量,只有这部分气量才能参与气体交换。正常人潮气量约为500 mL,其中在呼吸性细支气管以上气道中的气量不参与气体交换,称解剖无效腔即死腔气,约150 mL。

4.运动气体代谢测定

运动气体代谢测定是通过呼吸气分析,推算体内气体代谢情况的一种检测方法。

(1)摄氧量(oxygen uptake,VO_2)　又称耗氧量、吸氧量,是指机体所摄取或消耗的氧量,是反映机体能量消耗和运动强度的指标,也反映机体摄取、利用氧的能力。

(2)最大摄氧量(maximal oxygen uptake,VO_2max)　又称最大耗氧量、最大吸氧量或最大有氧能力,是指运动强度达到最大时机体所摄取并供组织细胞消耗的最大氧量,是综合反应心肺功能状况和最大有氧运动能力的最好生理指标。正常人最大摄氧量取决于心排出量和动静脉氧分压差,即VO_2=心排出量×(动脉氧分压-静脉氧分压),受心肺功能、血管功能、血液携氧能力和肌肉细胞有氧代谢能力的影响。

(3)代谢当量(metabolic equivalent,MET)　是一种表示相对能量代谢水平和运动强度的重要指标。健康成年人坐位安静状态下耗氧量为3.5 mL/(kg・min),将此定为1MET,根据其他活动时的耗氧量/(kg・min)可推算出其相应的METs值。不同的人在从事相同的活动时其METs值基本相等。METs值可用于表示运动强度、制订个体化运动处方、指导日常生活和职业活动、判定最大运动能力和心功能水平等。

(4)无氧阈(anaerobic threshold,AT)　指人体在逐级递增负荷运动中,有氧代谢已不能满足运动肌肉的能量需求,开始大量动用无氧代谢供能的临界点。此时,血乳酸含量、肺通气量、二氧化碳排出量急剧增加。无氧阈是测定有氧代谢能力的重要指标,无氧阈值越高,机体的有氧供能能力越强。无氧阈测定通常采用有创的乳酸无氧阈(乳酸阈)和无创的通气无氧阈(通气阈)测定法。

七、其他常见问题评定

(一)吞咽功能评定

吞咽(swallowing)是指食物经咀嚼而形成的食团,由口腔经咽和食管入胃的整个过程。吞咽障碍是指由于下颌、双唇、舌、软腭、咽喉、食管括约肌或食管的结构和(或)功能受损,不能安全有效地把食物正常送到胃内的一个过程。吞咽障碍是一种常见的症状,脑卒中的患者中吞咽障碍的发生率高达30%～50%,约10%的患者不能自行缓解,需要进行专门的康复治疗。

1. 临床分期

(1)口腔期障碍　表现为口唇闭锁困难、流涎、口中漏食;口腔感觉障碍、咀嚼肌和舌肌运动障碍;牙齿缺损;食团的形成和输送困难、吞咽后口腔有食物残留;构音障碍等。

(2)咽喉期障碍　表现为误吸或吸入,可见食物从鼻腔反流和呛咳;发生湿性嘶哑,系食物和液体侵入喉头前庭所致。

(3)食管期障碍　由于食管平滑肌蠕动障碍或痉挛,食物沿食管向下输送困难,胸部堵塞感;由于环状咽肌、食管或胃括约肌失迟缓,食物反流。

2. 评定方法

(1)反复唾液吞咽测试　患者取坐位或半卧位,检查者将示指横放在患者的甲状软骨和舌骨之间,嘱患者做吞咽动作,喉头上举越过示指后复位,即判定完成一次吞咽反射。吞咽障碍者第一次动作能顺利完成,但接下来会出现困难或者喉头不能完全上举就下降。高龄患者30 s内能完成3次即可。

(2)洼田饮水试验　嘱患者饮温水30 mL,观察所需时间及呛咳情况。1级为正常;2级为可疑;3～5级为吞咽障碍(表3-21)。

表3-21　洼田饮水试验

分级	判断标准
1	5 s内1次饮完,无呛咳及停顿
2	1次饮完但超过5 s;或分2次饮完,无呛咳及停顿
3	能1次饮完,有呛咳
4	分2次以上饮完,有呛咳
5	呛咳多次发生,全部饮完有困难

(3)仪器检查　可以显示吞咽的解剖生理情况及过程,包括以下几种。①吞咽造影检查:在食物中加入适量的造影剂,X射线透视下观察吞咽全过程,是否有通过困难及吸入发生。该检查是判断吞咽障碍的金标准。②吞咽视频内镜检查:将内镜经由一侧鼻孔抵达口咽部,直视舌、软腭、咽和喉的解剖结构和功能。③超声波检查:通过放置在颏下的超声波探头,观察舌、软腭的运动、食团的运送、咽腔食物的残留情况以及声带的内转

运动等。④表面肌电图检查:具有直接、无创伤的优点,同时还能利用其肌电生物反馈功能进行吞咽活动训练。⑤吞咽压检查:通过环周压力感受器定量分析吞咽时咽部内压,判断括约肌的开放、阻力和咽推进力。

(二)神经源性膀胱评定

神经源性膀胱是指控制排尿功能的中枢神经系统或周围神经受到损害而引起的膀胱尿道功能障碍,尿失禁和(或)尿潴留是其临床常见症状。神经源性膀胱是康复医学中常见的合并症之一,会导致泌尿系感染、结石、尿液反流上尿路积水等并发症,严重者会导致肾功能衰竭。因此,及时发现和判断神经源性膀胱的类型,对减少患者并发症的发生、延长预期寿命和提高生存质量有积极意义。神经源性膀胱的评定包括病史采集、体格检查、实验室检查、影像学检查、简易膀胱容量和压力测定等方法。

1. 病史采集

(1)现病史、既往史、用药史及治疗情况等。

(2)患者一般状况。

(3)泌尿生殖系统及其他相关系统症状等。

(4)饮水及排尿等生活习惯。

(5)心理-精神-社会状况。

2. 体格检查

包括一般状况检查、泌尿生殖系统检查、神经反射检查等。

3. 实验室检查

包括血常规、尿常规、细菌培养、血尿素氮、血肌酐等,了解是否存在尿路感染等,反映肾功能状况。

4. 影像学检查

泌尿系统超声检查、X 射线检查、CT 检查、磁共振尿路造影等。

5. 膀胱残余尿测定

指排尿后立即导尿或用 B 超检查测定膀胱内残余的尿量,可以了解膀胱排尿功能及判断下尿路梗阻程度。正常女性残余尿量一般少于 50 mL,正常男性一般少于 20 mL。

6. 简易膀胱容量和压力测定

是判断患者膀胱容量大小和压力变化情况的技术,操作简单、方便,可用于对膀胱功能的动态监测。它是根据压力量表的原理,将与大气压相通的压力管与膀胱相通,膀胱内压力随储量的改变通过水柱波动来显示。简易膀胱容量和压力测定监测指标包括膀胱感觉、膀胱顺应性、膀胱压力及容量等。

7. 尿流动力学检查

是借助流体力学及电生理、神经生理学的原理和方法,对泌尿道输送、储存和排泄等功能进行动态观察,从而了解尿路排送尿液的功能和机制,以及排尿功能障碍性疾病的病理生理学变化,有助于诊断及治疗神经源膀胱。尿流动力学检查主要监测膀胱储尿期容积压力变化、尿流率、尿道压力分布、膀胱和尿道有关肌肉电生理活动与神经生理情况等。

8. 症状评估

(1)排尿日记　由患者在家里或在工作中自行完成,可以评估在患者所习惯的环境中下尿路功能的严重程度,被广泛用于诊断下尿路疾病。通过填写排尿日记,患者在诊断过程中能成为积极的参与者,也可以借助日记对一些功能性病症进行自我纠正。

(2)尿垫试验　通过尿垫称重使漏尿量化,从而评估尿失禁程度。目前最常用的是1 h和24 h尿垫试验,可用于评估治疗前尿失禁患者的情况与治疗后效果的随访。

(3)症状评分　不同患者排尿障碍的表现、伴随症状和病因不同,为了客观评估排尿功能障碍的严重程度及治疗效果,建议采用症状评分,常使用各种量表,如国际尿失禁咨询委员会尿失禁问卷等。

(三)神经源性肠道评定

神经源性肠道是指支配肠道的中枢或周围神经结构受损或功能紊乱导致的排便功能障碍。常见于脊髓损伤、脑卒中、脑外伤、脑肿瘤、多发性硬化、糖尿病等疾病,多表现为大便失禁和(或)大便排空困难。神经源性肠道导致的一系列问题,影响了患者的饮食、活动、精神心理及社会交往,同时也降低了患者的生存质量。对神经源性肠道进行评定,有助于了解引起排便障碍的原因、排便障碍类型、并发症以及对患者的生理、心理、社会交往造成的影响,从而为制订康复计划提供依据。评定内容包括病史采集、临床检查及辅助检查等。

1. 病史采集

(1)现病史、既往史、用药史及治疗情况等。

(2)患者一般状况。

(3)其他相关症状等。

(4)排便及饮食等生活习惯。

(5)心理-精神-社会状况。

2. 体格检查

(1)精神状态　了解患者的意识及精神状态,评估认知能力、语言表达能力等。

(2)腹部检查　进行腹部触诊、叩诊和听诊,检查是否存在腹部膨隆、肿物、肠胀气和肠鸣音改变等。

(3)运动感觉功能检查　评估患者的肌力、肌张力及感觉功能,脊髓损伤患者应确定受损的运动平面、感觉平面和残损程度等。

(4)反射检查　有助于神经系统病损的定位。常用的是球海绵体反射、提睾反射和肛门皮肤反射。

(5)肛门直肠检查　包括视诊、肛门指诊和相关反射的检查。

3. 实验室及影像学检查

(1)粪便分析　检查粪便的量、颜色、性状、气味等。通过检查粪便中的白细胞、红细胞、巨噬细胞、肠黏膜上皮细胞等了解有无局部炎症和出血。

(2)排粪造影　在X射线下模拟生理性排便活动,动态观察肛门直肠的功能和解剖结构变化,主要用于肛门直肠疾病诊断。

(3)纤维结肠镜　排除大肠器质性疾病,如对神经源性肠道进行评价和治疗之前必须排除肿瘤、炎症等器质性疾病。

4. 其他辅助检查

(1)便秘得分　要求患者回答制订的问题,计算所得答案的累积得分,得分越高说明便秘的程度越严重。这种方法可用来检验康复护理的效果。

(2)自我观察日记　患者记录每日的活动、饮食、大便情况、应用泻剂及其他药物情况等,以便对治疗前后进行对比、分析,并指导合理饮食及用药。

(3)直肠动力学检查　通过测定肛肠压力可以了解肛管直肠内的压力以及结肠运动,有利于疾病的诊断。

(4)盐水灌肠试验　了解直肠对液体控制情况,客观地评估大便失禁的程度、肛门外括约肌的肌力、外括约肌失控出现的时间等。

(5)结肠传输试验　客观反映结肠内容物推进的速度,从而判断是否存在结肠传输减慢而引起的便秘。

(6)盆底肌电图检查　了解肛门内括约肌、肛门外括约肌和耻骨直肠肌的功能,区分肌肉功能的异常是神经源性损害、肌源性损害还是混合性损害。

(四)生存质量评定

生存质量(quality of life,QOL)又称为生活质量、生命质量,是个人根据自身所处的文化和价值体系,对于自身生存状态的主观感受,这种感受充分考虑了其目标、期望、标准及所关心的各种事物,同时受到个人身体健康、心理状态、个人信仰、社会关系和所处环境的综合影响。生存质量的评定应该包括躯体功能、心理功能、自理能力、社会关系、生活环境、宗教信仰与精神寄托6个方面内容,常采用标准化的量表进行评价。

1. 世界卫生组织生存质量评定量表

世界卫生组织生存质量评定量表是WHO于1993年编制的一套用于测量个体与健康相关的普适性生存质量量表,包括WHOQOL-100和WHOQOL-BREF。WHOQOL-100内容包括生理、心理、独立性、社会关系、环境和精神或宗教信仰等6个领域,共24个方面100个条目。WHOQOL-BREF包括生理、心理、社会关系和环境4个领域,共有29个条目。

2. SF-36健康调查简表(the MOS item short from health survey,SF-36)

SF-36健康调查简表是在1988年Stewart研制的医疗结局研究量表(medical outcomes study-short from,MOS SF)的基础上,由美国波士顿健康研究发展而来,具有短小、易于操作的特征,被广泛应用于生命质量测定、临床试验效果评价、卫生政策评估等。量表包括36个问题,8个维度:躯体功能(physical functioning,PF)、躯体角色(role limitations due to physical health,RP)、躯体疼痛(bodily pain,BP)、总体健康(general health perceptions,GH)、生命活力(vitality,VT)、社会功能(social functioning,SF)、情感角色(role limitations due to emotional problems,RE)、精神健康(mental health,MH)。

3. 健康生存质量量表(quality of well-being scale,QWB)

健康生存质量量表由Kaplan于1967年提出,项目覆盖日常生活活动、走动或行动、躯体性功能活动、社会功能活动等方面，比较全面，其指标定义清晰明确、权重较合理。

4. 生活满意度量表(satisfaction with life scale，SWLS)

量表包括 5 个条目，对生活的满意程度分为 7 级，分别从完全不同意到完全同意，中间有各个程度轻重不一的判断。SWLS 简单易行，能较敏感地反映生存情况的改变。

小　结

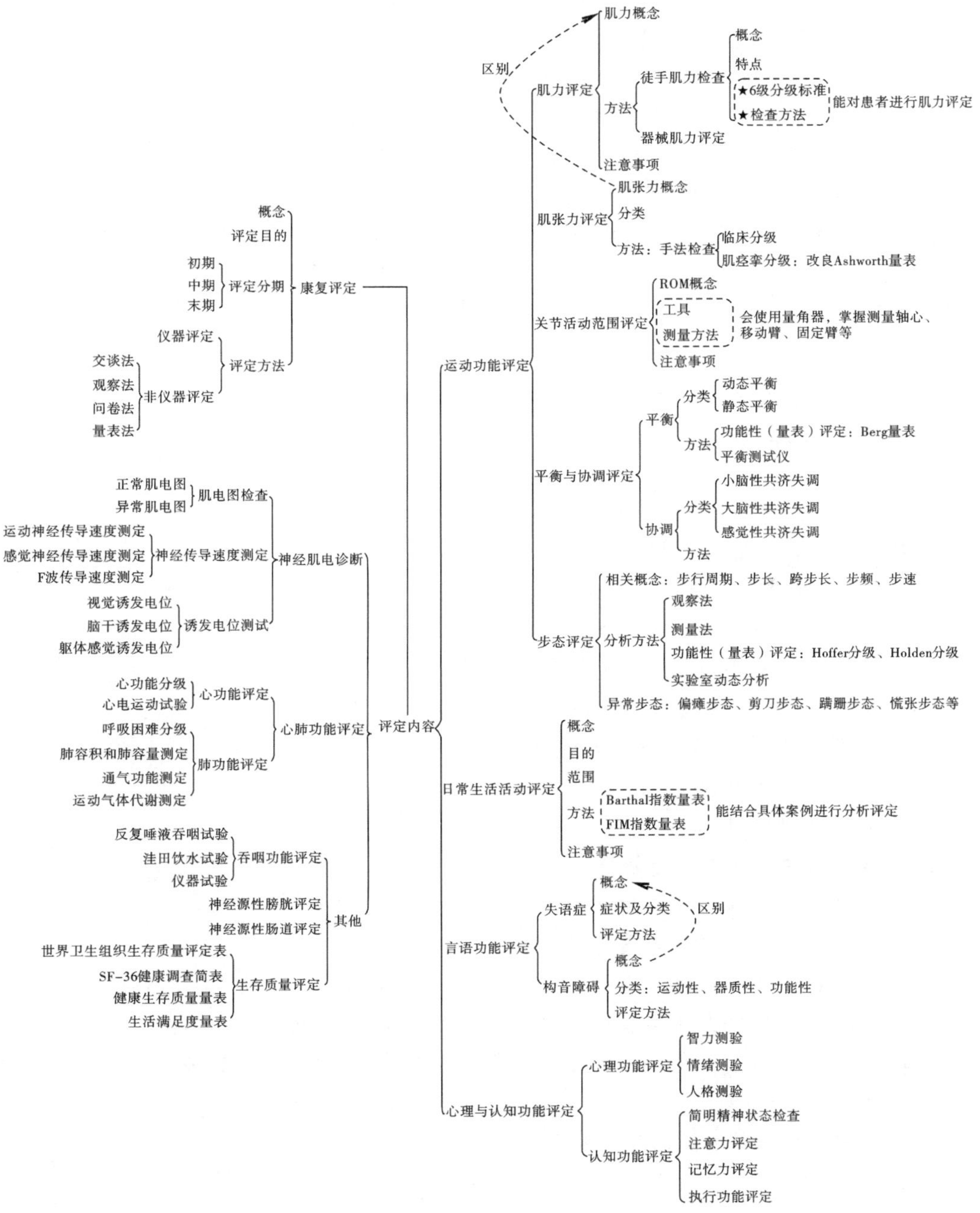

练习题

一、名词解释

1. 康复评定　2. 肌力　3. ROM　4. ADL　5. 失语症

二、选择题

1. 测定肘关节的屈、伸时，关于通用量角器放置位置，下列哪项正确　(　　)
   A. 轴心：鹰嘴；固定臂：前臂纵轴；移动臂：桡骨纵轴
   B. 轴心：肱骨外上髁；固定臂：肱骨纵轴；移动臂：桡骨纵轴
   C. 轴心：肱骨外上髁；固定臂：桡骨纵轴；移动臂：肱骨纵轴
   D. 轴心：鹰嘴；固定臂：肱骨纵轴；移动臂：桡骨纵轴
   E. 轴心：肱骨外上髁；固定臂：腋中线；移动臂：桡骨纵轴
2. 髋关节屈伸活动范围测量中，测角计轴心放置位置为　(　　)
   A. 髂前上棘　　B. 髌骨下端
   C. 股骨大转子　　D. 股骨外踝
   E. 耻骨联合
3. 斜方肌肌力达2级时表现为　(　　)
   A. 侧卧，托住头部时可仰头
   B. 俯卧，抬头时触及斜方肌活动
   C. 俯卧，能抬头但不能抗阻
   D. 俯卧，能抬头抗中等阻力
   E. 俯卧，抬头时能抗加于枕部的较大阻力
4. 关于协调的描述哪一项除外　(　　)
   A. 人体产生的平滑、准确、有控制的运动能力
   B. 包括按照一定的方向和节奏
   C. 以笨拙的、不平衡的和不准确的运动为特点
   D. 适当的力量和速度
   E. 达到准确的目标
5. 医学范畴内的动态平衡是指　(　　)
   A. 机体恢复原有平衡或建立新平衡的过程
   B. 人体所处的一种姿势或稳定状态
   C. 能支撑身体并能运动的能力
   D. 使人体能保持身体某些部位的稳定，同时有选择地运动身体的其他部位
   E. 身体所处的一种姿势在运动或受到外力作用时，能自动调整并维持姿势的一种能力
6. 脑性瘫痪患者常出现的异常步态是　(　　)
   A. 剪刀步态　　B. 短促步
   C. 慌张步态　　D. 偏瘫步态

E. 斜肩步

7.2 个代谢当量的耗氧量数值为 ( )

A. 3.5 mL/(kg · min) B. 7.0 mL/(kg · min)

C. 10.5 mL/(kg · min) D. 14.0 mL/(kg · min)

E. 17.5 mL/(kg · min)

8. 健康状况调查问卷(SF-36)的内容不包括 ( )

A. 躯体功能、躯体角色、躯体疼痛 B. 总体健康

C. 生命活力、社会功能 D. 情绪角色、精神健康

E. 与周围环境的关系

(9~11 题共用题干)

患者,女,脊髓不完全性损伤后3个月,损伤平面 T_{10},可独自借助拐杖上下一层楼。

9. 该患者用 Barthel 指数评估,上下楼梯项评分为多少分 ( )

A. 20 分 B. 15 分

C. 10 分 D. 5 分

E. 0 分

10. 该患者用 FIM 指数评估,上下楼梯项评分为多少分 ( )

A. 7 分 B. 6 分

C. 5 分 D. 4 分

E. 3 分

11. 该患者用 Barthel 指数评估,总分为 70 分,说明患者的 ADL 自理能力为 ( )

A. 独立完成 ADL

B. 基本能完成 ADL

C. 需要帮助才能完成 ADL

D. 需要很大帮助才能完成 ADL

E. 完全需要帮助才能完成 ADL

三、简答题

1. 简述徒手肌力分级标准。

2. 列举平衡功能的分类及评定方法。

3. 林某,男,53 岁。患者 4 h 前无明显诱因下出现左侧肢体麻木无力,不能站立,口角歪斜,口齿不清,伴头痛、头晕、恶心,遂入院。患者既往高血压病史 8 年,糖尿病史 5 年,无传染病史,无药物过敏史,神志清醒,可在一人少量搀扶下完成床椅转移,能配合检查及治疗。生命体征:T 36.3 ℃、P 80 次/min、R 17 次/min、BP 160/90 mmHg。头颅 MRI 示右侧额叶、颞叶、顶叶叶基底节区大面积急性脑梗死,提示右侧大脑中动脉供血区梗死。

(1) 如何评定患者的运动功能和言语功能?

(2) 用 Barthal 指数和 FIM 指数对患者的床椅转移项目进行评估。

(3) 患者康复治疗 1 个月后,可在一人监护下完成床椅转移。用 Barthal 指数和 FIM 指数再分别评分,比较治疗前后变化,哪个指数更灵敏?

(河南医学高等专科学校 郑艳楠)

第四章

常用康复治疗技术

学习目标

【知识目标】

学生能够理解和解释物理疗法、作业疗法、言语治疗的概念及内容,并能够实施物理疗法、作业疗法的操作方法。能够说出康复工程及传统疗法的内容。

【能力目标】

学生根据患者的不同疾病情况对患者实施具体的物理疗法、作业疗法及言语治疗等的方法。

【素质目标】

学生运用所学的知识为患者提供有效的康复治疗技术,并能够阅读和了解康复治疗技术的新进展。

第一节 运动治疗及护理

【引导案例】

您是低头族吗?您会因为长期保持错误姿势而出现颈椎问题吗?如果您经常感觉颈肩部肌肉紧张、头部沉重疼痛、头转动时有声响,甚至出现上肢麻木,这些都是颈椎病的征兆,需要您调整姿势,保持身体良好的姿态,除此以外,您还需要通过自我运动性治疗训练和自我物理因子治疗预防和改善颈椎病。

请问:可以选用哪些运动治疗的方法呢?

一、概述

1. 定义

通过徒手或借助器械,以运动学、生物力学和神经发育学为基础,以作用力和反作用力为主要治疗因子,达到恢复或改善躯体、生理、心理和精神功能障碍的治疗方法称为运动治疗。

2. 治疗作用　改善运动组织(肌肉、骨骼、关节、韧带等)的血液循环和代谢能力;改善关节活动范围、放松肌肉、纠正躯体畸形、止痛;提高肌力、耐力、心肺功能和平衡协调能力;提高神经-肌肉运动控制能力等。

3. 特点　运动疗法与一般体育运动和临床其他治疗方法不同,主要有以下特点。

(1)着眼于功能　主要解决患者运动功能障碍的问题,以达到改善关节活动度、增强肌力、耐力,改善平衡协调能力,提高整体运动功能的目的。

(2)积极参与　在患者的运动治疗过程中,需要患者积极参与,局部治疗和全身治疗相结合,使躯体功能状况和心理情绪等方面得到改善与提高。

(3)简便易行　方法主要为功能锻炼。简单易学,但运动的方式、方法必须符合功能解剖与力学原则,才能获得满意效果。

4. 基本原则

(1)针对性　严格按照康复治疗方案,因人因病,目的明确,重点突出。

(2)渐进性　运动强度由小到大,运动时间由短到长,运动动作由易到难,休息次数由多到少,动作组合从简到繁。还应根据患者的病情变化和功能情况随时报告康复医生,便于调整方案。

(3)持久性　运动疗法特别是主动运动,具有良好的效应积累以及远期作用。因此,需要鼓励患者长期坚持。

(4)整体性　在功能训练中,应该兼顾局部和全身。

(5)安全性　护理过程中应密切观察患者反应,不论采取什么方式的运动疗法都应以保证患者安全为前提。应指导患者正确的训练方法及如何调控运动量,避免因方法或运动量不当造成损伤或加重病情。

5. 基本种类

包括被动运动、辅助-主动运动、主动运动、抗阻运动、牵伸运动等。运动疗法的内容丰富,主要包括关节活动范围训练、肌力增强训练、协调性训练、平衡功能训练、呼吸训练、步行训练等。

二、关节活动范围训练

1. 概述

关节活动范围(range of motion,ROM)练习是指采取主动或被动运动的方法,以预防和改善关节活动受限,恢复关节活动功能的运动治疗技术。包括患者的被动运动、主动助力运动和主动运动3种。

2. 基本方法

(1)被动运动　是指在患者完全不用力的情况下,借助外力来完成关节活动范围训练的方法,外力主要来自于治疗师、患者健肢以及各种康复训练器械。持续被动活动(continuous passive motion,CPM)是相对间断活动而言,即在一定时间内、不间断地重复进行患者耐受的被动关节活动范围训练。

本疗法在术后可立即用于患肢,术后当天可根据情况在20°~30°内活动,以后可视病情改善程度每日或每次训练时对活动度进行调整，逐步增大活动范围。禁忌证：各种原因所致的关节不稳、骨折未愈合又未做内固定、骨关节肿瘤、全身状况极差、病情不稳定等。若运动破坏愈合过程、造成该部位新的损伤、导致疼痛、炎症等症状加重时，训练也应禁忌。

1）徒手被动运动　对于因伤病而暂时不能活动的关节应尽早进行被动 ROM 训练。操作要在关节活动的各个方向进行，范围应尽可能大，动作缓慢，忌暴力。

2）关节松动术　主要包括两种类型的运动。①被动振动运动，即在关节运动范围内的任何位置，每分钟进行 2～3 次的小幅度或大幅度的振动；②持续牵拉，在关节的活动范围终末端，牵拉并进行轻微幅度的振动。手法分级范围随着关节可动范围的大小而变化，当关节活动范围减少时，分级范围相应减小，当治疗后关节活动范围改善时，分级范围也相应增大。

适应证：任何由力学因素（非神经性）引起的关节功能障碍，可逆性关节活动范围降低，由功能性关节制动引起关节内及周围组织粘连而造成的关节僵硬，关节活动范围受限等；脱位关节或关节内组织错乱的复位等。禁忌证：关节活动过度、外伤或疾病引起的关节肿胀、关节急性炎症、恶性疾病、严重骨质疏松、关节不稳定、关节骨折未愈合、急性神经根炎症或压迫、椎动脉供血不足。

澳大利亚麦特兰德的关节松动技术 4 级分法比较完善，应用较广泛（图 4－1）。

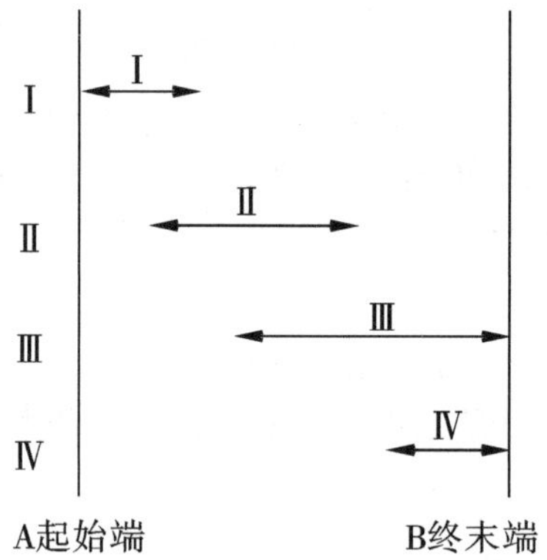

图 4－1　关节松动术分级

A～B：关节活动允许范围

Ⅰ级：治疗者在关节活动的起始端，小范围、节律性地来回推动关节。

Ⅱ级：治疗者在关节活动允许范围内，大范围、节律性地来回推动关节，但不接触关节活动的起始端和终末端。

Ⅲ级：治疗者在关节活动范围内，大范围、节律性地来回推动关节，每次均接触到关节活动的终末端，并能感觉到关节周围软组织的紧张。

Ⅳ级：治疗者在关节活动的终末端，小范围、节律性地来回推动关节，每次均接触到关节的终末端，并能感觉到关节周围软组织的紧张。

其中，Ⅰ、Ⅱ级适用于治疗因疼痛引起的关节活动受限；Ⅲ级适用于治疗关节疼痛并伴有僵硬;Ⅳ级适用于治疗关节因周围组织粘连、挛缩而引起的关节活动受限。

3)关节功能牵引　是指利用持续一定时间、一定重量的牵引,以牵伸挛缩或粘连的纤维组织,从而有效地恢复关节活动度的治疗方法。根据牵引力量来源、牵伸方式和持续时间,可把牵伸分为手法牵引、机械装置被动牵引和自我牵引。

4)持续性被动活动　是利用适用于相应关节的专门机械,使关节进行长时间的、持续缓慢被动运动的治疗方法。主要用于手术肢体在术后能进行早期、持续性、无疼痛范围内的被动活动,缓解疼痛,改善关节活动范围,防止粘连和关节僵硬,促进关节周围软组织血液循环和损伤软组织的修复,消除手术和制动带来的并发症。

(2)主动助力运动　是指患者在外力的辅助下主动收缩肌肉来完成关节活动的运动训练,助力可由治疗师、患者健肢、各种康复器械(如棍棒、滑轮和绳索装置等)以及引力或水的浮力提供。适用于可进行主动肌肉收缩但肌力相对较弱,不能完成全关节活动范围的患者。禁忌证同被动关节活动训练。

(3)主动运动　是由患者主动用力完成关节活动的运动训练,通常与肌力训练同时进行。适用于可主动收缩肌肉且肌力大于3级的患者。通过主动关节活动范围训练达到改善和扩大关节活动范围,改善和恢复肌肉功能以及神经协调功能的目的。禁忌证同被动关节活动训练。

3.护理要点

①活动前后观察患者的一般情况,注意重要体征、皮温、颜色、关节活动范围的变化、有无疼痛等;②帮助患者做好治疗部位的准备,如局部创面的处理,矫形器、假肢的处置;③运动出现疼痛时,酌情调整运动范围并记录治疗效果,改进训练方法;④实施关节松动术及进行软组织牵伸前,应向患者进行宣教及实施心理护理,使患者做好治疗前的心理准备,待别是关节松动术实施中,可能会加重疼痛,实施后也会有一过性疼痛加重的现象,此时,酌情给予止痛药物,或给予局部物理治疗以缓解疼痛;⑤熟悉每一种疗法的适应证与禁忌证。

三、肌力增强训练

肌力是指肌肉收缩时能产生的最大力量,与肌肉收缩时的张力有关。肌力增加,心血管系统产生相应反应,肌肉耐力和爆发力也相应增加。

1.肌力训练基本原则

包括抗阻训练原则、渐进抗阻训练原则、超负荷原则、超量恢复原则。

(1)抗阻训练原则　训练中施加阻力是增强肌力的重要因素。当肌力在3级以上时,应考虑采用负重或抗阻训练,使收缩肌肉的张力水平增加,只有这样才能达到增强肌力的目的。

(2)渐进抗阻训练原则　肌肉收缩时抗阻有利于增加肌力。阻力的大小应根据患者现有状态、疼痛程度、体力水平而定,一般按渐进抗阻原则,主要应用于等张性训练。训练前先测某一肌群对抗最大阻力完成10次动作的重量(只能完成10次,无力完成第11次),这个量称为10RM(repeated maximum),以该极限量为基准,分成3组进行训练,分别为:10RM的1/2量、3/4量、全量,每组重复训练10次,各组之间少许休息。每天进行1

次或每周进行4～5次。每周训练结束时，重新测定1次10RM量，进行调整，至少坚持6周。

（3）超负荷原则　根据所训练肌肉的现有肌力水平，所给的负荷阻力应略高于现有的能力，但是应避免出现过度疲劳。过度疲劳的表现为运动速度减慢、运动幅度下降、肢体出现明显的不协调动作、肌力反而下降或主诉疲乏劳累，一旦出现上述症状，应立即停止训练，及时调整训练方案。

（4）超量恢复原则　是指肌肉或肌群经过适当的训练后，产生适度的疲劳。肌肉或肌群先经过疲劳恢复阶段，然后达到超量恢复阶段。在疲劳恢复阶段，训练过程中消耗的能源物质、收缩蛋白、酶蛋白恢复到运动前水平；在超量恢复阶段，这些物质继续上升并超过运动前水平，然后又逐渐降到运动前水平。因此，肌力增强训练应在前一次超量恢复阶段进行，以前一次超量恢复阶段的生理生化水平为起点，起到巩固和叠加超量恢复的作用，逐步实现肌肉形态的发展及功能的增强。

2. 肌力训练方法　增强肌力的训练方法很多，应根据肌肉现有肌力水平及患者病情的具体情况来选择不同的方法。

（1）按患者主动用力程度分类

1）被动运动　适用于0～1级肌力的患者。被动运动是指患者肌肉不收缩，肢体处于放松不用力状态，整个运动完全依靠外力作用来帮助完成。通常由治疗师徒手或使用电刺激施加，也可利用患者自身的健侧肢体自我完成。

训练原则：固定近端关节，活动远端关节；先近端后远端；先健侧后患侧，动作柔和、缓慢，无痛状态下进行；每日活动2～4次，每个关节活动3～6回。

2）主动助力运动　适用于2级肌力的患者。主动助力运动是指部分肌肉主动收缩、部分由治疗师辅助或借助器具帮助完成。助力运动是患者由被动运动向主动运动过度中的重要训练环节。包括徒手助力运动、悬吊助力运动和水浮力助力运动等。

训练原则：治疗师在训练过程中施力大小应根据患者肌力的增加而逐渐减少助力成分；训练时应注意肢体位置的准确，避免其他肌肉的代偿运动；训练时让患者的注意力集中到患肢上。

3）主动运动　适用于3级肌力的患者。主动运动是人体在完全不依靠外力辅助的情况下独立完成的运动。由患者自己进行运动，治疗师给以适当的指导和必要的监督。

训练原则：要使主要训练的肌肉置于抗重力位，其运动的速度、次数、间隔时间，均需根据患者的具体情况进行；运动要求轻松平稳，先做简单动作，后做复杂动作。

4）抗阻运动　适用于4级及5级肌力的患者。抗阻运动是对运动中肢体施加的一定量的阻力进行的运动。常用的抗阻运动方法有抗阻等长训练、抗阻等张训练及抗阻等速训练。常用弹力带、弹簧、沙袋、杠铃、哑铃、重锤等器械来作为抗阻负重物。

训练原则：施阻力前应先测试患者的肌力；阻力应施予关节的远端；所施阻力应按照从小到大、再由大到小的要求进行（即运动开始阶段与结束阶段的阻力要小）。

（2）按肌肉收缩方式分类

1）等张收缩训练　肌肉收缩时，肌肉长度有变化而肌张力不变，产生关节运动（图4-2）。分为向心性收缩和离心性收缩。根据患者的肌力和功能的需要，可将阻力施加在肌肉拉长或缩短时。

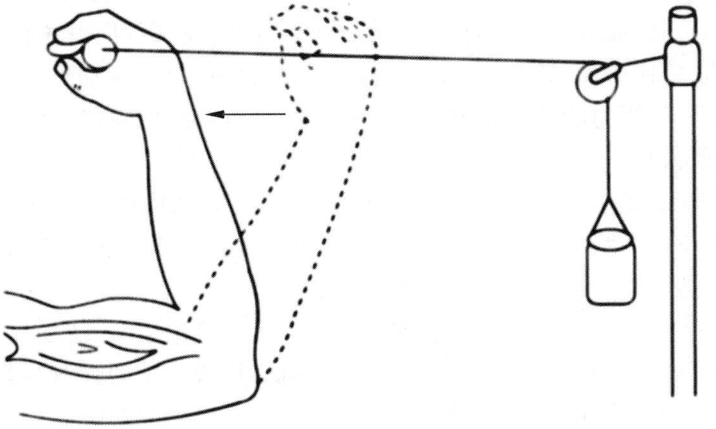

图 4-2　肱二头肌的等张收缩

2）等长收缩训练　肌肉收缩时，肌张力增加而肌肉长度不变，不发生关节运动，但肌张力明显增高（图 4-3）。在运动中，等长收缩训练是增强肌力的有效方法，特别适用于关节疼痛和关节不允许活动的情况下进行肌力增强训练，以延缓和减轻肌肉失用性萎缩。

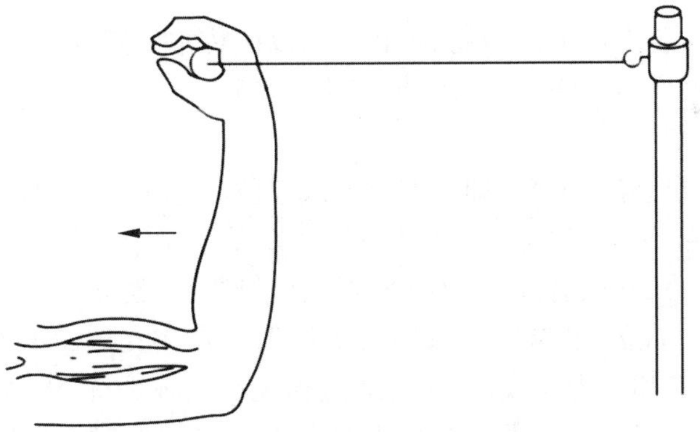

图 4-3　肱二头肌的等长收缩

3）等速训练　也称为等动训练，该训练需要在专门的等速训练仪上进行。由仪器限定了肌肉收缩时肢体的运动速度，根据运动过程中肌力大小变化调节外加阻力。主要特点是受训肢体在运动全过程中始终保持相等的角速度（单位时间移动的角度度数），而阻力是变化的，在整个运动过程中只有肌肉张力和力矩输出增加。

3. 护理要点

（1）讲解训练目的和方法　鼓励患者积极配合，放松紧张情绪。

（2）合理选择训练方法　训练前应先评估训练部位的关节活动范围和肌力情况，根据评估结果选择训练方法。

（3）合理选择训练阻力　所加阻力是否得当是肌力训练的关键因素之一。阻力通常加在需要增强肌力的肌肉远端附着部位，如增加三角肌前部的肌纤维的力量时，阻力应加在肱骨远端。每次施加的阻力应平稳、持续一定时间，而非跳动性。若患者不能完成全范围关节运动、加阻力的部位出现疼痛、肌肉出现震颤或出现代偿性运动时应改变施加阻力的部位或大小。

（4）防止过分疲劳和疼痛　肌力训练后出现很短时间内的疼痛和肌肉疲劳是正常的，所有疼痛及不舒适状况应在 3 h 内消除。若训练后第二天仍感疲劳和疼痛，则说明运动强度过大，应适当减少运动时间和调整运动量。

（5）注意心血管反应　肌肉大强度的收缩，尤其是等长运动，特别是抗较大阻力时，可有明显的心率和血压升高反应。故有高血压、冠心病或其他心血管疾病者应避免中等以上强度等长运动训练，避免过分用力或屏气。

（6）正确掌握运动量和训练节奏　在训练中遵循超负荷原则和肌肉疲劳度原则，使训练效果最大化。一般每天训练 1 ~ 2 次，每次 20 ~ 30 min，可分组练习，中间休息 1 ~ 2 min。

（7）避免代偿运动　肌肉由于疲劳、瘫痪、疼痛而衰弱时，患者会用任何可能的方式去完成所要求的动作。为了避免训练中的代偿运动，须采用适当的阻力完成训练。

四、平衡训练

平衡训练是指改善人体平衡功能的训练，用以锻炼本体感受器、刺激姿势反射，适用于治疗神经系统或前庭器官病变所致的平衡功能障碍。

1. 训练内容

训练内容主要包括静态平衡（即在安静坐或立位状态下能以单侧及双侧负重而保持平衡）及动态平衡（包括自动动态、他动动态平衡以及动作中平衡）。静态平衡训练的大致顺序为：前臂支撑俯卧位、前臂支撑俯卧跪位、前倾跪位、跪坐位、半跪位、坐位、站立位（扶平行杠站立、独自站立、单腿站立）；动态平衡训练是在支撑面由大到小、重心由低到高的各种体位，逐步施加外力完成，具体可通过摇晃平衡板训练、大球或滚筒上训练以及通过平衡仪进行训练；自动动态平衡指患者自己取坐或立位时，自己改变重心的平衡功能；他动动态平衡指患者在外力破坏其平衡的作用下，仍能恢复平衡。

2. 护理要点

①训练时要求患者放松、消除紧张及恐惧心理。②医护人员要时刻注意患者的安全，预防跌倒，避免造成患者再次损伤和增加心理负担。③注意观察患者反应，避免训练疲劳。

五、协调性训练

协调功能主要是协调各组肌群的收缩与放松。协调性训练是以发展神经肌肉运动控制协调能力为目的的训练，常用于神经系统和运动系统疾病的患者。它是利用残存部分的感觉系统以视觉、听觉和触觉来管理随意运动，其本质在于集中注意力，进行反复正确的练习。协调性障碍包括深感觉性、小脑性、前庭迷路性及大脑性的运动失调、帕金森病及由于不随意运动所致的协调性障碍。

1. 训练方法

要适合患者现有功能水平，上肢着重训练动作的准确性、节奏性与反应的速度，下肢着重训练正确的步态。训练顺序是：先易后难，先卧位、再在坐位、立位、步行中进行训练；先单个肢体、一侧肢体（多先做健侧或残疾较轻的一侧），再双侧肢体同时运动；先做双侧对称性运动，再做不对称性运动；先缓慢，后快速；先睁眼做，再闭眼做。

2. 护理要点

可指导患者利用一些生活动作来辅助强化协调动作，例如可采用作业疗法、竞赛等趣味性方法进行训练；操练时切忌过分用力，以避免兴奋扩散，因为兴奋扩散往往会加重不协调；所有训练要在可动范围内进行，医护人员要时刻注意保护患者，避免再次受伤和增加心理负担。

六、步行训练

因伤病损害而造成步行障碍者为主要训练对象，如偏瘫、截瘫、截肢及下肢损伤或术后的患者等。

1. 步行训练前必需的训练和准备

关节活动范围（ROM）训练；健侧及上肢肌力的维持和增强；耐力训练；平衡及协调训练；下肢承重练习；合理选用辅助用具包括矫形器、助行器、拐杖、手杖和轮椅等。

2. 步行基本动作训练

通常利用平行杠、拐杖、手杖在训练室中进行。其顺序为：平行杠内步行—平行杠内持杖步行—杠外持杖步行—弃杖步行—应用性步行（复杂步训练）。

3. 步行训练护理要点

提供必要保护，以免跌倒；掌握训练时机，不可急于求成。如偏瘫患者在平衡、负重、下肢分离动作训练未完成时不可过早进入步行训练，以免造成误用综合征；凡患者能完成的动作，应鼓励患者自己完成，不要辅助过多，以免影响以后的康复训练进程。

七、牵引疗法

1. 概述

牵引（traction）是应用作用力和反作用力的原理，将一对方向相反的力量作用于脊柱或四肢关节，达到分离关节面、牵拉周围软组织和改变骨结构之间角度或列线等目的的一种康复治疗方法。根据治疗部位，分为颈椎牵引、腰椎牵引和四肢牵引等。牵引技术是应用力学中作用力和反作用力的原理，通过手法、自身体重、器械，对身体某一部位或关节施行的牵引、拉伸技术。主要目的是改善或恢复关节周围软组织的伸展性，降低肌张力，增加或恢复关节的活动范围，防止发生不可逆的组织挛缩。通常结合按摩、医疗体操、热疗进行。

2. 基本方法

根据牵引力量来源分为手法牵引、机械牵引和电动牵引；根据治疗部位分为颈椎牵引、腰椎牵引及四肢关节牵引；根据牵引时患者体位分为坐位牵引和卧位牵引；根据牵引持续时间分为持续牵引和间歇牵引。

手法牵引将患者肢体摆放于方便操作的合适体位，治疗者对紧张、挛缩的组织或活动受限的关节施加手法牵拉，根据患部具体情况控制牵引的力量、方向、速度和持续时间。一般而言，牵拉力量应达到患者有明显的酸胀感，但不产生过分的疼痛的程度，牵拉方向应与肌肉紧张或挛缩的方向相反，速度缓慢平稳，持续 20 ~ 30 min，重复操作 3 ~ 5 次。

机械装置牵引利用牵引装置、滑轮系统或系列夹板对患部进行小强度、较长时间牵拉以作用于缩短组织的一种牵引方法。如颈椎牵引、腰椎牵引和四肢关节牵引。

自我牵拉利用自身重量作为牵拉力量，或利用某特定动作对肢体产生牵拉作用，由患者自己完成的一种软组织伸展性训练。也可利用滑轮、沙袋、墙拉力器的辅助。

3. 护理

（1）评估患者　牵拉前先评估患者，做好解释。

（2）准备工作　保持患者在舒适、放松、便于操作的体位。

（3）降低发生损伤　避免过度牵拉已长时间制动或不活动的组织、肿胀的组织或肌力软弱的肌肉。牵伸局部可先用热疗，如蜡疗、红外线照射、热洗等，或给予一般手法放松，有助于组织的放松，降低发生损伤的可能性。

第二节　物理因子治疗及护理

【引导案例】

患者，男，50 岁，脑卒中后 2 个月，右肢偏瘫，右上肢屈肌痉挛，右下肢伸肌痉挛，右侧偏身感觉减退。

请问：为改善痉挛应该为患者在什么部位调制哪种电疗法？

一、电疗法及护理

（一）直流电药物离子导入疗法及护理

直流电药物离子导入疗法是通过直流电场的作用将药物离子导入机体来治疗疾病，也可采用各种单向低频脉冲电流或经过整流的半波中频电流。根据直流电场内电荷“同性相斥，异性相吸”的原理，将能在水中电离的药物经皮肤汗腺管口、皮脂腺管口、毛孔或黏膜、伤口上皮细胞间隙的途径导入机体。

1. 治疗作用

促进局部小血管扩张、改善血液循环,反射性调节异常的冠状动脉舒缩功能;对神经系统功能有明显的影响:镇静和兴奋作用;直流电阴极有促进伤口肉芽组织生长,软化瘢痕,松解粘连和促进消散等作用,而阳极有脱水作用,可减轻组织水肿和渗出;治疗静脉血栓:促进静脉血栓溶解的退缩作用;促进骨折愈合;治疗癌症:利用直流电电极下产生的强酸和强碱杀死癌细胞。

2. 临床应用

(1)适应证　神经炎、神经损伤、慢性溃疡、伤口和窦道、瘢痕粘连、角膜混浊、虹膜睫状体炎、高血压和冠心病等。

(2)禁忌证　恶性肿瘤(电化学疗法时除外)、高热、意识障碍、出血倾向、孕妇腰腹部、急性化脓性炎症、急性湿疹、局部皮肤破损、局部金属异物、心脏起搏器及其周围、对直流电过敏者。

3. 护理

(1)治疗前做好说明解释,查看治疗局部是否清洁,有无破损等。

(2)仔细询问患者过敏史,明确导入药物离子极性,阳离子从阳极导入,阴离子从阴极导入。

(3)导入易致过敏的药物前需做过敏试验,过敏者不能导入,导入药剂应现用现配。

(4)衬垫要清洗干净,并分别消毒,单独使用,以免有“寄生”离子(与治疗无关离子)竞争导入。

(5)药物离子导入时,应按无菌操作进行,除衬垫要消毒外,电极片需用75%乙醇浸泡,以免交叉感染。

(6)做^{131}I检查前20 d,不能做碘离子导入。

(二)低频脉冲电疗法及护理

应用频率1 000 Hz以下的脉冲电流作用于人体治疗疾病的方法。常用的低频电疗法有:感应电疗法、经皮神经电刺激疗法(TENS)、神经肌肉电刺激疗法(neuromuscular electrical stimulation,NES)、功能性电刺激疗法(functional electrical stimulation,FES)。

1. 作用与用途

兴奋神经肌肉组织;促进局部血液循环和代谢;镇痛,特别用于软组织损伤疼痛。

2. 临床应用

(1)适应证　TENS可用于各种疼痛,例如偏头痛、幻肢痛、关节痛、术后切口痛等;NES可用于肌痉挛疼痛等,神经失用症、各种原因所致的失用性肌萎缩、肌腱移植术后、姿势性肌肉软弱等;FES可用于减轻痉挛,加速协调运动和随意活动控制能力恢复,适用于治疗中枢性麻痹的患者,包括脑瘫、偏瘫、截瘫、四肢瘫,还包括痉挛型、弛缓型、共济失调型等患者。

(2)禁忌证　出血倾向疾病、恶性肿瘤、局部金属植入物者、意识不清等。

3. 护理

(1)治疗前做好解释说明,解除患者焦虑。

(2)帮助患者做好治疗部位的准备。

(3)治疗部位如有创伤,或遇其他有创检查(局部穿刺、注射、封闭等)之后 24 h 内应停止该项治疗。

(4)治疗前必须确认患者没有安装心脏起搏器等体内植入物,注意孕妇腰腹部的保护。

(5)掌握相应操作方法、治疗时间、适应证和禁忌证等。

(6)治疗期间注意观察患者反应。如有头痛、头晕、胸闷等症状,应及时调整电流或停止治疗。

(7)治疗结束后做好衬垫、电极片的清洁消毒。

(三)中频电疗法及护理

中频电疗法是指应用频率为 1～100 kHz 的电流治疗疾病的方法。临床常用的有音频电疗法、干扰电疗法和调制中频电疗法 3 种。与低频电流相比,中频电流具有以下特点:无电解作用,对皮肤刺激小;降低组织电阻,增加作用深度;对机体组织兴奋作用较差。

1. 治疗作用

(1)电疗局部疼痛阈明显增高,临床上有良好的镇痛作用。

(2)可使皮肤温度升高,小动脉和毛细血管扩张,促进局部血液循环。

(3)兴奋骨骼肌。

2. 临床应用

(1)适应证　各类软组织扭挫伤疼痛、关节痛、神经痛等,瘢痕、肠粘连、注射后硬结等。

(2)禁忌证　急性炎症、出血性疾病、恶性肿瘤、局部金属异物、心脏起搏器、心区、孕妇下腹部、对电流不能耐受等。

3. 护理

(1)明确治疗的作用、解释说明,取得患者配合。

(2)选择适宜的电极、衬垫;电极和夹子不可接触皮肤,以免灼伤皮肤。

(3)治疗期间注意观察患者反应,应及时调整电流强度或停止治疗。

(4)治疗结束后,做好电极、衬垫的清洁消毒。

(四)高频电疗法及护理

高频电疗法是指应用频率高于 100 kHz 的交流电流作用于人体治疗疾病的方法。临床上常用的高频电疗有超短波疗法和微波疗法。高频电流具有的特性:①对神经肌肉无兴奋作用;②产生热作用明显;③治疗时电极可以离开皮肤;④无电解作用;⑤不引起神经肌肉组织兴奋性变化。

1. 治疗作用

中小剂量的高频电作用人体时,产生温热与非温热效应两种。

(1)温热效应的治疗作用

1)镇痛:对神经性、痉挛性、张力性、缺血性疼痛均有良好的治疗作用。

2)改善血液循环,改善组织血供。

3)消炎:中小剂量高频电可使血管扩张,血液循环改善,减轻肿胀,加快炎性产物的排出,以及提高网状内皮系统的功能而起到消炎功效。

4)降低肌肉张力,缓解痉挛。

5)加速组织生长修复。

6)提高机体免疫力。

(2)非温热效应的治疗作用

1)消散急性炎症。

2)加速神经、肉芽组织再生。

3)提高神经系统兴奋性。

2. 临床应用

(1)适应证　采用中、小剂量的高频电流可治疗各种特异或非特异性慢性、亚急性或急性炎症等。

(2)禁忌证　恶性肿瘤(中小剂量)、妊娠、有出血倾向、高热、心肺功能衰竭、装有心脏起搏器、体内有金属异物、颅内压增高、活动性肺结核等。妇女经期血量多时应暂停治疗。

3. 护理

(1)治疗前向患者介绍电疗的治疗作用及注意事项,消除患者疑虑。

(2)治疗区及邻近部位不应有金属物品,治疗时必须用木制床、椅;取下患者身上的金属物如手表、钥匙等。

(3)治疗前要检查治疗部位皮肤有无破损,如有创伤或遇其他有创检查(局部穿刺、注射、封闭等)术前 1 ~2 d 和当日,不宜进行。

(4)治疗时一般无须脱衣服,注意保持治疗部位干燥。如治疗部位伤口有渗出者,应先处理伤口后,再行治疗。

(5)治疗所用两电缆不能交叉也不能打圈,以免引起短路。

(6)发热患者,当天体温超过 38 ℃者,应停止治疗。

(7)治疗中注意特殊部位的保护,如睾丸、卵巢、眼区等敏感部位。

二、光疗法及护理

光疗法(light therapy)是利用日光辐射或人工光源防治疾病和促进机体康复的方法。光疗法可分为红外线疗法、可见光疗法、紫外线疗法和激光疗法等。

(一)红外线疗法及护理

红外线是波长为 760 nm ~400 μm 的一段光谱,因光谱位于可见光的红光之外而得名。应用红外线照射人体治疗疾病的方法,称为红外线疗法(infrared therapy)。

1. 治疗作用

红外线治疗作用的基础是温热效应。

(1)改善局部血液循环　加速化学反应,使血管扩张,血流加速。

(2)促进局部炎症消退　加快代谢产物和病理产物的消除,渗出物的吸收,消除肿胀。

(3)缓解痉挛及镇痛　降低感觉神经的兴奋性,肌张力下降,肌肉松弛。

(4)改善免疫功能　增强吞噬功能和血管壁的通透性,使细胞活动旺盛,代谢加强,细胞的再生和修复过程加快。

2. 临床应用

(1)适应证　软组织扭挫伤恢复期、肌纤维组织炎、关节炎、神经痛、软组织炎症感染吸收期、伤口愈合迟缓、慢性溃疡、压疮、烧伤、冻伤、肌痉挛、关节纤维性挛缩等。

(2)禁忌证　恶性肿瘤、高热、急性化脓性炎症、急性扭伤早期、出血倾向、活动性结核、局部感觉或循环障碍者慎用。

3. 护理

(1)治疗前向患者说明,介绍红外线光疗的治疗过程,消除患者紧张情绪。

(2)告知患者治疗期间不能随意移动患部,以免烫伤。医护人员应随时询问患者感受,观察局部反应。

(3)注意眼睛的保护,红外线可引起眼部的损害如畏光、视力模糊,严重者可致白内障和视网膜损伤,应避免对眼睛直接照射。在对颜面和周围做治疗时,可用浸湿的纱布遮盖眼睛或患者戴有色防护眼睛。

(4)避免用于急性损伤,对于急性创伤,需待 24 ~ 48 h 后局部渗出和出血停止后方可做小剂量红外线照射。

(5)防止发生烫伤,对肢体有循环障碍和陈旧性瘢痕植皮术后,用红外线照射时应注意患处有无循环不良,照射过量可出现水疱,感觉障碍区照射时应特别注意,以免发生烫伤。如治疗不慎局部出现水疱时,应及时处理和停止照射。

(二)紫外线疗法及护理

利用电磁波谱中波长在 180 ~ 400 nm 的紫外光线治疗疾病的方法,称为紫外线疗法。因光谱位于紫光之外而得名。常分为三段:长波紫外线(波长为 320 ~ 400 nm);中波紫外线(波长为 280 ~ 320 nm);短波紫外线(波长为 180 ~ 280 nm)。紫外线治疗一般分为全身照射法、局部照射法、体腔照射法及多孔照射法。

1. 治疗作用

(1)促进局部血液循环　紫外线照射后,红斑反应区的血管扩张,血液循环加快。

(2)杀菌、消炎　紫外线的抗炎作用主要通过杀菌、改善病灶的血循环及增强机体免疫功能来实现的。

(3)加速组织再生　小剂量紫外线照射可加速核酸合成和细胞分裂从而促进组织再生。

(4)镇痛　紫外线照射可使局部疼痛阈值上升,具有显著镇痛作用。

(5)脱敏　多次小剂量紫外线照射,可使组织产生组胺,转而刺激细胞产生组胺酶,分解血液中过量的组胺而脱敏。

(6)防治佝偻病和软骨病　全身无红斑量紫外线照射，可使体内7-脱氢胆固醇变为维生素 D_3，促进肠道、肾小管对钙的吸收和重吸收，并促使钙沉积至骨骼。

(7)促进伤口愈合　小剂量紫外线照射可以促进肉芽组织及上皮的生长，加速伤口愈合；大剂量则抑制或杀死细胞，促进坏死组织脱落，控制感染，有利于伤口愈合。

(8)加强免疫功能　紫外线无红斑照射可增强单核-巨噬细胞系统的功能，提高巨噬细胞活性以及使体液免疫成分含量增多，活性增强，以提高机体的特异和非特异性免疫功能。

2. 临床应用

(1)适应证　风湿性疼痛、骨质疏松症疼痛、急性神经痛、急性关节炎、皮肤、皮下急性化脓性感染、感染愈合不良伤口、佝偻病、软骨病、银屑病、白癜风、变态反应性疾病等。

(2)禁忌证　恶性肿瘤、心肝肾衰竭、出血倾向、活动性肺结核、急性湿疹、红斑性狼疮、光过敏性疾病、应用光敏药物者。

3. 护理

(1)保护眼睛：对于初次治疗者，应向其说明照射后的反应和注意事项；操作者与患者均应佩带护目镜，以免紫外线灼伤眼部。

(2)保护皮肤：操作者穿长袖衣、长裤，患者非照射部位应严密遮盖，以免超面积、超量紫外线照射；照射时灯管中心应与治疗部位皮肤垂直，距离50 cm。

(3)照射光源应对准治疗部位的中心，距离以最高部位为准，如头面部以鼻尖为准，女性胸部以乳头为准。

(4)照射后24 h内，被照射部位禁做热敷。

(5)灯管不能用手触摸，清洁灯管应在冷却后用95%的酒精棉球擦拭。

(三)激光疗法及护理

激光是受激辐射放大而产生的光，利用激光器发射的光治疗疾病的方法称为激光疗法(laser therapy)。它既具有一般光的反射、折射、干涉等物理特性，又具有相干性好、高单色性、高方向性、高亮度等特性。

1. 治疗作用

(1)生物刺激和调节作用　中小功率的激光照射具有消炎、镇痛、脱敏，止痒、收敛、消肿、促进肉芽生长、加速伤口、溃疡的愈合等作用。

(2)激光手术　利用一束细而准直的大能量激光束经聚焦后，焦点产生的高能、高温、高压的电磁场作用和烧灼作用，对病变组织进行切割、黏合、气化。

(3)激光治疗肿瘤　利用激光的高热和强光作用，使肿瘤组织破坏。

2. 临床应用

(1)适应证　低强度激光用于皮肤皮下组织炎症、伤口愈合不良、慢性溃疡、窦道、口腔溃疡、脱发、面肌痉挛、过敏性鼻炎、耳软骨膜炎、带状疱疹、肌纤维组织炎、关节炎、支气管炎、支气管哮喘、神经炎、神经痛、外阴白色病变、女性外阴瘙痒。

(2)禁忌证　恶性肿瘤(光敏治疗除外)、皮肤结核、活动性出血、心肺肾衰竭。

3. 护理

(1) 观察治疗部位皮肤情况，保持治疗部位清洁、干燥、无汗渍。

(2) 照射治疗时，操作者及患者均应佩带护目镜。

(3) 治疗中询问患者感受，适度调节灯头与皮肤距离，告知患者照射时不能移动，防止发生烫伤。

(4) 治疗过程中出现并发症，应及时对症处理。

(5) 治疗后做好伤口创面包扎及支具的固定，患者做好保暖，防止受凉。

三、磁疗法及护理

磁疗法(magneto therapy)是利用磁场治疗疾病的方法。磁场作用于人体，改变人体生物电流的分布，影响体内酶的活性与新陈代谢，从而影响人体各器官、组织的功能。

1. 治疗作用

(1) 镇痛作用　主要是通过降低末梢神经兴奋，改善微循环和组织代谢，增加疼痛物质的水解酶活性等。

(2) 镇静作用　加强大脑皮质的抑制过程，改善睡眠，调整自主神经功能，降低神经兴奋性，缓解肌肉痉挛等。

(3) 消炎、消肿作用　磁场可以使局部血管扩张，血液循环加速，改善局部营养，促进渗出的吸收及炎性产物的消除。

(4) 降压作用　主要通过作用于经络，调节神经功能，提高大脑皮质恢复对血管舒缩中枢的调节能力，使血压下降。

2. 临床应用

(1) 适应证　软组织扭挫伤、血肿、神经痛、关节炎、神经衰弱、高血压、颈椎病、肩周炎、面肌抽搐、乳腺小叶增生、颞颌关节炎、支气管炎、哮喘、视网膜炎、痛经等。

(2) 禁忌证　高热、出血倾向、孕妇、心力衰竭、极度虚弱、皮肤溃疡等。

3. 护理

(1) 磁针、磁片治疗中，注意患者治疗部位清洁干燥无汗渍，选择大小适宜的磁片。为防止磁场遭到破坏，磁片、磁头不得撞击、火烤。

(2) 磁片贴敷过程中，不宜对皮肤破溃、出血的局部直接贴敷，应隔有纱布。

(3) 磁化水治疗中应注意水温适宜以免引起患者不适。

(4) 注意有无头晕、恶心、嗜睡、心慌、皮疹、疱疹等不良反应。

四、超声波疗法及护理

超声波是指频率高于20 000 Hz以上，不能引起正常人听觉反应的机械振动波。将超声波作用于人体以达到治疗目的的方法，称为超声波疗法(ultrasound therapy)。

1. 治疗作用

超声波作用于人体，由于机械振动作用产生机械效应、热效应及空化效应，从而对人体产生一系列治疗作用。

(1)改善血液循环　提高细胞膜通透性,改善组织营养,促进渗出吸收。

(2)镇痛、解痉　神经兴奋性下降,传导速度减慢,肌肉组织兴奋性减低,因此能达到较好的镇痛、解痉作用。

(3)松解粘连,软化瘢痕　较大剂量的超声波可促进结缔组织分散。

(4)促进骨痂生长　小剂量超声波可促进骨骼生长,骨痂形成,加速骨折修复过程。

(5)对内脏器官的作用　中小剂量刺激胃肠蠕动和分泌功能,可用于治疗胃和十二指肠溃疡;作用于心前区可使冠脉扩张,解除血管痉挛,改善心肌供血。

2. 临床应用

(1)适应证　瘢痕、注射后硬结、扭伤、关节周围炎、肌肉血肿、骨膜炎、肩周炎、腱鞘炎、类风湿脊柱炎、坐骨神经痛等。

(2)禁忌证　急性化脓性炎症、严重心脏病、局部血液循环障碍、骨结核、椎弓切除后的脊髓部位、小儿骨骺部位、孕妇下腹部等禁用。头、眼、生殖器等部位慎用。常规剂量的超声波禁用于肿瘤。

3. 护理

(1)向患者介绍治疗作用及注意事项,取得患者配合。

(2)协助患者取舒适体位,暴露治疗部位。

(3)评估患者一般情况,检查治疗部位皮肤有无异常。

(4)治疗时声头必须通过接触剂紧密接触皮肤或浸入水中,方能调节输出,切忌声头空载与碰撞,以防损害晶体。

(5)水袋法与水下法治疗时,应采用温开水缓慢灌入,水中及皮肤上不得有气泡。

(6)进行胃肠治疗时,患者应饮温水 300 mL 左右,取坐位进行治疗。

(7)治疗过程中仪器导线不得卷曲或扭转,注意仪器和声头的散热,如有过热应暂停一段时间,再继续使用。

五、石蜡疗法及护理

利用加热溶解的石蜡作为导热体,将热能传至机体达到治疗作用的方法称为石蜡疗法(paraffin therapy)。医用石蜡为白色半透明无水的固体,无臭、无味,呈中性反应。

(一)治疗作用

1. 温热作用

石蜡的热容量大、导热性小、无热的对流特性,不含水分,冷却时放出大量热能,能松弛肌肉,改善血液循环,促进代谢,解除痉挛,减轻疼痛。

2. 机械性压迫作用

石蜡具有良好的可塑性和黏滞性。涂敷于体表时可紧贴皮肤,在冷却过程中,石蜡的体积逐渐缩小,对组织产生一种机械压迫作用,有利于水肿消散。

3. 润滑作用

石蜡具有油性,可增加皮肤的润滑性,软化瘢痕。

（二）临床应用

（1）适应证　软组织扭挫伤恢复期、肌纤维组织炎、慢性关节炎、肩关节周围炎、术后粘连、增生、坐骨神经痛、皮肤护理等。

（2）禁忌证　恶性肿瘤、高热、急性炎症、急性损伤、皮肤感染、结核、出向倾向、开放性伤口。

（三）护理

（1）向患者介绍治疗作用及注意事项，取得患者配合。

（2）患者取舒适体位，充分暴露治疗部位，治疗时不得任意活动治疗部位。

（3）评估患者一般情况，检查治疗部位皮肤有无异常。

（4）治疗部位要清洗干净，保持干燥，如有长毛发可涂凡士林或剃去。

（5）在皮肤感觉障碍、血液循环障碍等部位蜡疗时，蜡温应偏低，骨突部位可垫小块纱布，以防烫伤。

（6）治疗时随时观察患者反应及病情变化，如有异常及时处理。

（7）少数患者蜡疗后局部可能出现皮疹、瘙痒等过敏反应，应停止蜡疗并对症处理。

第三节　作业疗法及护理

【引导案例】

患者，男，52岁，2017年12月5日自觉言语不利。左侧肢体活动不利，进行性加重5 d门诊就诊，血压195/130 mmHg。头颅CT提示右侧基底节区梗死，入院治疗，住院期间病情加重，系统治疗后病情稳定，于2017年12月23日转入康复科，进一步康复治疗。

功能评定：左侧上肢肌力Ⅲ级，左侧肢体Brunnstrom分期Ⅳ级。主要功能障碍为左上肢分离运动不充分、稳定性差。ROM不完全。

请问：该患者有哪些作业治疗方案？

一、概述

作业治疗（occupational therapy，OT）是指通过有目的、有针对性地从日常生活活动、职业劳动、认知活动、娱乐休闲中选择的作业活动，指导患者进行训练，以恢复和改善其躯体、精神、社会等方面的功能为目的的一种治疗技术。

（一）作业治疗的作用

1. 改善认知功能

通过认知和感知作业的训练，用于调节患者神经系统功能，提高患者的定向力、记忆力、注意力和思维能力等。

2. 克服躯体功能障碍

通过改善躯体感觉和运动功能的作业训练，用于增强患者的肌力、耐力和关节活动范围，改善运动协调性与平衡能力，减轻疼痛，促进手精细活动功能恢复等。

3. 改善心理状态

通过作业活动可以在心理上增强患者的独立感，提高生活的自信心，调节情绪，培养兴趣爱好；增进患者的人际交往能力，培养患者参与社会和重返社会的意识。

4. 提高生活自理能力

通过生活自理能力及自助器具使用能力的训练，可提高患者自行活动能力和自我管理能力，为患者参与社会和重返社会打下基础。

（二）作业治疗的分类

随着康复医学的不断发展，作业治疗的分类方式也有多种：按作业治疗的名称分类，如木工作业、金工作业、电器作业、编制作业等；按作业治疗目的和作用分类，如用于减轻疼痛、增强肌力、改善关节活动度的作业等；按作业治疗对象分类，如儿童作业、老年人作业、精神与心理疾患作业等。

（1）维持基本日常生活的作业　如穿衣、进食、如厕、个人卫生、行走等。

（2）职业技能性作业　如缝纫、编织、刺绣、园艺、木工、陶器等活动。

（3）文娱与游戏性作业　如集邮、听音乐、看电视、下棋、弹琴、游戏等。

（4）康复辅助器具的使用训练　如矫形器、假肢、助行器、轮椅的使用训练。

二、常用方法

（一）日常生活活动训练

日常生活活动（activities of daily living，ADL）是每个人达到生活自理必须进行的基本活动。包括两个层次。

1. 基本日常生活活动

基本日常生活活动是最基本的生存活动技能。根据患者的具体情况，指导和训练患者一些日常生活活动技巧和方法。日常生活活动训练内容一般无须利用工具，如床上活动、轮椅转移、室内外行走；自我照顾训练如穿衣、进食、如厕、个人清洁；交流训练如阅读、写字、打电话。

2. 工具性日常生活活动

工具性日常生活活动是为患者更多解决问题能力的训练，大多使用工具，包括家务劳动如做饭、洗衣、打扫卫生；社会生活技巧如购物、使用公共交通工具；个人健康保健如就医、服药；安全意识如识别环境标记、对环境中危险因素的意识、打报警电话等；环境设施及工具的使用如打电话、水龙头、冰箱、微波炉、改造后的切菜板等。

（二）家务活动

具体方法有烹调配餐、清洁卫生、使用电器、购物、管理家庭经济及必要的社交活动。

（三）文娱与游戏活动训练

1. 成品创作训练

成品创作训练包括书画、手工艺、编制、园艺等作业，可分散和转移注意力，能够调节情绪，消除抑郁，增强患者内在的价值感和成就感。

2. 陶冶情操训练

陶冶情操训练包括欣赏音乐、戏剧、观看舞蹈、电视、演奏乐器等，可分散注意力，放松精神，改善不良情绪。

3. 增加乐趣与交往训练

增加乐趣与交往训练包括下棋、扑克、麻将、保龄球、羽毛球、跳绳等文体活动，有助于改善关节活动范围，增强肌力，增强上下肢的协调性，陶冶情操，密切与他人交往，达到在娱乐活动中治疗疾病、提高生活质量的目的。

（四）职业技能训练

职业技能训练是作业治疗师通过评定患者的身体功能状况后，为使患者重新工作专门设计的有目标的、个体化的职业技能训练活动，以真实的或模拟的工作活动作为手段，教给患者操作、指导患者掌握工作技巧，增强患者生存的意义和对自己的肯定，从而能够以积极的态度投入到新的生活和工作中。

1. 木工作业训练

木工作业训练较多，包括锯木、刨木、砂磨、锤钉、木刻及扭旋螺钉。具有代表性的有拉锯、推刨、锤钉 3 种。

2. 黏土作业训练

黏土作业训练包括调和黏土、黏土塑形以及着色等。可改善双上肢的协调性和肌力，改善肘、腕关节屈伸范围；黏土塑形作业可以增强腕手的肌力和手指的灵巧动作。

3. 编织刺绣训练

编织作业可加大上肢关节的活动范围，增强手眼协调性。刺绣作业可改善手眼协调性和手指的精细动作。

4. 缝纫作业训练

手摇缝纫可增大肩、肘、腕关节的屈伸范围；提高上肢肌力和手眼协调性。脚踏缝纫可加髋、膝、踝关节的屈伸范围；增强下肢肌力和手眼与上下肢的协调性。

5. 办公室作业训练

办公室作业训练包括书写、珠算、操作计算机、资料管理、电话通信等。可加大腕关节的活动；增强手指的灵活性和手眼协调性；增强记忆力注意力和社会的交往能力。

（五）康复辅助器具使用的训练

能够辅助残疾人代偿或减轻其失去的功能，改善其独立生活能力或能帮助他们适应环境的各种特制器具和用品，称为康复辅助器具。针对患者的功能障碍进行用具的选购、设计指导和使用训练，对恢复患者独立生活、适应工作和社会活动，发挥重要的康复作用。如对于需要穿戴假肢或矫形器者，其训练在于使患者熟练掌握穿戴方法和完成负重行走技巧；对使用拐杖、手杖及助行器者，需要参考患者的身高、臂长给予选购与使用指导等。

三、护理

（1）全面评估　进行作业治疗前要对患者进行全面评估，结合患者性别、职业、兴趣、年龄等综合评估结果，确定作业治疗的项目和强度，以达到预期治疗目的。

（2）取得合作　要在每个项目进行前，向患者及家属解释作业治疗的目的、治疗作用、治疗方法和注意事项，以取得家属配合和充分调动患者主动参与的积极性，以提高疗效。

（3）做好心理护理　在训练过程中，要注意观察和询问患者的精神状况及心理感受，发现患者出现顾虑、恐惧等各种不良心理反应时向心理治疗师反映，得到及时疏导和调节。

（4）保证安全　作业治疗时应充分考虑患者的能量消耗和安全性，以防发生意外。

（5）合理安排　合理安排治疗项目和时间，避免引起患者过度疲劳而影响治疗效果。

（6）注意观察　对接受多种康复治疗的患者，治疗后应观察和询问患者的精神状况及不良反应，如有不适及时反映并给予处理。

（7）持续治疗　作业治疗需长期坚持，直至患者恢复生活自理能力或劳动能力，回归社会。已出院的患者可在门诊作业治疗室或家中继续训练。

第四节　言语治疗及护理

【引导案例】

患者，男，45岁，因“突发失语1周”入院。患者精神状态尚可，理解能力差，无法进行简单言语交流。有言语启动困难，自发语为非流畅型，有明显找词困难。失语症标准检查提示患者口语听理解单词正答率30%，复述单词80%，句子复述不能完成，自发命名不能完成，文字朗读较差，文字阅读理解能力保留较好，书写抄写能力由于右手肢体功能受限完成较差，描写及听写句子部分有不同程度受损，不能完成计算。

请问：如何为该患者实施言语治疗方案？

一、概述

言语治疗（speech therapy，ST）又称言语矫治，是针对各种言语障碍进行矫治训练以改善其言语功能、提高交流能力的康复治疗。包括听、说、读、写的训练，恢复或改善构音功能，提高语言清晰度等语言治疗，必要时应用手法介入、辅助器具及替代方式。

（一）语言交流的基本要素

语言交流有两大基本要素：一是接受、理解词汇，即通过听觉、视觉和触觉等刺激将信息传至中枢，进行综合分析，整合处理；二是表达词汇，即做出反应，这个过程是将整合处理、组织好要表达的概念转化成输出信息，再通过发音器官构成合适的语言或通过书写、手势或表情表达。

（二）治疗原则

1. 早期开始

言语治疗开始的时间越早越好，在患者意识清楚、病情稳定、能够耐受集中训练30 min时就可以开始言语治疗。

2. 及时评定

治疗前应进行全面的言语功能评定。治疗过程中要定期评定以了解治疗效果，根据评定结果及时调整治疗方案。

3. 循序渐进

言语训练应由简单到复杂。治疗时间及内容的安排要适当，避免患者疲劳及出现过多的错误。

4. 及时反馈

要根据患者的反应适时调整训练内容和难易程度。

5. 主动参与

言语治疗是训练者与被训练者之间的双向交流，治疗时间漫长，治疗期间建立相互信任的医患关系、患者积极主动地参与是完成治疗的前提。

（三）治疗形式

1. “一对一”训练

“一对一”训练即一名治疗师对一名患者进行训练的方式。这种形式容易使患者注意力集中，情绪稳定，内容针对性强。训练开始时多采用这种方式。要求有一个安静、稳定的治疗环境。

2. 自主训练

自主训练患者经过“一对一”训练之后，充分理解了言语训练的方法和要求，具备了独立练习的基础；这时治疗师可将部分需要反复练习的内容让患者进行自主训练。内容由治疗师设计决定，治疗师定期检查。

3. 集体训练

集体训练的目的是逐步接近日常交流的真实情景，通过相互接触，能够使患者减少孤独，增强信心，学会将个人训练成果在实际生活中有效应用。治疗师可根据患者的不同情况编成小组，开展多项活动。

4. 家庭训练

家庭训练应将制订的治疗计划、评价方法介绍和示范给家属，并可通过观摩、阅读指导手册等方法教会家属训练技术，以便于患者能够由医院治疗过渡到家庭治疗，治疗时定期上门给予评估和指导。

二、常用方法

治疗前需要充分地安排训练计划、准备治疗用物，如录音机、录音带、呼吸训练器；镜子、秒表、压舌板和喉镜；字词卡、图片；动作画卡和情境画卡；各种评估表和评估用盒；与文字配套的实物等。临床上常见的言语障碍有失语症和构音障碍。

（一）失语症的治疗

1. 听理解训练

（1）语词听觉辨认　出示一定数量的实物、图片、字词卡片，由医护人员说出某词让患者指认。由单词的指认开始，逐渐增加难度。

（2）执行命令　出示一定数量的实物、图片，医护人员发出指令，让患者完成简单动作。如“把牙刷拿起来”。逐渐增加信息成分，使指令逐渐复杂。

（3）判断是非　让患者听完题后判断是否正确。

（4）记忆训练　让患者在一定的时间内记住一定数量的实物、图片，然后把实物和图片拿掉，间隔一定时间后，再让患者回忆刚才出示的实物和图片。如“把笔、帽子和牙刷拣出来”等，逐渐增加难度。

2. 阅读理解训练

（1）字词句理解训练　包括视觉认知训练（将一组图片摆在患者面前，让患者看过后进行图片与文字匹配）、听觉认知训练（将一组图片摆在患者面前，患者听治疗师读一个词后指出相应的字卡、图片）、语词理解训练（用句子卡片，让患者指出情景，进行语句与图画匹配）。

（2）短文理解训练　阅读短文后，在多选题中选出正确答案。

3. 口语表达训练

（1）复述训练　从单词水平开始，逐渐过渡到句子、短文。随着患者的个人能力增强，增加训练难度。对重症者可提示图片或文字卡，在要求复述时配以视觉刺激。

（2）选择回答　提出问题，让患者在多选题中找出正确答案并读出。

（3）命名训练　按照单词—短句—长句的顺序进行，给患者出示一组卡片或实物进行提问，让患者说出物品的名称如放一张有一支钢笔的图片在患者面前，问“这是什么”“它是做什么用的”等内容的反复训练。

（4）朗读训练　出示单词、句子、短文卡，让患者出声读出。如不能进行，由治疗师反复读给患者听，然后鼓励患者一起朗读，最后让其自己朗读。由慢速逐渐接近正常，每日坚持，以提高朗读的流畅性。

（5）旋律吟诵训练　鼓励引导患者唱出自己熟悉歌曲的旋律和歌词、诗歌。

（6）自发口语练习　将有关行为动作的画片让患者看后，用口语说明，描述图中的活动；或看情景让患者自由叙述；与患者进行谈话，让患者回答自身、家庭及日常生活中的问题等。逐渐增加句子的长度和复杂性，同时要注意进行声调和语调的训练。

4. 书写训练

书写训练包括抄写阶段、随意书写、默写阶段和自发书写阶段。通过抄写和听写单词、简单的短句到复杂的长句、短文，以及让患者看物品图片，写出单词；看动作图片，写叙述短句；看情景图片，写叙述文；最后到记日记和给朋友写信。目的是逐步使患者将语义与书写的词联系起来，达到有意义书写和自发书写的目的。

5. 实用交流能力训练

（1）PACE 技术　如将一叠图片正面向下扣于桌上，治疗师与患者交替摸取，不让对方看见自己手中图片的内容，然后双方运用各种表达方式如手势语、指物、绘画等将信息传递给对方，接收者通过重复确认、猜测、反复提问等方式进行适当反馈，以达到训练目的。

（2）手势语训练　手势语不单指手的动作，还应包括头及四肢的动作。训练可以从习惯用的手势语开始，如用点头、摇头表达是或不是等。

（3）交流板或交流手册的使用训练　适用于口语及书写交流都很困难，但有一定的文字及图画的认知能力的患者。通过患者指出字、图片、照片上的字或图来表明自己的意图。

（二）构音障碍的治疗

1. 松弛训练

目的是通过随意肌群的放松，降低非随意言语肌的紧张性，因此对痉挛型构音障碍较重要。包括肩颈头部肌、上肢、下肢、胸腹背肌放松。

（1）上肢肌肉放松训练　患者采取坐位，闭目，相关手握拳，双臂向前伸直举至肩水平使肌肉紧张 3 s，然后放松，重复数次。

（2）颈部肌肉放松训练　低头、头后仰、向左右侧屈以及旋转。

（3）胸腹背部放松训练　收腹吸气、放松，重复数次。

（4）下肢肌肉放松训练　伸膝位下做脚趾屈曲—放松，重复数次。

2. 呼吸训练

呼吸流的控制是正确发音的基础。

（1）上肢上举、摇摆，可改善呼吸功能。

（2）双上肢伸展吸气，放松呼气，可改善呼吸协调动作。

（3）进行吸气—屏气—呼气训练。

3. 口面与发音器官的训练

（1）本体感觉刺激训练　用长球棉棒按唇—上下牙龈前面—上下齿龈背侧—硬腭—软腭—舌—颊黏膜的顺序进行环形刺激。

（2）舌唇运动训练　唇地张开（发“啊”音）、前突（发“呜”音）、缩回裂开（发“衣”音）、紧闭唇—放松；舌的前伸、后缩、上抬、向两侧口角移动，舌尖沿上下齿龈做环形“清扫”动作等。可用压舌板增加阻力进行力量训练。

4. 发音训练

(1)发音启动训练　顺序是先训练发元音(o、a、u),然后发辅音,再将元音与辅音相结合。按单音节—双音节—单词—句子的顺序进行。

(2)减慢言语速度训练　治疗师或用节拍器轻拍桌子,由慢到快,患者随节拍发音可明显增加可理解度。但此方法不适合重症肌无力的患者。

(3)辨音训练　通过口述或放录音,分辨出错音,进行纠正。

(4)鼻音控制训练　鼻音过重是由于软腭、腭咽肌无力或不协调,将鼻音以外的音发成鼻音。如使用吸管在水杯中吹泡、吹气球、吹蜡烛、吹纸张等,可以引导气流通过口腔,减少鼻漏气,并可延长呼气时间。

(5)克服费力音的训练　此音是由于声带过分内收所致。治疗方法包括:让患者处在一种很轻的打哈欠状态时发声;颈部肌肉放松法:低头、头后仰、向左右侧屈以及旋转;咀嚼练习。

三、护理

(1)创造良好的训练环境　室内照明、温度、通风等适宜,安静、避免噪声,尽量减少对患者视觉和听觉的干扰,限制无关人员的进出,以免分散患者注意力,影响训练效果。

(2)沟通交流　向患者或家属介绍治疗项目的作用及注意事项,取得患者配合。

(3)准备训练用物　按治疗要求准备好治疗辅助用物,如咽部刺激冰棒等。

(4)合理安排治疗时间　特别注意患者的疲劳迹象,应及时调整时间和变换训练项目。对行动不便的患者做好治疗前后的接送工作。

(5)注意观察患者异常反应　训练前要了解患者原发病、合并症及可能出现的意外情况;训练时要注意其身体情况及其他治疗如运动疗法、作业疗法等情况。

第五节　康复工程

【引导案例】

患者,女,70 岁,脑性瘫痪,不能步行。功能性评估:双 T 肢肌力 I 级,上肢肌力Ⅳ级,肌张力低坐位平衡良好,日常生活部分能够自理。居住环境评估:卫生间的门较窄 75 cm,厕所旁无扶手,门口有台阶,出行不便。

请列出该患者适合配置的辅助器具种类。

康复工程(rehabilitation engineering)是一门医学与工程技术相结合的学科,是指运用工程技术的手段预防、代偿、监护、减轻或降低损伤、功能障碍、活动受限和参与限制,提高患者的生活质量和社会参与能力。随着科学技术的高速发展,信息技术、微电子技术、仿生技术、光机电一体化技术、基因技术、生物工程、医学工程等被大量地应用到康复医学中来,如截肢者可以也只能通过安装假肢重新获得肢体的运动功能,最大限度地满足生活自理的需要，回归家庭和社会。本部分内容主要介绍矫形器、助行器、假肢和轮椅、自助器。

一、矫形器

（一）概述

矫形器（orthosis）是指在人体生物力学的基础上，作用于躯干、四肢、踝足等部位的体外附加装置。由于需要矫形器的部位和作用差别很大，矫形器制作的针对性很强，需要根据患者的实际情况制定处方。矫形器具有稳定支持，固定保护，预防矫正畸形，减轻轴向承重，抑制站立、步行中的肌肉反射性痉挛，改进功能的基本功能。

（二）分类

矫形器分为固定式和功能性矫形器两大类。前者主要用于矫形和保护；后者主要是发挥残留肢体的功能。按照治疗部位分类：

1. 上肢矫形器

上肢矫形器包括肩关节矫形器、肘关节矫形器、腕关节矫形器和手部矫形器等，材料及工艺要求轻便灵活。使用目的在于为患上肢提供牵引力，控制异常活动，纠正畸形，扶持部分瘫痪肢体，完成精细动作及日常生活能力。

2. 下肢矫形器

下肢矫形器包括髋关节矫形器、膝关节矫形器、踝足矫形器等。下肢的功能是负重和行走，因此下肢矫形器的主要作用是减少负重，限制活动，替代肢体功能，维持下肢稳定性，改善站立和行走，预防及纠正畸形。

3. 脊柱矫形器

脊柱矫形器包括头颈部矫形器（HCO）、颈部矫形器（CO）、颈胸部矫形器（CTO）、颈胸腰骶部矫形器（CTLSO）、胸腰骶部矫形器（TLSO）及腰骶部矫形器（LSO）。脊柱的功能是支持躯干，保持姿势，因此脊柱矫形器的作用是固定躯干，矫正不良姿势，预防及纠正畸形。

（三）使用

1. 矫形器的康复处方

经康复治疗小组（包括康复医师、治疗师、假肢形器技师、护士等）讨论后，结合患者的病史、身体功能评估（包括生理、认知和心理功能）、辅助器具评估（种类、尺寸、配件及特别改制部分等）及环境评估，由康复医师负责书写矫形器康复处方。处方内容主要包括患者的基本信息、矫形器使用的目的、功能要求、品种、材料、尺寸、固定范围、体位、作用力的分布及使用时间等。

2. 矫形器佩带前后的功能训练

经康复治疗小组讨论后，综合患者各方面的情况制订个体康复训练计划。佩带前以增强肌力，改善关节活动范围和协调功能，消除水肿为训练目标；在正式使用前，要进行试穿并调整对位对线，动力装置等结构，教会患者如何穿脱矫形器，重复练习熟练掌握，并在穿上矫形器后进行一系列的功能活动和日常生活活动训练。对长期使用矫形器的患者，应每3个月或半年随访一次，了解矫形器的使用情况，动力装置及病情变化，根据功能要求及时修改和调整矫形器。

二、助行器

辅助人体支撑体重，保持平衡和行走的工具称之为助行器（walking aids）。主要用于一侧下肢缩短、一侧下肢不能支撑行走、步态异常等行走不稳的患者。

根据助行器的结构和功能不同，可分为杖和助行器两大类。

1. 杖

通过增加支撑面来改善人体站立与行走的平衡。根据不同患者需要又分为手杖、肘杖、前臂杖和腋杖。根据支撑面稳定程度手杖分为单脚杖、三脚杖和四脚杖；根据长度的可调性分为可调式和不可调式两类（图4-4）。

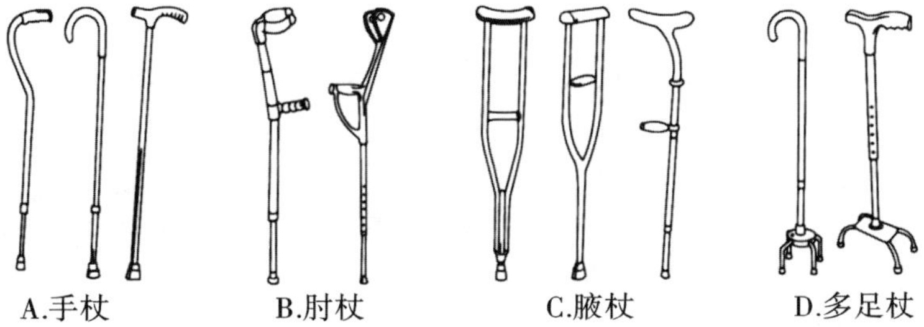

图4-4 不同类型的杖

2. 助行器

助行器也称步行器，具有稳定与较宽的支撑面，用来改善患者平衡，缓解下肢负重。分为步行式助行架、轮式助行架和前臂托式助行架3种。

三、假肢

假肢是用于弥补因先天性肢体缺损和后天性伤病截肢所致的肢体部分或全部缺失的人工肢体。

（一）分类

按结构分内骨骼式假肢和外骨骼式假肢；按用途分装饰性假肢、功能性假肢、作业性假肢和运动性假肢；按安装时间分临时性假肢和正式性假肢；按解剖部位分上肢假肢和下肢假肢；按控制假肢运动的动力来源分自身力源假肢、体外力源假肢（又称外动力假肢）。

(二)上肢假肢

上肢是进行日常生活和精细活动的主要器官,所以上肢假肢的基本要求为外观逼真、动作灵活、功能良好、轻便耐用、穿脱方便。上肢假肢包括臂和手。按截肢部位分:截指和经掌骨截肢假肢、手掌截肢假肢、腕关节离断假肢、前臂假肢、上臂假肢和肩关节离断假肢。按假手的功能分:机械手、工具手、装饰手和外部动力手。

(三)下肢假肢

下肢的主要功能是承重、平衡、站立和步行。功能良好的下肢假肢除了外观逼真、轻便耐用、操纵简便以外,还应具有适合的长度、良好的承重功能和生物力线,以保证截肢患者安装假肢后步行平稳,步态良好。按截肢部位分:部分足假肢、跗骨截肢假肢、踝关节离断假肢、小腿假肢、大腿假肢、髋关节离断假肢。按使用目的分为训练用假肢、常用假肢、作业假肢等。

(四)装配假肢前的护理

装配假肢前期是从患者实施截肢术后到穿戴永久性假肢的阶段。此期康复目的主要有以下几方面。

1. 做好心理护理

在装配假肢前应当对患者进行耐心的心理疏导,让患者了解安装假肢可最大限度地恢复生活自理能力,提高患者生活的信心。

2. 防止残肢肿胀

为了改善残肢远端静脉回流,减轻肿胀及皱缩松弛的组织,术后拆除缝合线即用弹力绷带加压包扎,每 4 h 重新包扎一次,夜间持续包扎。

3. 保持残肢功能位

术后为防止残肢关节萎缩畸形,应将残肢固定在功能位,如膝下截肢者,应保持膝关节处于伸直位,以防屈曲畸形;膝上截肢者保持髋关节在伸直、内收位,以防止出现屈曲、外展、外旋畸形。

4. 尽早功能训练

术后患者病情稳定即可开始残肢的功能训练,以增强残肢肌力,保持近端关节的活动范围。

(五)装配假肢后的护理

1. 假肢的穿戴

(1)壳式假肢的穿戴　穿配假肢前,先在残肢上涂滑石粉,然后平整地穿好残肢袜或内衬套,最后将残肢穿进假肢接受腔中。

(2)骨骼式假肢的穿戴　穿假肢前,先将布带或丝带绕在残肢上,将带子的一端从假肢的阀门口拉出来便于穿残肢,然后一边拽拉阀门口外的带子,一边将残肢穿进接受腔,穿好后压上接受腔的通气阀门。

2. 残端保护与假肢维护

(1)保持清洁 于每晚睡前仔细用温水清洗肢体残端、残肢袜或内衬套,应将接受腔的内表面擦洗干净,保持干燥。

(2)注意观察 注意观察肢体残端皮肤的变化(如有无皮肤颜色、皮肤擦伤、水疱、血液循环异常等);检查假肢的接受腔有无裂纹;假肢关节及结合部位有无松动、性能不佳、异常响声等异常情况,如有异常及时处理。

四、轮椅

轮椅是用于神经、肌肉、关节等原因导致下肢功能减弱、丧失或由于疾病等原因不能行走者的康复代步工具。随着轮椅生产技术的科技化、智能化,使轮椅的功能从个人移动辅助器发展成为智能代步移动器,不仅扩大了残疾人的活动范围,而且极大地提高了他们的生活质量。

(一)种类

根据不同残损的部位及残留的功能,轮椅分为普通轮椅、电动轮椅和特殊轮椅。普通轮椅一般由轮椅架、轮、刹车装置、坐垫、靠背 5 个部分组成。特殊轮椅根据不同的需要又分为站立式轮椅、躺式轮椅、单侧驱动式轮椅、电动式轮椅和竞技式轮椅。

(二)选择指标

根据患者残损的程度及保留的功能选择不同的轮椅(图 4-5)。

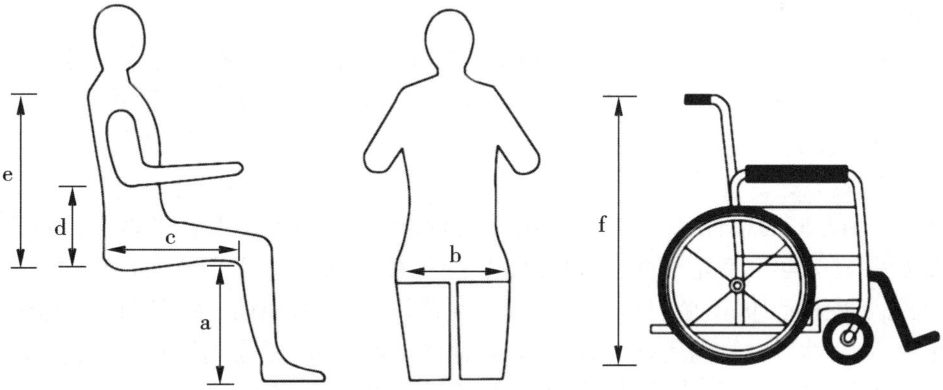

a.坐位高度 b.坐位宽度 c.坐位长度 d.扶手高度 e.靠背高度 f.轮椅全高

图 4-5 轮椅使用的测量

1. 座位高度

坐下时,膝关节屈曲 90°,测量足跟至腘窝的距离,一般为 40～45 cm。

2. 座位宽度

测量坐下时两侧臀部最宽处之间的距离再加上 5 cm,为坐位的最佳宽度,即坐下后臀部侧边各有2.5 cm的空隙。

3. 座位长度

测量坐下时后臀部向后最突出处至小腿腓肠肌之间的距离，并减去5～6.5 cm为座位长度，即乘坐轮椅时小腿后方上段与坐席前缘之间应用5～6.5 cm的间隙。

4. 扶手高度

坐下时，上臂垂直，前臂平放于扶手上，测量椅面至前臂下缘的高度再加15 cm为扶手高度。如使用坐垫，还应加上坐垫高度。

5. 靠背高度

低靠背：测量坐位面至腋窝的距离，再减去10 cm；高靠背：测量坐位面至肩部或后枕部的实际高度。

6. 脚托高度

与座位高度有关。安全起见，脚托至少应与地面保持5 cm的距离。

7. 坐垫

为预防压疮，可在靠背上和座位上放置坐垫。

8. 其他辅助件

可增加手柄摩擦面，车闸延伸，防震装置，扶手安装臂托及轮椅桌，以满足特殊患者需要而设计，方便患者吃饭、写字等。

（三）康复训练

应指导患者将轮椅作为交通工具，帮助他们积极投入社区活动，融入社会，改善生活质量。

1. 定期察看

长期坐轮椅患者受压迫部位的皮肤状况，防止压疮。坐轮椅时，患者身体承受体重压迫的主要部位包括：肩背近肩胛骨外；臀部两侧（股骨粗隆处）；臀部下方（坐骨结节处）；领膝部后方。

2. 操作技巧

自行推动轮椅的患者，如要在社区附近通行，除了要熟练掌握在平地上自行推动轮椅的方法外，还要学会后轮平衡术，以方便上人行道，也可应用于上坡人行道边。方法如下：①准备姿势和动作，头微后仰，上身挺起，两臂拉后，手肘屈曲，手指紧握后轮轮环，拇指按在轮胎上，然后轻轻向后拉起，接着急猛地向前推，小轮便会离地；②保持平衡：轮椅前倾时，后仰上身，推动前轮环；轮椅后跌时，前倾上身，拉后轮环。

五、自助具

自助具（self help devices）是一类提高患者的残存功能，利用患者自身能力，省时省力帮助个人独立完成一些原来无法完成的日常生活活动而制造的辅助器具。根据用途可将自助具分为进食、书写、阅读、穿衣、个人卫生、转移活动、交往活动、体育娱乐以及职业活动等类型。

1. 进食自助具

自助具根据不同的上肢功能障碍情况选择不同的辅助器具，如拇指不能对掌和握力丧失者，可选择免握套具、“U”形夹或持杯器等；手臂不能充分伸屈者，可将叉、勺手柄加粗加长；选用较深的防漏碟盘、双耳杯、斜口杯等餐饮用具以防进食时食物倾洒。

2. 书写辅助器

握力丧失者可以用“C”形对掌持笔器、加粗笔等。

3. 穿衣自助具

如纽扣牵引器、拉链钩、穿袜器、长柄鞋拔等。

4. 个人卫生自助具

握力丧失者可以把牙刷、梳子等用具配合多用生活袖套或U形塑料架，还可将牙刷、梳子等用具手柄加粗加长、将剃须刀固定在剃须刃夹持器上；将大指甲剪固定到小的斜形木器上；洗澡使用长柄洗澡刷或两头缝制松紧带环的毛巾等。

5. 如厕自助具

如可调节便器、轮椅式便池、加高坐厕板、如厕扶手、助起式座圈、厕纸夹等。

6. 聋哑盲人生活辅助用具

有助听器、语言输出的阅读机、盲文、盲人拐杖、导盲装置以及触摸式电话键盘或计算机键盘都对盲人的生活起到辅助作用。

第六节　传统疗法

【引导案例】

患者，男，39岁，腰椎间盘突出3年余，腰及腰以下疼痛酸胀无力，后背胀痛麻木，行走时呈间歇性跛行，愁苦面容，生活消极，腹胀，便秘胸闷，气短。

请问：该患者应选择哪些传统治疗项目？该患者能否应进行八段锦训练？

中国传统康复疗法是指在中医学理论指导下对患者进行康复治疗的方法，其主要手段有针灸、中药、推拿、拔罐、食疗、运动、调摄调适情志等。早在2 000多年前，我国就开始采用按摩、气功、针灸等方法进行功能的康复。经过多年的实践经验的总结，逐渐形成独具中国特色的康复治疗手段。在现代康复中，常配合其他康复治疗方法共同促进疾病的康复。

一、针灸疗法

针灸治疗疾病，是在中医基本理论指导下，运用针刺和艾灸的方法，对人体腧穴进行刺激，通过经络的作用，影响脏腑，达到治病的目的。包括针法和灸法。针法又叫刺法，是用金属制成的针，刺入人体一定的穴位，运用手法，以调整营卫气血；灸法主要是用艾绒为主要原料制成的艾炷或艾条点燃后，在人体一定穴位上烧灼温熨，通过经络传导，起到温经通络、行气活血、消肿散结、散寒、除湿等功效。

（一）治疗作用

古代医家在长期医疗实践中，总结出针灸具有调和阴阳、扶正祛邪、疏通经络的作用。现代研究表明针灸有以下作用：①镇痛作用；②对机体功能的调节作用；③增强免疫功能。

（二）操作方法

针刺可用体针、头针、耳针、皮肤针棱针、激光针、电针等。灸法可用艾炷和艾条，临床上常配合使用。

1. 针刺的操作方法

①进针：将消毒备用的毫针准确刺入皮肤，进入到治疗所需的深度或有针感的深度。常用的进针方法有 4 种，分别为爪切进针法、提捏进针法、夹持进针法、舒张进针法。②针刺的角度和深度：针刺的角度是指进针时，针与皮肤表面形成的夹角，根据腧穴的位置特点和治疗作用，分为直刺、斜刺、横刺 3 种。③行针：进针后为了使患者产生针刺感施以的手法，称为行针。行针后，患者自觉针刺部位有酸、麻、重、胀或触电的感觉，医者感觉手下有沉紧的感觉，称得气。行针的基本手法是毫针刺法的基本动作，临床常用的主要有提插法和捻转法两种。两种基本手法既可单独应用，又可配合应用。辅助手法有循法、弹法、刮法、摇法、飞法、震颤法等。④针刺补泻：针刺得气后，根据病证的虚实寒热的补泻原则，给予补法和泻法。能激发经气，扶正祛邪，促进形神功能恢复的叫补法。能疏调经气，泻实祛邪，使过于亢盛的功能恢复正常为泻法。

2. 艾灸的操作方法

①艾炷灸：将艾捏成上小下大的圆锥状物。每燃完一个艾炷称为一壮，有直接灸和间接灸两类。直接灸是将艾炷直接放在皮肤上施灸的方法。根据灸后皮肤烧灼程度，又可分为瘢痕灸和无瘢痕灸。间接灸，即在艾炷与皮肤之间加一层间隔物，常用的有生姜、大蒜、食盐、附子等。②艾条灸：又称艾卷灸，施灸时将艾条的一端点燃，在距离皮肤 2 ~ 3 cm左右进行熏烤，灸至局部产生温热感而无灼痛。一般每穴灸 3 ~ 7 min，至皮肤稍呈红晕为度。此法称为“温和灸”。亦可将点燃的艾条燃着的一端对准施灸穴位，像鸟雀琢食状一上一下移动施灸，此法称为“雀啄灸”。③温针灸：即将针刺和艾灸结合使用的一种方法。针刺得气后留针时，将一小段艾条插套在针柄上，或用一小团艾绒捏裹在针柄上，点燃施灸，艾绒燃尽后取针。④温灸器灸：将艾绒装入温灸器中，点燃后将温灸器盖好，置于施灸部位，实施熨灸，直到所灸部位皮肤红润为度。

（三）注意事项

1. 遵照循经取穴、局部取穴和邻近取穴的原则正确选穴

一般说，针灸头面及躯干部的穴位有治疗所在局部及邻近部位疾病的作用。四肢、肘、膝以下选用针灸不但可治疗所在局部及邻近部位疾病，还可治疗头面部及躯干疾病。

2. 根据患者的体质和病症采用得当的补泻方法

针法偏于泻,灸法偏于补。针刺手法根据捻转和提插方向等的不同,分为补法、泻法、平补平泻法。

3. 不宜针刺

患者精神过度紧张、过于疲劳、过饱、醉酒、大怒时,不宜立即针刺;身体虚弱者,针刺时应采用卧位,手法不宜过重;皮肤有感染、溃疡、瘢痕或肿瘤的部位不宜针刺;孕妇腹部、腰骶部不宜针灸,三阴交、合谷、至阴、昆仑禁止针灸;小儿囟门未闭时,头顶部不宜针刺,小儿不宜留针;针刺应避开血管及防止刺伤重要器官;面部和有大血管的部位,不宜采用瘢痕灸。

4. 晕针处理

如针后出现头晕、眼花、恶心等症状时,应平卧休息,头放低,做头部热敷或饮温水。如出现面色苍白、冷汗、要晕倒的情况,可针刺人中、足三里等穴位救治。对虚弱、惧针、感觉敏感者应先给较弱的针刺,防止晕针的发生。

二、推拿疗法

推拿疗法是指通过手、肘、膝、足或器械等在人体体表的特定部位或穴位进行各种手法来防治疾病的一种治疗方法。

(一)治疗作用

中医认为推拿具有活血祛瘀、舒筋通络、理筋整复、调整气血及内脏功能的作用。现代医学研究证明推拿具有以下作用:①调节神经功能;②改善血液和淋巴循环;③促进组织修复;④纠正解剖位置;⑤改善关节的活动度;⑥心理效应。

(二)常用的推拿手法

推拿手法有数十种之多,根据操作手法的动作形态,可归纳为推揉类、摩擦类、拿按类、叩击类、振动类和摇动类六大类。推揉分为推法、滚法、揉法。摩擦类分为摩法、擦法、抹法。拿按类分为拿法、按法、捏法。叩击类分为拍捶法、叩法。振动类分为振法、搓法。摇动类分为摇法、抖法、引伸法、屈伸法。

(三)注意事项

1. 治疗者

双手应保持清洁、温暖,防止交叉感染。指甲修剪,指上不戴任何装饰品,以防损伤患者。

2. 患者

推拿时,患者应采取合适的体位,使操作部位处于放松状态。操作时要密切注意患者在治疗中的反应,并指导患者积极配合治疗。为了按摩顺利进行,取得良好的效果,按摩者的体位应便于操作,被按摩者的肌肉应充分放松。

3. 推拿顺序

推拿时，要注意顺序，用力要由轻到重，再逐渐减轻而结束。全身推拿时应注意操作方向，要顺着血液和淋巴液回流的方向。

4. 推拿反应

推拿过程中如果出现不适反应，应及时改变手法或调整治疗体位，若仍不见好转，应中止治疗，及时处理。

三、传统体育疗法

传统体育运动疗法有太极拳、易筋经、五禽戏、八段锦等。

1. 太极拳

太极拳有很多流派，目前较为流行的有杨式太极拳、二十四式太极拳。练习太极拳，应掌握要领、姿势正确、集中精神，每天练习 1 ~2 次，一般在傍晚进行。太极拳可改善中枢神经系统功能、循环功能、呼吸功能，增强肌肉的力量，保持关节活动度和柔韧性，稳定情绪、降低血压，防止骨质疏松、延缓衰老。多年来研究表明，太极拳对预防高血压、动脉粥样硬化、心脏病、提高人体免疫力和调整人体内分泌功能，有确切的作用。

2. 易筋经

易筋经是内练气功、外练筋骨的一种锻炼方法。分十二势，分别为韦驮献杵、横担降魔杵、掌托天门、摘星换斗势、倒拽九牛尾势、出爪亮翅势、九鬼拔马刀势、三盘落地势、青龙探爪势、卧虎扑食势、打躬势、工尾势。主要适用于失眠、健忘、头痛、胸痹、胃肠痛和风湿痹症。

3. 五禽戏

五禽戏是通过模仿虎、熊、鹿、猿、鸟（鹤）5 种动物的动作，进行锻炼，达到保健强身的目的。主要适用于眩晕、头痛、不寐、脾胃不和、半身不遂的治疗和病后康复。

4. 八段锦

八段锦是我国古代的一种传统保健操，一直深受群众的喜爱，将它比作精美的丝织锦缎，称为八段锦。八段锦由八节动作组成，即两手托天理三焦，左右开弓似射雕，调理脾胃需单举，五劳七伤向后瞧，摇头摆尾去心火，两手攀足固肾腰，攒拳怒目增气力，背后七颠百病消。通常郁闷、胸闷不适或焦虑不安选 1、2 段，消化不良和腹胀选 3 段，腰背酸痛、头晕目眩选 4、7 段，头痛、耳鸣、失眠、健忘或早泄者选 5 ~7 段，保健防病选全段。

小　结

- 康复治疗技术及护理
  - 运动治疗及护理
    - 运动治疗概述
    - 关节活动范围训练
    - 肌力增强训练
    - 平衡训练
    - 协调性训练
    - 步行训练
    - 牵引疗法
  - 作业疗法及护理
    - 概述
    - 常用方法
    - 护理
  - 康复工程
    - 矫形器
    - 助行器
    - 假肢
    - 轮椅
    - 自助器
  - 物理因子治疗及护理
    - 电疗法及护理
    - 光疗法及护理
    - 磁疗法及护理
    - 超声波疗法及护理
    - 石蜡疗法及护理
  - 言语治疗及护理
    - 概述
    - 常用方法
    - 护理
  - 传统疗法
    - 针灸疗法
    - 推拿疗法
    - 传统体育疗法

练习题

一、名词解释

1. 运动疗法　2. 肌力　3. 等张收缩　4. 等长收缩　5. 作业疗法

二、选择题

1. 关于物理疗法和运动疗法的关系正确的是　(　　)

A. 物理疗法就是运动疗法　B. 运动疗法是物理疗法的一种

C. 物理疗法是运动疗法的一种　D. 运动疗法是被动的物理疗法

E. 运动疗法是主动的物理疗法

2. 在治疗师帮助或借助器械情况下，由患者通过自己主动的肌肉收缩来完成的运动训练。属何种运动方式　(　　)

A. 被动活动　B. 主动辅助活动

C. 主动活动　D. 抗阻活动

E. 以上都不是

3. 对于肌肉瘫痪的患者，在神经功能恢复前应及早进行关节的(　　)，可以达到维持关节正常活动范围的目的

A. 主动运动　　B. 牵张训练
C. 被动运动　　D. 自动滑轮训练
E. 抗阻活动

4. 患者肢体损伤制动后，短期内就可能引起关节的挛缩和变形，因此，在卧床期间，就要认真考虑预防 关节挛缩的发生，下列方法中较理想的一组方法是　(　　)
A. 保持良肢位，体位转换，摆动训练
B. 保持良肢位，体位转换，被动活动
C. 持续关节牵引，体位转换，保持良肢位
D. 外力牵张训练，保持良肢位，被动活动
E. 保持良肢位，体位转换，主动活动

5. 有关肩关节周围炎的关节松动术的治疗作用，以下哪项是正确的　(　　)
A. 可增加关节活动度　　B. 松动后可以减轻关节疼痛
C. 术后早期活动，避免粘连　　D. 以上都正确
E. 以上都不正确

6. 肌力的大小与下列哪项没有密切关系　(　　)
A. 肌张力　　B. 肌纤维的数量
C. 肌纤维的排列方式　　D. 肌肉的生理横断面积
E. 以上都不正确

7. 有关等长练习的描述，下面哪项是正确的　(　　)
A. 收缩时肌肉起止点的距离发生变化
B. 肌张力不增高
C. 关节不发生运动
D. 运动速度有很大变化
E. 以上都不正确

8. 为增强和发展肌肉力量，下列哪种训练方式不能达到目的　(　　)
A 被动运动　　B. 助力运动
C. 主动运动　　D. 抗阻运动
E. 以上都不能

9. 正常平衡功能依赖的三因素不包括　(　　)
A. 人体具有保持身体位置安定的能力
C. 能安全有效地对外来干扰做出反应
B. 在随意运动中能调整姿势
D. 能完成日常生活动作

10. 下列哪项不是作业活动　(　　)
A. 睡眠活动　　B. 学业活动
C. 自我照料　　D. 木工活动
E. 以上都不是

11. 作业治疗是指 (　　)

A. 日常生活中的各种劳动及锻炼活动

B. 有选择性和目的性的活动

C. 有选择性的活动

D. 任何的治疗活动

E. 有目的性的活动

12. 个人卫生训练主要包括 (　　)

A. 洗漱　　B. 洗衣

C. 做饭　　D. 购物

E. 以上都不包括

13. 不属于治疗性作业活动的是 (　　)

A. ADL 活动　　B. 缝纫

C. 制作矫形器　　D. 下棋

E. 以上都不是

14. 下列不属于杖类助行器的是 (　　)

A. 手杖　　B. 肘拐

C. 腋拐　　D. Zimmer 架

E. 以上都不是

15. 截肢术后即时安装临时假肢的意义不正确的是 (　　)

A. 防治幻肢痛　　B. 减少术后肿胀

C. 防治残端痛　　D. 防治残端挛缩

E. 以上都不正确

三、简答题

1. 运动疗法的基本原则是什么?
2. 关节松动术的适应证和禁忌证有哪些?
3. 关节活动范围训练包括哪些内容?
4. 肌力训练的原则有哪些?
5. 常用的电疗法有哪些?
6. 言语治疗的原则有哪些?

(河南医学高等专科学校　裴慧丽)

第五章

常用康复护理技术

学习目标

【知识目标】

1. 说出良肢位及功能位的概念;心理护理的原则及方法。

2. 列举体位转移、进食与吞咽训练、排痰技术的注意事项;常用的日常生活活动能力、膀胱功能、肠道功能的训练方法。

【能力目标】

熟练运用良肢位、体位转移、功能位的方法对患者进行体位摆放及转移;运用所学知识对吞咽障碍患者进行吞咽功能评估,并对患者进行进食与吞咽训练,帮助患者顺利摄食;运用排痰技术为患者进行有效排痰;运用膀胱护理技术、肠道护理技术维护患者膀胱及肠道的正常功能;运用日常生活活动训练技术指导患者完成日常生活活动;运用心理护理方法为患者进行心理调适。

【素质目标】

运用所学知识,及时发现患者的日常生活问题,积极采取有效的处理方法,帮助患者建立恢复健康的信心。

第一节　体位及体位转移

【引导案例】

患者,男,75岁,因突发车祸导致股骨干骨折,出血性休克急诊入院。

请问:

1. 如何为患者安排体位?

2. 在疾病治疗与康复过程中,如何为患者进行体位转移?

临床上常根据患者的病情与治疗的需要调整相应的体位。适当的体位摆放可减轻患者的疼痛，预防和减少肢体的变形、痉挛和水肿。定时的体位转移可减少固定不动带来的并发症，同时可调动患者的潜能，提升其自尊及日常生活活动能力。在康复护理中，护理人员应根据疾病特点，协助并指导患者进行正确的体位摆放和体位转移。

一、体位概述

（一）定义

体位是指人的身体姿势或位置，临床上通常指患者根据治疗、护理或康复的需要所采取并能保持的身体姿势或位置。在康复护理中，常用的体位有良肢位、功能位、烧伤患者抗挛缩体位等。

1. 良肢位

良肢位是指躯干、四肢的良好体位，是康复医学中设计的一种治疗性体位。正确的良肢位摆放可使患者舒适，利于保持肢体的良好功能，预防压疮和畸形，防止或对抗痉挛姿势的出现，保护肩关节，早期诱发分离运动及减少并发症。常用于脑损伤、脊髓损伤及小儿脑瘫等患者。

2. 功能位

功能位是指当肌肉、关节功能不能或尚未恢复时，使肢体处于发挥最佳功能活动的体位。临床上常采用绷带、石膏、矫形支具、夹板等固定肢体于功能位，常见于肌肉、关节功能不能或尚未恢复的患者。

3. 烧伤患者抗挛缩体位

指烧伤患者应保持的正确体位，即应与烧伤部位软组织收缩方向相反的体位，有助于预防挛缩。

（二）常用体位

1. 脑损伤患者的良肢位摆放

在急性期时，大部分脑损伤患者的患侧肢体呈弛缓状态。急性期过后，患者逐渐进入痉挛阶段。大部分患者的患侧上肢以屈肌痉挛占优势，患侧下肢以伸肌痉挛占优势。长时间的痉挛会造成关节挛缩、关节半脱位和关节周围软组织损伤等并发症。早期实施良肢位的摆放可有效预防各种并发症的发生，为后期的康复打下良好的基础。脑损伤患者的良肢位摆放包括患侧卧位、健侧卧位、仰卧位、床上坐位等。

（1）患侧卧位　患侧在下，健侧在上。患侧上肢外展前伸，肩部下置一枕使肩向前，前臂外旋，将患肩拉出以避免受压和后缩，肘、腕关节伸展，手指张开，掌心向上，手中不应放置任何物品。健侧上肢可放在胸前的枕头或躯干上，避免放在身前，以免因带动整个躯干向前而引起患侧肩胛骨后缩。患侧髋关节略后伸，膝关节略屈曲，踝关节置于屈曲90°位，防止足下垂。健侧下肢屈髋屈膝向前放于一软枕上（图5-1）。

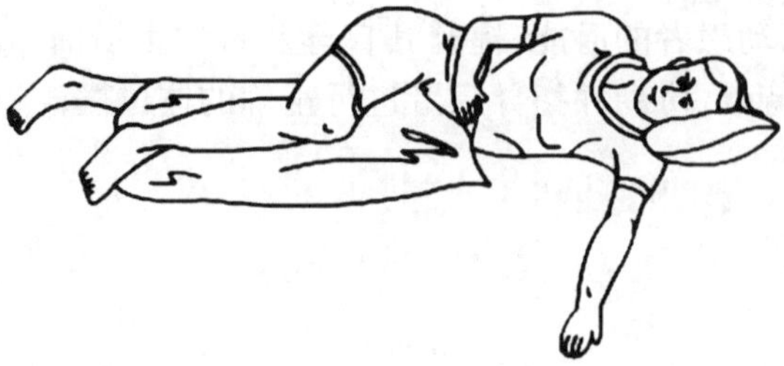

图 5-1 患侧卧位

(2)健侧卧位 健侧在下,患侧在上,头部枕头不宜过高。患侧肩胛下垫一枕头,使患侧肩充分前伸,肘关节伸展,前臂旋前,腕、指关节背伸放在枕上,掌心向下。患侧髋关节和膝关节尽量前屈 90°,置于体前另一软枕上,注意患侧踝关节不能内翻悬在软枕边缘,以防造成足内翻下垂。健侧下肢平放于床上,稍伸髋屈膝(图 5-2)。

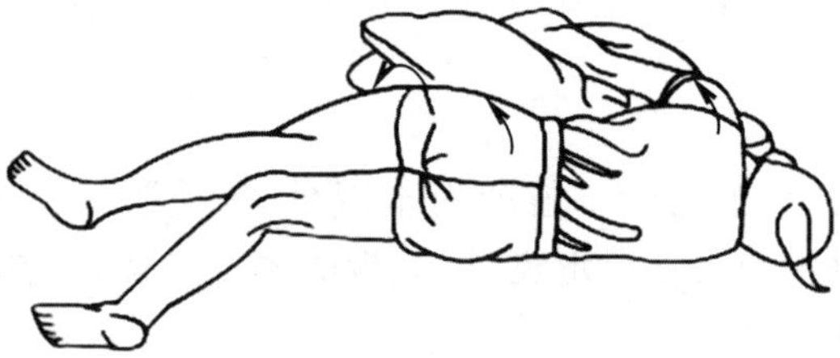

图 5-2 健侧卧位

(3)仰卧位 头部置于枕上,患侧肩胛和上肢下垫一长枕,使肩胛骨前倾,肩关节外展 45°,肘关节伸展,腕关节和手指伸展,掌心向上,平放于枕上。患侧髋下、臀部和大腿外侧放一枕头支撑,使髋关节稍内旋,防止下肢外展、外旋。膝下垫上小枕或一毛巾卷,保持伸展微屈。足底不放任何支撑物(图 5-3)。

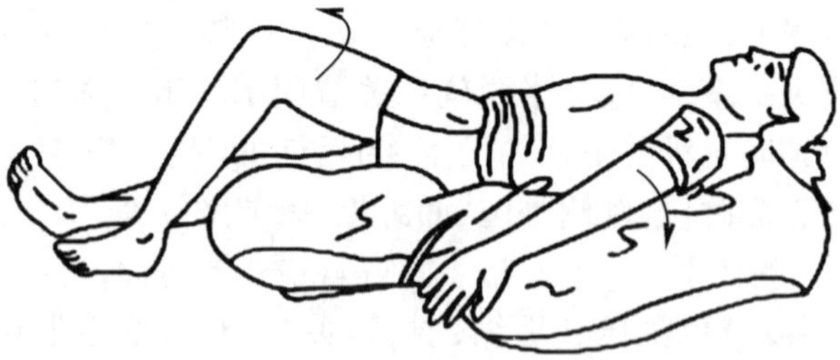

图 5-3 仰卧位

(4)床上坐位 当病情允许,应鼓励患者尽早在床上坐起。坐位训练可预防各种并发症,减少体位性低血压的发生。取床上坐位时,患者背后给予多个软枕垫实,使脊柱伸展,达到直立坐位的姿势。头部无须支撑,便于患者主动活动。患侧肘及前臂下垫软枕,上肢抬高置于软枕上，有条件的可给予一个横过床的可调节桌子，桌上放一软枕，让患者的上肢放在上面。髋关节屈曲近90°（图5-4）。

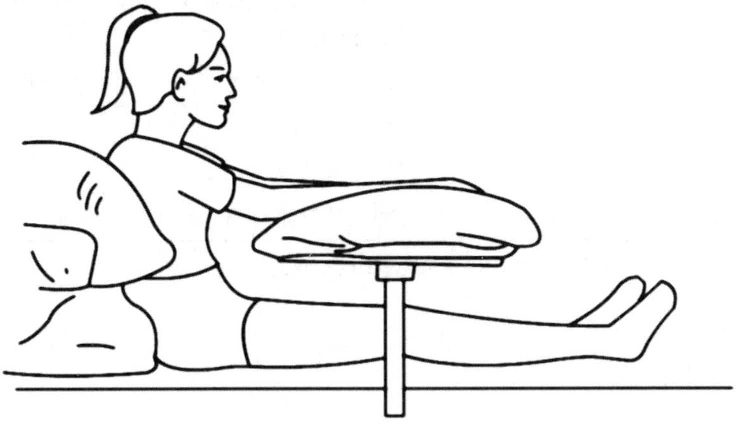

图5-4　床上坐位

2. 骨关节疾病患者的功能位摆放

功能位有利于肢体恢复日常生活活动，例如梳洗、进食、行走等，即使发生挛缩或僵直，只要稍做努力即可获得最基本的功能。

（1）上肢功能位　肩关节屈曲45°，外展60°，肘关节屈曲90°，前臂处于中间位，腕关节背伸30°～45°，且稍内收手指关节自然屈曲位。

（2）下肢功能位　髋关节伸直，膝关节微屈曲20°～30°，踝关节90°处于中间位。

3. 烧伤患者抗挛缩体位

在烧伤的急性期，正确的体位摆放，可减轻水肿，维持关节活动度，防止挛缩和畸形，以及使受损伤的功能获得代偿。抗挛缩体位原则上取伸展和外展位，但不同的烧伤部位体位摆放也有差异，也可使用矫形器协助。烧伤患者身体各部位抗挛缩体位见表5-1。

表5-1　烧伤患者身体各部位抗挛缩体位

烧伤部位	可能出现的畸形	抗挛缩体位
头面部	眼睑外翻，小口畸形	戴面具，使用开口器
颈前部	屈曲挛缩	去枕，头部充分后仰
肩	上提、后撤、内收、内旋	肩关节外展90°～100°并外旋
肘	屈曲并前臂旋前	肘关节处于伸展位
手背部	MP过伸，PIP和DIP屈曲，拇指IP屈曲并内收，掌弓变平	腕关节背伸20°～30°，MP屈曲90°，PIP和DIP均为0°，拇指外展及对掌位
手掌部	PIP和DIP屈曲，拇指IP屈曲并内收	MP、PIP和DIP均为0°，拇指外展，腕背伸20°～30°

续表 5-1

烧伤部位	可能出现的畸形	抗挛缩体位
脊柱	脊柱侧凸,脊柱后凸	保持脊柱成一条直线,以预防脊柱侧弯,尤其是身体一侧烧伤者
髋	屈曲、内收	髋关节中立伸展位;如大腿内侧烧伤,则髋关节外展15°～30°
膝	屈曲	膝关节伸直位
踝	足跖曲并内翻	踝关节背屈90°位,防止跟腱挛缩

DIP:远端指间关节;PIP:近段指间关节;MP:掌指关节;IP:指间关节

二、体位转移技术

(一)定义与目的

1. 定义

体位转移又称体位变换,是指人体通过一定的方式改变人体姿势和位置的过程,主要包括从仰卧位到坐位运动、从坐到站的运动、床-椅转移运动等。

2. 目的

教会患者各种转移方法,促进患者全身血液循环,减少压疮、尿路感染、坠积性肺炎、肌肉萎缩等并发症的发生,提高其日常生活活动能力,提高生存质量。

(二)分类

根据转换过程中患者主动用力的程度可分为以下3种。

1. 被动体位转移

被动体位转移指患者完全依靠外力转换体位,并依靠支撑物保持身体的姿势和位置。

2. 助动体位转移

助动体位转移指患者在外力协助下,通过主动努力而完成体位变换,并保持身体的姿势和位置。

3. 自动体位转移

自动体位转移指患者不需任何外力辅助,可按照自己的意志和生活活动需要或根据治疗、护理、康复的要求自行更换体位并保持身体的姿势和位置。

(三)训练方法

1. 床上坐位向前向后移动

患者取伸膝坐位,身体向前倾,双手交叉前伸,护理人员协助患者将重心转移到一侧臀部,轮流抬高一侧臀部向前或向后移动。

2. 从仰卧位到床边坐位

以偏瘫患者为例。

(1)从仰卧位到床边坐位(协助坐起) 患者仰卧,患侧上肢置于腹部,健侧肘关节屈曲支撑于床面上,健侧足放于患侧足下呈交叉状。护理人员立于患者健侧,双手扶托患者双肩向上牵拉,缓慢帮助患者转向健侧。指导患者利用健肘支撑上部躯干后,逐渐伸健肘,手撑床面。健足带动患足移向床沿,双足平放于地面,整理坐姿,保持患者舒适。

(2)从仰卧位到床边坐位(独立从健侧坐起) 患者健侧卧位,患腿跨过健腿。健侧前臂支撑自己的体重,头部、颈部和躯干向上方侧屈。患者用健侧腿将患腿移到床沿下。患者健侧上肢逐渐伸直,改用手支撑,使躯干直立。

(3)从仰卧位到床边坐位(独立从患侧坐起) 患者患侧卧位,健手将患臂放于胸前作支撑。头部、颈部和躯干向上方侧屈。健腿跨过患腿,帮助患腿置于床缘下。健侧上肢横过胸前置于床面支撑,侧屈起身、坐直。

3. 从坐位到站立位

患者取坐位,协助患者足跟移动到膝关节后方,健足在后,身体向前倾斜。护理人员面向患者站立,双膝夹紧患者双膝外侧。双手拉腰带或拖着患者臀部,将患者向前向上拉起,患者双上肢抱住护理人员颈部或双手放于肩胛部,与护理人员一起向前向上用力,完成抬臀、伸腿至站立。协助患者调整重心到双下肢承重,维持站立平衡。

4. 床到轮椅转移

(1)站立位转移 推轮椅至床,与床呈 30°~40°角,刹住车闸,翻起脚踏板。患者取坐位,躯干向前倾斜,双足着地,力量较强的足稍靠后。护理人员直背屈髋面向患者站立,双下肢立于患者双腿两侧,双膝夹紧患者双膝外侧并固定,患者双上肢抱住护理人员颈部或双手放于肩胛部,双手拉患者腰带或拖着患者臀部,协助患者从坐位到站位。患者站稳后,护理人员以足为轴慢慢旋转患者躯干,使患者背部转向轮椅,臀部正对轮椅正面,使患者慢慢弯腰坐到轮椅上。翻下脚踏板,将患者双足放于脚踏板上。

(2)床上垂直转移 轮椅正面向床,与床垂直,紧靠床边,刹住车闸。护理人员协助患者取床上坐位,背对轮椅,躯干前屈,臀部靠近床沿,一手或双手向后伸抓住轮椅扶手。护理人员站在轮椅一侧,一手扶住患者的肩胛部,一手置于患者大腿根部,患者和护理人员同时用力,患者用力将臀部抬起向后上方移动,护理人员协助患者臀部移动到轮椅上。打开车闸,挪动轮椅离床,使患者足跟移至床沿,刹住车闸,双脚放于脚踏板上。

(四)注意事项

(1)根据患者的病情、康复和护理的需要,选择体位及转换方式方法,一般每 2 h 更换一次体位。

(2)体位转换前,应全面评估患者,如认知情况、瘫痪程度等。并向患者及家属说明转移的目的、方法等,以取得理解和配合。

(3)操作中动作轻柔,不可强行拖拉,避免碰伤皮肤,有导管的患者,应先固定好导管,以防脱落,并注意保持导管通畅。

(4)转移后,确保患者舒适、安全,保持肢体功能位。

第二节　进食与吞咽训练

【引导案例】

患者,男,41岁,5 d前因车祸导致头部受伤,以"特重型颅脑损伤术后"转至病区。发病以来,患者持续昏迷,胸部CT提示肺部感染,予气管切开,留置胃管及尿管。吞咽评估显示下颌关节自主运动控制差,颊肌、唇肌力量差,刺激软腭未见吞咽动作,吞咽启动困难,自主咳嗽力量差,双侧咽反射消失。吞咽困难程度评为2级。

请问:

1. 进行进食与吞咽训练的必要性?

2. 在疾病治疗与康复过程中,如何为患者进行进食与吞咽的训练?

一、进食与吞咽训练的目的

(1)改善摄食吞咽的功能。

(2)改变或恢复经口进食的方式,早日拔除鼻饲管、食管造瘘等。

(3)预防和减少因食物误咽引起的各种并发症,如肺部感染等。

(4)改善患者的营养状态,有利于其他功能障碍的恢复。

二、吞咽训练的原则

(1)综合评估　确定患者的吞咽障碍程度和吞咽障碍类型。

(2)个体化　针对不同的患者,制定不同的吞咽训练方法。

(3)循序渐进　根据患者的功能障碍情况进行治疗和训练,并逐步增加进食量。

(4)治疗和训练相结合　在训练的基础上,通过合理的刺激,促进吞咽障碍的功能恢复。

三、进食与吞咽训练方法

(一)基础训练

基础训练又称间接训练,是针对与摄食、吞咽活动有关的器官所进行的功能训练。包括颈部放松、口腔器官运动训练、咽部冷刺激、呼吸训练和有效咳嗽训练等。

1. 颈部放松

前后左右放松颈部肌肉,肩部左右旋转、提肩、沉肩等。

2. 口腔器官运动训练

(1)局部肌肉运动控制训练　主要是下颌、面部、腮部及唇部的肌肉运动训练。令患者进行皱眉、闭眼、鼓腮、张口、闭口、咀嚼、微笑等表情及动作,改善面颊部肌肉的紧张性，促进其主动收缩功能的恢复。

(2)舌训练　①舌部被动运动：护士用纱布包住患者的舌尖，用手牵拉舌头向各个方向运动，有助于降低舌肌张力；②舌部主动运动：让患者进行舌前伸、后缩、侧方顶颊部、唇齿间卷动转圈、弹舌等主动运动，以利于提高舌运动的灵活性；③舌部抗阻运动：指导患者将舌抵向颊后部，护士用手指指其面颊某一部位，患者用舌顶推，以增强舌肌的力量。

3. 咽部冷刺激

将冰冻的棉签置于患者口内前咽弓处平稳地垂直方向摩擦4～5次，然后嘱患者做1次吞咽动作。冷刺激可以诱发和强化吞咽反射。

4. 呼吸训练和有效咳嗽训练

对患者早期进行有助于吞咽功能的恢复。可指导患者采用腹式呼吸、缩唇呼吸训练，并强化训练患者进行有效咳嗽，通过强化提高呼吸系统的反应性，达到排除分泌物、预防误吸的目的。

(二)摄食训练

摄食训练又称直接训练，当患者的吞咽反射恢复后，才可试行摄食训练。

1. 进食体位

根据患者身体状况、饮食习惯及吞咽障碍的程度选择合适的体位，要求安全有利于进食，容易被患者接受。

(1)半卧位　如果患者不能坐起，可将床头摇起，使患者躯干置于30°～60°半卧位，头部前屈，偏瘫侧颈下用小软枕或毛巾垫起，肩部以软枕垫起，护理人员站于患者的健侧。

(2)坐位　只要病情允许，就应鼓励患者坐起进食。进食时，让患者全身放松，头部略向前倾，颈部微微弯曲，躯干直立，患侧手放在桌子上。如果患者无法控制自己的头部，护理人员则应在喂食时以手掌支持患者的下巴以扶住患者的头部。

2. 食物选择

根据患者饮食特点及吞咽障碍的程度选择食物。一般选择患者喜欢的营养丰富的食物，黏性适中而不易松散，柔软密度均一的软质食物，食物应偏凉，以便给予冷刺激有效强化吞咽反射。如香蕉泥、蛋羹、蔬菜浓汤等。

3. 喂食方法

掌握一口量，即每次最适于吞咽的入口量。正常成人量约20 mL，一般先以3～4 mL开始，酌情加量至1汤匙为宜。喂食时应用薄而小的勺子从患者的健侧喂食，尽量把食物放在舌根部。成人每次进食量不宜超过300 mL。

4. 改变吞咽的方法

①空吞咽与吞咽食物交替进行：吞咽一次食团后，空吞咽几次，口腔中无残留食物后再进食；或吞咽一次食团后饮少量水(1～2 mL)，口腔内食物清理完全后再进食，防止误吸发生；②侧方吞咽：让患者分别向左、右侧转头，同时做吞咽，可以使同侧的梨状隐窝变窄，挤出残留食物；③点头样吞咽：颈部后屈时，会厌谷变窄小，残留食物被挤出，颈部前

屈同时做空吞咽动作,可保护气道,减少食物残留;④用力吞咽:将舌用力向后移动,帮助食物推进经过咽腔,使口腔吞咽压增大,减少食物残留。

5. 注意事项

①操作前讲解吞咽障碍训练的重要性,取得患者积极配合;②训练前应先清洁口腔,可用蜂蜜按摩口腔和舌,协助吞咽肌群的活动;③开始训练时时间不宜过长,防止患者急躁和疲劳,以后视情况逐渐延长时间;④吞咽训练中随时观察患者疲劳状况、血压及呼吸等,防止发生意外;⑤进食后 30 min 内维持原体位,不能进行翻身、扣背、吸痰等操作,防止发生食物反流导致误吸。

(三)电刺激

电刺激是治疗吞咽障碍的重要手段。在此领域较多使用的是神经肌肉电刺激、功能型电刺激、经皮神经电刺激等。主要用于辅助强化肌力、帮助喉提升以及增加咽肌收缩力量与速度。

第三节　排痰训练

【引导案例】

患者,女,63 岁,子宫颈癌行子宫切除术后并发肺部感染,痰多不易咳出。

请问:如何为患者清除呼吸道分泌物?

排痰技术又称为气道分泌物去除技术,可促进呼吸道分泌物排出、维持呼吸道通畅、减少反复感染。排痰技术主要包括有效咳嗽训练、辅助咳嗽技术、体位引流、叩击、振动等方法。

(一)有效咳嗽训练

咳嗽是一种防御性反射,当呼吸道黏膜上的感受器受到刺激时,可引起咳嗽反射。有效咳嗽训练方法:将患者安置于舒适和放松的位置,指导患者在咳嗽前先缓慢深吸气、吸气后稍屏气片刻,快速打开声门,用力收腹将气体迅速排出,引起咳嗽。一次吸气,可连续咳嗽 3 声,停止咳嗽后缩唇将余气尽量呼尽。如深吸气可能诱发咳嗽,可尝试断续分次吸气,争取肺泡充分膨胀,增加咳嗽频率。咳嗽训练不宜长时间进行,一般在早晨起床后、晚上睡觉前或餐前半小时进行。

(二)辅助咳嗽训练

辅助咳嗽训练主要适用于腹部肌肉无力,不能引起有效咳嗽的患者。让患者仰卧于硬板床上或坐在有靠背的椅子上,面对着护士,护士的手置于患者的肋骨下角处,嘱患者深吸气,并尽量屏住呼吸,当其准备咳嗽时,护士的手向上向里用力推,帮助患者快速呼气,引起咳嗽。如痰液过多可配合吸痰器吸引。

（三）体位引流

体位引流是将患者置于特殊的体位，借重力作用将肺及支气管所存积的分泌物引流至较大的气管，通过咳嗽排出体外的过程。体位引流的原则是将病变位置置于高处，使引流支气管的开口向下。

1. 适应证

①年老体弱、久病体虚、胸部手术后、疼痛等原因，不能有效咳出肺内分泌物者；②慢性支气管炎、肺气肿等患者发生急性呼吸道感染及急性肺脓肿痰量多（痰量在 300～400 mL/d）且黏稠并位于气管末端者；③潴留分泌物长期不能排清者，如支气管扩张等；④某些特殊检查前的准备，如支气管镜、纤维镜、支气管造影等。

2. 禁忌证

①一般情况极度虚弱，无法耐受体位者；②疼痛明显、认知障碍或不合作者；③内外科急、重症患者，如心肌梗死、心功能不全、肺水肿、肺栓塞、急性胸部外伤、近期大咯血、严重骨质疏松、严重高血压等。

3. 实施

（1）排痰前准备　向患者解释体位引流的目的、方法及配合要点，消除患者的紧张情绪；准备好体位引流用物；必要时给予患者振动或叩击。

（2）确定痰液潴留的部位　可借助 X 射线直接判定痰液潴留的部位，或者采用听诊、触诊、叩诊等方式判断。

（3）摆放引流体位　根据痰液潴留部位，将患者置于正确的引流姿势，即痰液的潴留部位位于高处，使痰液从高处向低处引流，并尽可能让患者舒适，同时观察患者的面色及表情（图 5–5）。

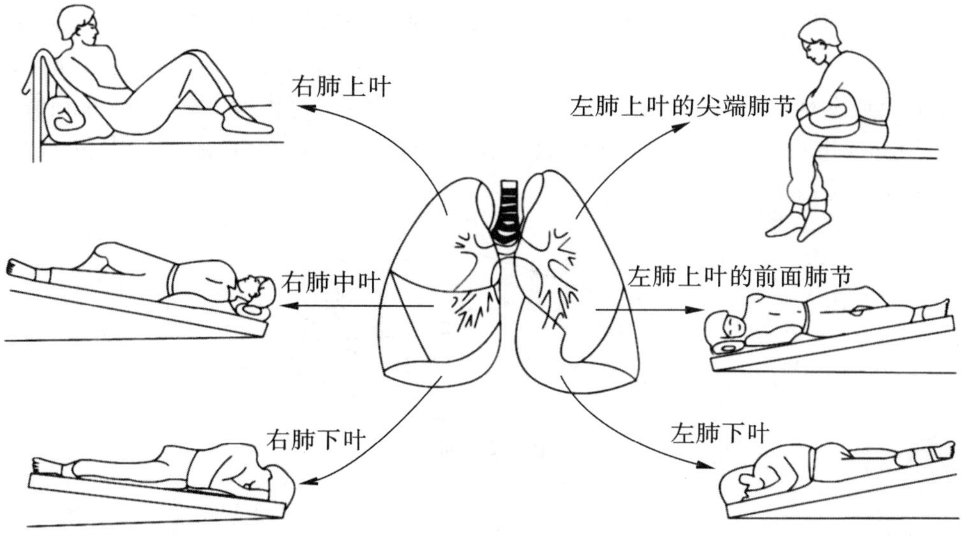

图 5–5　体位引流部位与体位

（4）体位引流方法　①每次引流一个部位，一般 5～10 min，如有多个部位，则总时间不要超过 30～45 min，以防止造成患者疲劳；②治疗频率视患者的病情而定，一般情况下每天上、下午各引流一次，痰量较多时，可增至每天 3～4 次。

（5）停止体位引流的标准　胸部 X 射线显示相对清晰；患者 24～48 h 内不再发热；听诊时呼吸音正常或者接近正常。

4. 注意事项

体位引流前后可配合饮水、支气管湿化、化痰、雾化吸入等措施增加疗效；因为夜间支气管纤毛运动减弱，分泌物易在睡眠时潴留，宜在早晨清醒后做体位引流；饭后不宜立即进行体位引流，应在饭后 1～2 h 或饭前 1 h 进行，防止胃食管反流、恶心和呕吐；引流过程中需注意患者的反应，如有咯血、发绀、头晕、出汗、疲劳等情况，应立即终止体位引流。

知识链接

体位引流床是呼吸内科患者进行体位引流时使用的体位托持器械，包括床架和床板，床架的一端通过铰链安装有床板，床板上设置有扶手；床架的另一端通过铰链安装有抬高垫，抬高垫通过铰链安装有调整垫。体位引流床结构合理，使用方便，患者进行体位引流比较稳定、可靠。

（四）叩击

患者取侧卧位，体力允许者取坐位。护士五指并拢，掌心空虚呈杯状，运用腕部力量在患者呼气时肺段相应的胸壁部位进行有节律的叩击（80～100 次/min），从肺底到肺尖，由外而内，每一部位叩击 2～5 min。若皮肤敏感，可用单层薄布保护胸廓部位，避免在骨突部位或女性的乳房区敲打。此操作宜每日 2～3 次，每次 15～20 min，宜在餐后 2 h 或餐前 30 min 进行。由于叩击是力量直接作用于胸壁，因此存在凝血障碍、肋骨骨折的患者禁用此方法（图 5-6）。

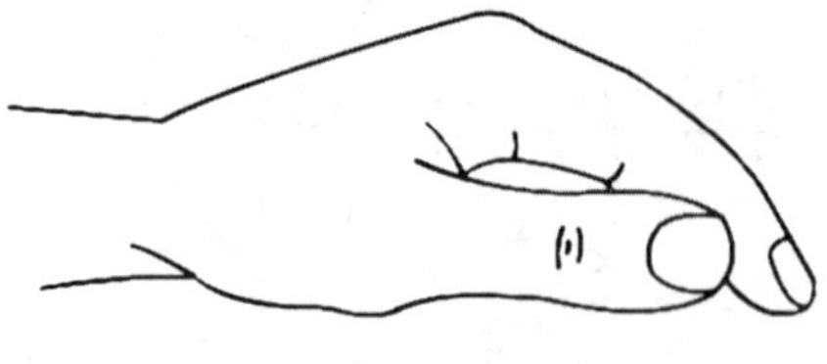

图 5-6　叩击

（5）震颤

护理人员双手重叠直接放在患者胸壁的皮肤上并压紧，嘱患者深呼吸，患者在呼气时给予快速、细小的压力振动，每次 30 s～1 min，每一部位振动 5～7 次（图 5-7）。振动法有助于纤毛系统清除分泌物，常用于叩击之后，禁忌证同叩击法。

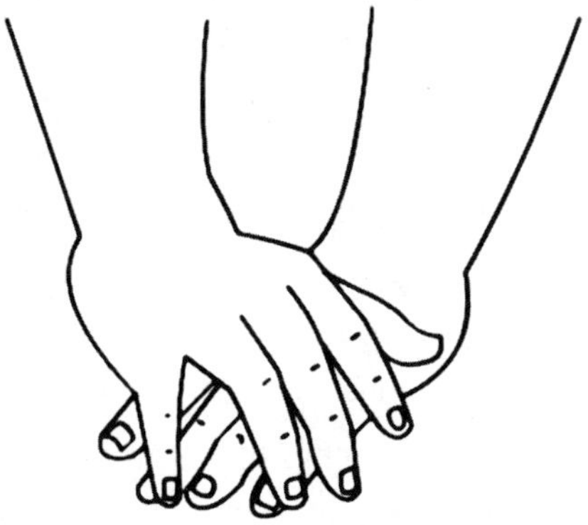

图 5-7　振动

第四节　膀胱护理

【引导案例】

患者，男，46 岁，C_7 脊柱损伤，双上肢肌力 3 级，双下肢肌力 0 级，长期卧床。

请问：如何指导患者进行清洁间歇导尿？

膀胱护理主要应用于脊髓损伤、脑卒中、颅脑损伤等导致的神经源膀胱患者。神经源性膀胱是指当控制膀胱的中枢和周围神经发生病变后引起的排尿功能障碍，表现为尿失禁或尿潴留，是康复常见的并发症之一。不同程度的残余尿不仅利于细菌繁殖，而且易造成膀胱输尿管反流，导致上尿路感染、肾功能受损。膀胱护理的目的是恢复和改善患者的膀胱功能，降低膀胱内压力，减少残余尿，控制和消除泌尿系统并发症的产生，提高患者的生活质量。

（一）膀胱管理方法

1. 间歇导尿术

指对于不能自主排尿或自主排尿不充分（残余尿>80 mL）的脊髓损伤或其他神经瘫痪患者，不将导尿管留置于膀胱内，仅在需要时插入膀胱，排空后即拔除的技术。间歇导尿可使膀胱周期性扩张与排空，接近生理状态，有利于保持膀胱容量和恢复膀胱的收缩功能，减少了感染的发生。间歇导尿被国际尿控协会推荐为治疗神经源性膀胱功能障碍的首选方法。

（1）分类　间歇导尿术分为无菌性间歇导尿和清洁间歇导尿。无菌性间歇导尿是用无菌技术实施的间歇导尿，建议在医院内由护士实施。清洁间歇导尿是指非医务人员（患者、亲属或陪护者）在清洁条件下，定时将尿管经尿道插入膀胱，规律排空尿液的方法。

(2)禁忌证　患者神志不清或不配合者;尿道严重损伤或感染;有显著出血倾向;全身感染或免疫力极度低下者;前列腺显著肥大或肿瘤。

(3)实施　清洁间歇导尿的操作步骤:①准备好导尿管、润滑液、尿壶、毛巾等用物,保持环境隐蔽及安静;②用清水清洗患者的会阴部并擦干,操作者使用肥皂或洗手液搓洗双手,冲洗干净并擦干;③润滑导尿管前端,缓慢将导尿管插入尿道直至有尿液排出,引流尿液,操作者可在患者耻骨上区缓慢向内向下按压协助剩余尿液的排出;④导尿完成后立即拔出尿管,尿管用清水清洗后置于无黏膜刺激的医用消毒液或0.9%氯化钠溶液内保存。无菌间歇导尿技术实施过程与清洁导尿一致,但用物、操作者的手卫生、患者的会阴部准备、导尿的实施等都要依据无菌导尿技术来进行。

(4)时机和频率　间歇导尿多在脊髓损伤后1~2周,从患者度过脊髓休克期开始。间隔时间取决于残余尿量,一般为4~6 h导尿一次,每日不超过6次;随着残余尿量的减少可逐步延长导尿间隔时间,当每次残余尿量少于100 mL时,可停止间歇导尿。

(5)饮水计划　为避免膀胱因不能排尿而过度膨胀,有损其功能,间歇导尿期间,患者液体摄入量应严格控制。具体要求:①每日饮水量应限制在1 500~2 000 mL,并于上午6点到下午8点平均分配饮水量,每次不超过400 mL,下午8点到次日上午6点不再饮水;②指导患者勿饮利尿饮品,勿进食引起口干的食物,做到液体均匀摄入;③及时准确记录进食进饮量,每日进出量须保持平衡,并按照排尿恢复情况及排除尿量多少做出适当的调整。

(6)注意事项　①指导患者制定定时定量喝水、定时排尿的制度,以便合理选择导尿时机;②每次导尿前半小时,让患者试行自解,一旦开始排尿,需测定残尿量;③插入动作轻柔,以防尿道损伤;④指导患者学会记录、观察自排尿液和导出尿液的性状,如有发热,小便有血、混浊、有异味,下腹或背部疼痛,尿管插入时感到异常疼痛或遇到阻力难以插入等情况,应立即通知医务人员。

2. 经尿道留置导尿

经尿道留置导尿是用无菌技术经尿道将无菌导尿管插入膀胱并长时间留置在体内以引流尿液的方法。临床上通常使用双腔气囊导尿管进行留置导尿,导尿管末端与密闭式集尿袋相接。

(1)适应证　①处于脊髓休克期的脊髓损伤患者;②不适合或拒绝实施间歇导尿的患者;③顽固性尿失禁患者;④继发于尿失禁的尿漏导致的会阴部皮肤损伤的患者。

(2)注意事项　①每日消毒尿道口和导尿管近尿道口部分2次,排便后清洗肛门及会阴部皮肤;②留置尿管期间鼓励患者每日摄水量在2 000 mL以上;③密切观察尿液颜色、性状、有无血性分泌物,根据感染的情况来决定是否进行膀胱冲洗;④每日更换集尿袋,保持引流通畅,及时倾倒尿液,每周更换导尿管,硅胶导尿管可酌情延长时间更换。

3. 耻骨上膀胱造瘘

耻骨上膀胱造瘘指由下腹部耻骨联合上缘穿刺进入膀胱,放置导管将尿液引流到体外的一种方法,分为暂时性和永久性两种。

(1)适应证　①尿道异常,如尿道狭窄、尿路梗阻或尿道瘘,导尿管插入困难;②继发于尿失禁的尿漏导致会阴部皮肤损伤;③存在前列腺炎、尿道炎或睾丸炎;④膀胱或前列腺出血严重患者。

(2)禁忌证　有下腹部手术史,腹膜返折与耻骨粘连固定者。

(3)注意事项　①保持导管清洁通畅,每日消毒造瘘口皮肤,覆盖无菌敷料,如造瘘口周围皮肤红肿,应及时通知医生予以保护和处理;②集尿袋须低于耻骨联合或膀胱水平,防止尿液反流至膀胱造成感染;③集尿袋内尿液及时倾倒,每日更换,引流管每月更换 1 次;④每日摄入水分 2 500 mL 左右,避免膀胱内感染和结石形成;⑤造瘘管 2 ~ 3 h 放尿 1 次,维持膀胱容量,预防逼尿肌失用性萎缩引起膀胱挛缩。

(二)膀胱功能训练

膀胱功能训练是恢复和维持膀胱正常的收缩和舒张功能,达到自行排尿的常用方法。对神经源性膀胱尿道功能障碍的患者应及早进行训练。

1. 排尿意识训练

适用于留置导尿的患者,每次放尿前 5 min,指导患者卧于床上,想象卫生间环境,听流水声试图自己排尿,然后由陪同人员缓缓放尿。

2. 尿意习惯训练

基于排尿规律,训练患者在特定时间内进行排尿,如晨起、睡前或餐前 30 min。结合患者具体情况,白天每 3 h 排尿 1 次,夜间排尿 2 次,避免在安排时间以外排尿。这种训练可以减少尿失禁的发生,逐渐养成良好的排尿习惯。

3. 盆底肌训练

嘱患者在不收缩下肢、腹部及臀部肌肉的情况下自主收缩盆底肌肉(会阴及肛门括约肌),每次维持 10 s,连续 10 次,每天 3 组。这种训练可以减少漏尿的发生。

4. 代偿性排尿训练

①Crede 按压法:用拳头置于患者脐下 3 cm 处深按压,并向耻骨方向滚动,动作缓慢柔和,同时嘱患者增加腹压帮助排尿;②Valsalva 屏气法:患者取坐位,身体前倾,快速呼吸 3 ~4 次,延长屏气增加腹压,做一次深吸气后屏住呼吸向下用力做排便动作帮助排出尿液。

代偿性排尿训练会增加膀胱内压,不适合用于膀胱-输尿管反流、膀胱逼尿肌反射亢进、膀胱出口梗阻、尿道异常的患者;患有颅内高压、心律失常或心功能不全等的患者也不适合进行此种训练;痔疮、疝气患者亦应慎用。

5. 反射性排尿训练

在导尿前半小时,通过寻找刺激点,如轻轻叩击耻骨上区或大腿上 1/3 内侧,牵拉阴毛、挤压阴蒂(茎)或用手刺激肛门诱发膀胱反射性收缩,产生排尿。反射性排尿应用范围有限,仅适用于一些特殊病例。

(三)电刺激

电刺激已经是膀胱护理技术中重要的手段。经外科手术将电极植入体内,通过电极直接刺激逼尿肌,引起逼尿肌收缩。亦可以直接对骶神经根进行刺激,使骶神经兴奋,促使逼尿肌收缩，引起排尿。

第五节 肠道护理

【引导案例】

患者，男，23 岁，因车祸导致脊髓损伤急诊入院，以“脊髓损伤术后”转入康复科。患者意识清楚，无发热，大便失禁，脊髓损伤程度判定 ASIA 残损指数 A 级。

请问：如何为患者进行肠道功能训练？

肠道护理技术主要应用于各种原因导致的神经源性大肠。通过护理，可以帮助患者解除疾病引起的排便功能障碍，建立排便规律，预防因便秘、腹泻与大便失禁导致的并发症，消除或减少由于失禁造成的难堪。排便功能障碍是指各种因素导致大便失禁或排便困难的功能状态，临床上可分为反射性大肠和迟缓性大肠，反射性大肠主要表现为便秘，迟缓性大肠可同时表现为便秘和大便失禁。

（一）反射性大肠的护理

反射性大肠也称上运动神经元大肠，是由 $S_2 \sim S_4$ 以上脊髓损伤引起，骶发射弧完好，可以通过反射自动排便，但缺乏高级排便中枢的主动控制，以便秘为主要表现，护理目标是养成规律的排便习惯，减少由于便秘导致的并发症，如肛裂、痔疮等。

1. 指力刺激

协助患者左侧卧位，护士的示指或中指带指套，涂润滑油，缓缓插入肛门，用指腹沿着直肠壁顺时针环形按摩。每次指力刺激持续 15 ~ 20 s，直到感到肠壁放松、排气、有粪便流出。指力刺激可诱发肠道反射，促进粪便的排出。

2. 腹部按摩

患者屈膝，放松腹部，护士用手掌自右向左沿着患者的结肠解剖位置（升结肠、横结肠、降结肠、乙状结肠）方向，即自右下腹、右上腹、左上腹、左下腹做顺时针环状按摩，促进肠道蠕动，加速粪便排出。

3. 肠道功能训练

（1）腹肌训练　如仰卧直腿抬高训练、仰卧起坐等。通过训练，可增强腹肌的收缩能力，提高排便时的腹内压，从而有助于粪便的排出。

（2）盆底肌训练　患者取仰卧位或坐位，双膝屈曲稍分开，轻抬臀部，缩肛提肛，维持 10 s，连续 10 次，每天练习 3 组，促进盆底肌肉功能恢复。

（3）模拟排便训练　根据患者以往的排便习惯安排时间，提供隐蔽的排便环境，指导患者选取适宜的排便姿势，如蹲位或者坐位，嘱患者深吸气，往下腹部用力，模拟排便动作。每日定时进行模拟排便训练，有助于养成定时排便的良好习惯。

4. 药物使用

使用通便剂，如开塞露、甘油等，可软化粪便，润滑肠壁，刺激肠蠕动而促进排便。在通便药效不佳时，可用小量不保留灌肠促进排便。

5. 饮食与运动

增加水果、蔬菜及粗粮等高纤维素食物的摄入，多饮水。指导患者适当运动，增强身体耐力，进行增强腹肌和盆底肌的训练。

（二）迟缓性大肠的护理

迟缓性大肠也称下运动神经元大肠，是由 $S_2 \sim S_4$ 以下脊髓损伤以及马尾损伤引起，骶发射弧破坏，无排便反射，肛门括约肌松弛，排便中枢被破坏，患者无法依靠肠蠕动实现主动排便，通常表现为大便失禁。康复护理的目标是保持成形大便，减少大便失禁的次数，养成规律排便习惯。

1. 手指协助排便

给予腹部顺时针按摩后，进行手指协助排便。护士的示指或中指带指套，涂润滑油，缓慢插入患者肛门，由外向内挖出粪团，将直肠内的粪便挖清。

2. 肠道功能训练

如盆底肌功能训练、腹肌训练等，可增强患者对排便的控制能力，同时养成定时排便的良好习惯。

3. 饮食指导

给予清淡、规律饮食，禁烟、酒，避免导致大便松散的食物，如辛辣食品等。

4. 皮肤护理

保持床单位干净、整洁，保证肛周、臀部皮肤清洁干燥。如出现肛周发红，给予氧化锌软膏涂擦。

（三）肠道护理注意事项

（1）在进行规律的肠道护理之前，先将肠道中积存的粪便排清。

（2）肠道训练的时间要符合患者的生活规律，并根据患者的情况进行调整和评价。

（3）患者出现严重腹泻时，应对肛周皮肤予以保护，防止肠液刺激皮肤发生破溃。

（4）排便训练需要坚持几周甚至数月，应在训练前做好解释，让患者有充分的思想准备，积极调动耐心和毅力坚持到底。

（5）训练过程中，注意心理疏导，帮助患者树立治愈的信心，减轻患者由于排便障碍带来的精神紧张和心理压力。

第六节　日常生活活动训练

【引导案例】

患者，女，75 岁，高血压病史 15 年，近日头痛加重收住入院。

请问：如何指导患者进行日常生活能力训练？

日常生活活动是指每个人为达到生活自理而每日必须进行的一系列最基本的动作。为了改善或恢复患者完成这些活动能力而进行的一系列针对性的训练称为日常生活活动训练。公认的训练内容有进食、更衣、如厕、个人卫生等。训练原则如下。

(1)训练前,评估患者日常生活活动的能力及其潜能,结合患者的病情、全身功能状况、住宅环境和家庭条件制订切实可行的计划。

(2)训练计划实施时,应循序渐进,由易到难,重点突出,可以先化整为零,再化零为整。

(3)对于有感觉损害或失用症的患者,除给予示范,语言提醒、暗示外,应更多地注重教授过程,即重复教授,逐项学习。

(4)不轻易考虑使用辅助器,对因疾病而引起严重残疾的患者或经过适当训练仍不能独自完成日常生活的患者,可以借助必要的辅助器具。

(5)应尽可能地发挥患者患肢的功能,护理人员只在必要时给予协助。

(6)鼓励家庭成员参与训练,充分发挥患者及家属的积极性。

(一)进食训练

饮食能提供给人体所需的营养,是保证人体健康的重要条件。对意识清醒、全身状况稳定的患者进行进食训练,可促进患者身体康复,提高活动能力。

1. 摄食体位

根据不同的病情,可选择坐位或半坐位。护理者位于患者正面或健侧,协助患者身体靠近餐桌,背部使用靠背架支撑,患侧上肢放在桌子上。患者无法坐起,可抬高床头使躯干呈30°仰卧位,头部前倾,偏瘫患者则患侧肩部给予枕头垫起,以保持肩部在正常高度,健侧在下,护理者位于患者健侧。

2. 食物选择

根据患者吞咽障碍程度和阶段,优先选择胶冻状食物,而后糊状食物,最后过渡至普食。胶冻状食物应密度均一、有一定黏性、不易松散且通过口腔时容易变形、不在黏膜上残留,如蛋羹、果冻等。

3. 进食方法

将食物及餐具放在便于取用的位置,必要时碗、盘应用吸盘固定;健手握持餐具进食。为了训练健、患手功能的转换,嘱患者用健手把食物放入患手中,再用患手将食物放入口中,必要时可用健手托住患侧前臂近肘关节处,协助将食物送进口中。当患手恢复一定主动运动时,可用患手直接进食。

4. 饮水训练

将倒入适量温水的杯子放在适当的位置;用患手持杯,可用健手帮助,以稳定患手,端至嘴边;缓慢倾斜茶杯,倒少许温水于口中,咽下,必要时用吸管饮水。

(二)更衣训练

更衣不仅是患者日常生活活动中不可缺少的动作,也是患者维护自尊、提高自信心的重要方式之一。

1. 穿脱上衣

穿上衣动作包括：将上肢放进袖口中，脱、穿套头衫；用手将衣服的后背部向下拉；解开或系上纽扣、开关拉链；分清上衣的上、下、前、后及左、右以及它们与身体各部位的关系。

(1)躯干关节活动受限、肌力低下者的训练　穿轻便、宽松的上衣；穿前开襟上衣时不解开衣服下部的扣子，按套头衫的方式穿、脱；躯干肌力弱，坐位平衡不稳定时给予支持。

(2)上肢和躯干协调障碍者的训练　穿着宽松的服装；提倡穿套头式上衣或前开襟上衣按套头式服装穿脱；必要时选用大的扣子或按扣；操作时，上肢应尽量靠近身体。

(3)一侧上肢或身体障碍者的训练　穿着轻便、宽松的上衣；坐位平衡较差时予以支持；穿前开襟的衣服时，先用健手穿患侧衣袖，后经患肩绕过头部将衣服拉至健侧穿健侧衣袖；脱衣时，健手先脱患侧衣袖一半，再将健侧袖子全部脱下，最后退出患侧的衣袖。穿套头式上衣时，先将上衣衣领朝前、背朝上放在膝上；健手将患手插入衣袖，并将手伸出袖口；再将健手插入衣袖并伸出；用健手将衣服尽量往患肩上拉；然后将衣服后身部分收起并抓住；头从领口钻出；最后整理衣服。脱衣时，将衣服上卷至胸部以上，用健手越过肩部拉起衣服背部退出头部，再退出双肩与双手。

2. 穿脱裤子、鞋袜

主要动作包括：站着提裤子；抓住裤腰并系皮带；解开或系上扣子、开关拉链，系鞋带；分清裤子的上、下、前、后及左、右以及它们与身体各部位的关系。

(1)下肢关节活动受限、肌力低下者的训练　穿轻便、宽松的裤子；穿松紧口鞋或有尼龙搭扣的鞋；避免穿高帮鞋或靴子。

(2)上肢、下肢和躯干协调障碍者的训练　穿着宽松的服装，裤腰用松紧带；在稳定的床上、轮椅、扶手椅上穿衣；在用手去触摸脚面时，用上肢顶住腿部以保持稳定；肢体远端负重。

(3)一侧上肢或身体障碍者的训练　在椅子上穿裤子时，健手放于患腿腘窝处将其抬起放在健腿上，健手先穿患腿裤腿，后放下患腿穿健腿裤腿；用健腿撑起臀部站起，上提裤子；用健手系皮带整理。在椅子上脱裤子时，先在坐位上松解皮带或腰带；站起时裤子自然落下；先脱健侧，再脱患侧。

(三)如厕训练

如厕动作包括：能穿、脱裤子；上、下坐便器；手能接触到会阴部，拿住和使用卫生纸；必要时能使用尿壶或便器、使用栓剂、能排空和护理结肠造瘘等。

(1)上厕所前后穿、脱裤子的方法如前所述。

(2)坐便器高度应与轮椅相当，两侧安装扶手。先将轮椅从侧方靠近坐便器固定，患者身体前移至轮椅前缘，健侧靠近扶手站起，转身到坐便器前缘，站稳、分腿、解裤带、退裤腿，身体前倾，借助扶手慢慢蹲下坐在坐便器上。

(3)抓握功能差者，可将卫生纸缠绕在手上使用。

(4)上肢关节活动受限、截肢或手指感觉缺失者可使用安装在坐便器上的自动冲洗器及烘干器清洁。

(5)肌力弱或协调性差者在如厕和清洁时可采用扶手保持稳定。

(6)夜间在床旁放置便器以免去厕所的不便。

(四)洗漱训练

洗漱动作包括洗手和脸、拧毛巾、刷牙、梳头和做发型、化妆、刮胡子、修剪指甲等。

(1)上肢和颈部关节活动受限、肌力低下者 健手辅助患手进行梳洗;将前臂置于较高的平面上以缩短上肢移动的距离;用嘴打开盖子;用双手握住杯子、牙刷、剃须刀、梳子等;使用按压式肥皂液。

(2)上肢和颈部协调障碍者的训练 增加肢体重量;一侧上肢固定另一侧上肢或同时使用双上肢;在洗脸、刷牙以及梳头时,将躯干、肘、腕部靠在水池边以保持上肢稳定;使用按压式肥皂液。

(3)一侧上肢或身体障碍者的训练 开瓶盖时,将容器夹在两腿之间;用健手打开水龙头放水,调节水温,洗脸患手和前臂;洗健手时用健侧手将毛巾铺在洗脸池边缘或患侧前臂上,在毛巾上来回搓洗健手及前臂;拧毛巾时,可将毛巾绕在水龙头上,用健手拧干。

(五)洗澡训练

洗澡动作包括:进出浴盆或淋浴室;使用水龙头、肥皂、海绵、浴巾;手能够到身体的每一个部位和水龙头。

(1)患者出入浴室应穿防滑拖鞋,浴盆底部及淋浴的地面铺上防滑垫。

(2)盆浴时,患者坐在紧靠浴盆且与浴盆相同高度的椅子上,脱去衣物后用健手拖住患腿放入盆内,健手握盆沿,健腿撑起身体前倾抬臀移至盆内,健腿入盆。

(3)患者亦可坐在淋浴凳或椅子上,湿毛巾搭在椅背上,通过背部摩擦毛巾擦洗背部;擦干背部也用同样的方法。

(4)如果手不能摸到脚,就在脚底部放一块有皂液的毛巾洗脚。

(5)一侧上肢损伤者,将有皂液的毛巾放在膝上,将上肢放在毛巾上擦洗。

第七节 心理护理

【引导案例】

患者,女,65岁,高血糖病史12年,因心慌、眩晕、全身无力平车收治入院。入院时患者血糖、血压正常,眩晕导致无法下床活动,焦虑恐惧无法安静入睡。

请问:如何对患者进行心理疏导?

（一）心理护理概述

1. 定义

心理护理是指在康复护理过程中，护士以良好的人际关系为基础，以心理学的理论知识为指导，运用其方法和技术消除或缓解患者的不良心理状态和行为，以解决患者的心理健康问题，促进患者的康复。

2. 特点

①广泛性与情境性：患者的心理活动深受环境的影响，在护理工作中，护士的言谈举止无时无刻不影响着患者的心理活动；②个体化与复杂化：患者的心理状态受到多种复杂因素的影响，护士应针对每个患者的心理特点，进行个体化的心理护理；③社会性：患者的心理状态离不开社会环境的影响，如家属支持、周围人们的态度等。

3. 原则

①平等性原则：尊重患者人格，实施护理前征得患者同意，保护其自尊心；②针对性原则：护理人员应详细了解患者的具体情况，有针对性地给予心理护理；③自主性原则：应突出患者的主体作用，自觉地在医护人员的指导下参与自身的康复护理过程；④保密性原则：护理人员不得泄露患者的隐私和秘密，如生理缺陷、性病等。

（二）心理护理方法

1. 环境要求

安排床位时，应考虑患者不同的疾病特点、性格特点、心理特点。将积极、开朗、乐观的患者与消极、抑郁、悲观的患者安排在同一间病房，或者将康复进展迅速、成功的患者与病情反复、情绪低落的患者安排在同一间病房，用一方积极的情绪去感染和改变另外一方。

2. 放松疗法

放松疗法又称为肌肉松弛训练或自我调整疗法，是一种通过各种固定的训练程序，使患者学会生理上和躯体上放松的一组行为治疗方法。放松训练可以起到使患者肌肉放松，消除紧张和疲劳，缓解疼痛、镇静、催眠等作用，让患者处于放松、休息状态。放松训练可以在任何体位上进行。

（1）渐进性放松法　渐进性放松法是指患者依靠自我暗示有意识地反复练习肌肉的紧张和放松，然后使全身逐渐进入放松状态。放松训练要在安静舒适的房间进行，每日或隔日一次，每次 20 ~ 30 min，直至患者在日常生活中随意可以进行放松。

具体操作方法：让患者靠在舒服的椅子上，回想令人愉快和松弛的情景，双臂放于椅子扶手，处于舒适随意的状态。首先让患者握紧拳头，然后松开，咬紧牙关，然后松开。领会了紧张与放松的主观感觉之后，再进行放松训练。放松训练从前臂开始，然后依次放松面部、颈部、肩、背、胸、腹、下肢。借助生物反馈技术，可加快放松进程。

（2）深呼吸放松训练　患者处于站位或坐位，双肩下垂，闭上双眼做深呼吸。在呼吸变慢，越来越轻松的同时，想象自己的心跳亦渐渐变慢，越来越有力，整个身体变得很平静，周围好像没有任何东西，自己感到轻松自在，静默数分钟结束。

(3)钟摆样摆动法　将上肢或下肢置于下垂位，前后摆动放松，直至肢端出现明显的麻木感，也可以于肢端增加0.4～1.0 kg重量的物体，然后再做摆动，以达到肌肉放松的目的。也可用此方法来训练肩、髋、膝关节的活动。

(4)肌肉放松体操　用于肌张力严重增高无法放松的患者。主要用于颈部、肩部、胸部、背部肌肉的放松训练。可在仰卧位、坐位、站立位、步行等各种姿势下进行，做肌肉放松操前应在相应的部位进行热敷和按摩。多数配合呼吸运动，让患者吸气时收缩，呼气时放松。

3. 心理支持

心理支持疗法是指护理人员通过对患者的指导、劝解、鼓励和安慰来支持和协助患者处理问题，适应所面对的现实环境而渡过心理危机。主要针对处于震惊、否定和抑郁阶段的患者。进行支持疗法时，护士要热情对待患者，对患者的痛苦与困难给予高度同情，给予他们关心和尊重。主要治疗程序包括倾听、解释、指导、支持等。

(1)倾听　通过有效倾听，既可以了解患者的痛苦和症结所在，又可以使患者体会到护士对他们的关爱，使护患关系更加融洽。倾听技术包括语言和非语言方法，如身体前倾、重述、询问、情感反应等。

(2)解释　护士在了解患者心理问题的原因后，应设身处地地为患者着想，运用自己的理论知识和人生经验对问题做出透彻的分析，并运用通俗易懂的语言向患者做出合理的解释，提出解决困难的办法和真诚的劝告，以便于患者慢慢地领悟。

(3)指导　调动患者自己内在的积极性，充分发挥患者自身的主观能动性及治愈疾病的潜在能力，让患者清楚问题的实质，逐渐领悟出解决问题的有效方法，并树立信心去解决。

(4)支持　许多患者的恢复需要一个漫长的过程，患者往往表现出悲观、无助。因此，护士应充分调动患者及家属的积极性，同他们一起制订康复护理计划，让患者感受到医务人员对他们的理解、支持与鼓励，从而树立信心，积极参与康复。

小　结

- 康复护理基本技术
  - 体位与体位转移
    - 良肢位
    - 功能位
    - 烧伤患者抗挛缩体位
    - 体位转移技术
  - 进食与吞咽训练
    - 基础训练
    - 摄食训练
    - 电刺激
  - 排痰训练
    - 有效咳嗽训练
    - 辅助咳嗽训练
    - 体位引流
    - 叩击
    - 震颤
  - 膀胱护理
    - 膀胱管理方法
    - 膀胱功能训练
    - 电刺激
  - 肠道护理
    - 反射性大肠的护理
    - 迟缓性大肠的护理
    - 肠道护理注意事项
  - 日常生活活动训练
    - 进食训练
    - 更衣训练
    - 如厕训练
    - 洗漱训练
    - 洗澡训练
  - 心理护理
    - 定义
    - 特点
    - 方法

练习题

一、名词解释

1. 良肢位　2. 功能位

二、选择题

1. 神经源性膀胱的康复护理措施不包括　(　　)

A. 留置导尿　B. 间歇导尿
C. 加压排尿　D. 听流水声
E. 少量饮水

2. 有关反射性大肠的护理措施错误的是　(　　)

A. 进行指力刺激时，应协助患者左侧卧位，每次刺激时间持续 15 ~ 20 s
B. 腹部按摩时，护士用手掌自左向右沿着患者的结肠解剖位置方向按摩
C. 可协助患者进行仰卧直腿抬高、仰卧起坐等训练，增强腹肌的收缩功能
D. 遵医嘱使用通便剂，在通便效果不佳时，可用小量不保留灌肠促进排便
E. 增加水果、蔬菜等高纤维素食物的摄入，多饮水

3. 吞咽障碍患者进行进食与吞咽训练时不合适的是　(　　)

A. 将冰冻的棉签置于患者口内前咽弓处进行摩擦，可诱发和强化吞咽反射

B. 患者进食时体位应根据患者的意愿，不需考虑患者的病情及身体状况

C. 应根据患者饮食特点及吞咽障碍的程度选择食物，食物应偏凉

D. 成人每次进食量不宜超过300 mL

E. 进食后30 min内维持原体位，不能进行翻身、扣背、吸痰等操作

4. 关于体位引流，说法正确的是 （　　）

A. 任何患者都可以进行体位引流

B. 体位引流的总时间不可超过1 h

C. 体位引流的次数可根据患者的病情变化不限次数

D. 体位引流时为避免患者头部充血不适，患者应处于头高足低位

E. 体位引流前后可配合饮水、雾化吸入等措施增加疗效

5. 一侧上肢或身体障碍者进行日常生活活动训练护理要点中错误的是 （　　）

A. 应穿松紧口鞋或有尼龙搭扣的鞋，避免穿高帮鞋或靴子

B. 患者出入浴室应穿防滑拖鞋，浴盆底部及淋浴的地面铺上防滑垫

C. 拧毛巾时，可将毛巾绕在水龙头上，用健手拧干

D. 肌力弱或协调性差者在如厕和清洁时可采用扶手保持稳定

E. 在椅子上脱裤子时，先坐位松解腰带，站起裤子落下，先脱患侧，再脱健侧

三、简答题

1. 为患者进行体位引流时应注意哪些？

2. 简述肠道护理的注意事项。

3. 如何指导一侧偏瘫患者进行更衣训练？

4. 患者，男，45岁，脑外伤急诊入院，入院后患者昏迷、高热、大小便失禁，请问如何为患者进行肠道护理？

（河南医学高等专科学校　罗　芸）

第六章

神经系统常见疾病的康复护理

学习目标

【知识目标】

1. 掌握脑卒中、颅脑损伤、脊髓损伤、脑性瘫痪、周围神经损伤和帕金森病患者的主要康复护理措施和健康教育。

2. 熟悉脑卒中、颅脑损伤、脊髓损伤、脑性瘫痪、周围神经损伤和帕金森病患者的各种功能障碍及康复评定。

3. 了解脑卒中、颅脑损伤、脊髓损伤、脑性瘫痪、周围神经损伤和帕金森病的临床表现、病因、分类及流行病学特点。

【能力目标】

能够配合康复医生进行神经系统常见疾病的康复护理评定、功能锻炼。

【素质目标】

1. 学生乐于与他人合作,具有团队协作精神。

2. 护理活动中关心、爱护患者,有爱心、有奉献精神。

第一节　脑卒中

【引导案例】

患者,李某,男,65 岁,高血压病史 20 年,数月来多次发生左侧肢体麻木、无力,休息后缓解而未引起重视。今日晨起时发现左侧肢体无力,不能持物,口齿不清,呈进行性加重而入院。查体:患者神志清楚,血压 180/100 mmHg,左侧面瘫,左上、下肢肌力 2 级。入院诊断为"脑血栓"。

请问:针对该患者请你选择合适的康复护理措施。

一、概述

脑卒中(stroke)又称脑血管意外(cerebral vascular accident),是指突然发生的、由脑血管病变引起的局限性脑功能障碍,并持续时间超过 24 h 或引起死亡的临床综合征。表现以猝然昏扑、不省人事或发生口眼㖞斜、半身不遂、舌强言蹇、智力障碍为主要特征。脑卒中包括缺血性卒中和出血性卒中。前者又称脑梗死,包括脑血栓形成和脑栓塞;后者包括脑出血和蛛网膜下腔出血。脑卒中是神经系统的常见病、多发病,具有发病率高、致残率高、死亡率高和复发率高的特点,严重危害着人类的生命健康,是中老年人致死和致残的主要疾病之一。在全球范围内,脑卒中每年有460 万人死亡,其中1/3 在工业化国家,其余发生在发展中国家,患病和死亡主要在 65 岁以上的人群中。我国是脑卒中高发地区,据估计居民现患脑血管病600 万,每年新发生脑血管病130 万人,死亡近100 万人,在幸存者中约3/4 的人留下偏瘫等后遗症状,部分患者丧失劳动能力和生活能力。所以进一步加大防治力度,尽快降低卒中发病率和死亡率,已成为当前一项刻不容缓的重要任务。脑卒中的康复是从医学的角度,通过康复医生、护士、康复治疗师、心理医师、医学社会工作者等共同工作,应用主动性的再训练和矫形支具等康复措施,使患者更好地利用个人和环境的资源,最大程度地减轻残疾的影响。康复不仅能使患者得到最大程度的功能恢复,而且能够降低脑血管病的死亡率,缩短住院时间,减少医疗费用,并促进患者积极参与社会生活,提高其生活质量。

二、主要功能障碍

1. 运动功能障碍

脑卒中后最常见、最严重的功能障碍是运动功能障碍。运动功能障碍由椎体系统受损引起,是致残的主要原因。运动功能障碍多表现为一侧肢体不同程度的瘫痪或无力,即偏瘫。

2. 言语功能障碍

脑卒中患者言语功能障碍的发病率高达40% ~50% 。言语功能障碍是指口语、书面语、手势语等交流能力的缺陷。脑卒中后言语功能障碍包括构音障碍和失语症两个方面。

3. 摄食和吞咽功能障碍

摄食和吞咽功能障碍是脑卒中最常见的并发症之一。吞咽动作一般分为口腔准备期、口腔期、咽期和食管期,脑卒中后吞咽功能障碍为前三期单独或同时发生的障碍。摄食和吞咽功能障碍的患者易发生吸入性肺炎或因进食不足出现营养不良、水和电解质紊乱。

4. 感觉障碍

约 65% 的脑卒中患者有不同程度和不同类型的感觉障碍。感觉障碍主要表现为痛温觉、触觉、运动觉、位置觉、实体觉和图形觉减退或消失。

5. 认知障碍

认知障碍主要包括意识障碍、智力障碍、记忆力障碍、失认症、失用症。

6. 心理障碍

心理障碍是指人的内心、思想、精神和感情等心理活动发生障碍。脑卒中患者一般要经历震惊、否定、抑郁反应、对抗独立、适应等几个心理反应阶段。常见的心理障碍有：抑郁心理，发生率为32% ~46%；焦虑心理；情感障碍。

7. 日常生活活动能力障碍

脑卒中患者由于运动功能、言语功能、摄食和吞咽功能、感觉功能、认知功能等多种功能障碍并存，导致日常生活活动能力严重障碍。

8. 其他功能障碍

①面神经功能障碍：主要表现为额纹消失、口角㖞斜及鼻唇沟变浅等表情肌运动障碍。②误用综合征：病后治疗方法不当可引起关节肌肉损伤、骨折、肩髋疼痛、痉挛加重、异常痉挛模式和异常步态、尖足内翻等。③废用综合征：长期卧床可引起压疮、肺感染、肌萎缩、骨质疏松、体位性低血压、肩手综合征、心肺功能下降、异位骨化等废用综合征。④延髓麻痹：分真性和假性延髓麻痹，以后者多见。

三、康复护理评估

1. 运动功能评定

对于中枢神经系统损伤所造成的肢体功能障碍比较实用的评定方法主要有 Brunnstrom 偏瘫功能评价法、简化 Fugl-Meyer 评定法、徒手肌力评估法。

(1) Brunnstrom 偏瘫功能评价法(表 6-1)。

表 6-1　Brunnstrom 偏瘫功能评价法

阶段	上肢	手	下肢
Ⅰ	弛缓、不能进行任何运动	无任何运动	无任何运动
Ⅱ	仅出现协同运动模式	仅有极细微的屈曲	仅有极少的随意运动
Ⅲ	可随意发起协同运动	可有钩状抓握，但不能伸指	在坐和站立位上，有髋、膝、踝的协同性屈曲
Ⅳ	出现脱离协同运动的活动：肩0°，肘屈90°的条件下，前臂可旋前、旋后；肘伸直的情况下，肩可前屈90°；手臂可触及腰骶部	侧捏已开始形成，可有少量伸指运动和一些拇指运动	坐位时膝关节可屈曲90°，足可向后滑动。在足跟不离地的情况下踝能背屈

续表 6-1

阶段	上肢	手	下肢
Ⅴ	出现相对独立于协同运动的活动。肘伸展位肩可外展 90°,肘伸展位上肢可举过头顶,肘伸展位前臂可旋前旋后	可做球状和圆柱状抓握,手指同时伸展,但不能单独伸展	痉挛减弱,共同运动进一步减弱,分离运动增强 1. 立位,髋伸展位能屈膝 2. 立位,膝伸直,足稍向前踏出,踝能背屈
Ⅵ	痉挛基本消失,运动协调近于正常,Ⅴ级动作的运动速度达健侧 2/3 以上	所有抓握均能完成,但速度和准确性比健侧稍差	协调运动大致正常。下述运动速度达健侧 2/3 以上 1. 立位伸膝位髋外展 2. 坐位,髋交替地内、外旋,并伴有踝内、外翻

(2)简化 Fugl-Meyer 评定法　它是由 Fugl-Meyer 等在 Brunnstrom 评定法的基础上制定的偏瘫综合躯体功能的定量评定法,其内容包括上肢、下肢、平衡、四肢感觉功能和关节活动度的评测,省时、简便、科学,因而在有关科研中多采用此法(表 6-2)。

表 6-2　简化 Fugl-Meyer 评定法

阶段	初评	末评
Ⅰ无支撑坐位		
Ⅱ健侧“展翅反应”		
Ⅲ患侧“展翅反应”		
Ⅳ支撑站位		
Ⅴ无支撑站位		
Ⅵ健侧站位		
Ⅶ患侧站立		
合计		

具体评定项目及评分标准如下。

1)无支撑坐位　0 分:不能保持坐位;1 分:能坐,但小于 5 min;2 分,能坚持坐 5 min 以上。

2)健侧展翅反应　0 分:肩部无外展或肘关节无伸展;1 分:反应减弱;2 分:反应正常。

3)患侧展翅反应　评分同第 2 项。

4)支撑下站立　0 分:不能站立;1 分:在他人的最大支撑下站立;2 分:由他人稍给支撑既能站立 1 min。

5)无支撑站立　0 分:不能站立;1 分:不能站立 1 分钟以上;2 分:能平衡站立 1 min

以上。

6）健侧站立　0分：不能维持1～2 s；1分：平衡站稳4～9 s；2分：平衡站立超过10 s。

7）患侧站立：评分同第6项。每个检查项目都分为0～2分三个级别进行记分，最高分14分，最低分0分，少于14分，说明平衡功能有障碍，评分越低，表示平衡功能障碍越严重。

（3）徒手肌力评估法　具体方法及标准详见本书第三章。

2. 言语功能评定

言语功能评估主要是通过交流、观察、使用通用的量表以及仪器检查等方法，了解被评者有无言语功能障碍，判断其性质、类型及程度，确定是否需要进行言语治疗以及采用何种治疗及护理方法。具体评定内容及方法详见本书第三章第三节。

3. 摄食和吞咽功能评定

（1）临床评估对患者吞咽障碍的描述　吞咽障碍发生的时间、频率；在吞咽过程发生的阶段；症状加重的因素（食物的性状、一口量等）；吞咽时的伴随症状（梗阻感、咽喉痛、鼻腔反流、误吸等）。

（2）实验室评定视频荧光造影检查（video-fluorography，VFG）　即吞钡。精确地显示吞咽速度和误吸的存在，以了解吞咽过程中是否存在食物残留或误吸，并找出与误吸有关的潜在危险因素，帮助设计治疗饮食，确定安全进食体位。资料可以用录像保存，所得信息对于吞咽障碍的诊断和治疗至关重要。

（3）咽部敏感试验　用柔软纤维导管中的空气流刺激喉上神经支配区的黏膜，根据感受到的气流压力来确定感觉障碍的阈值和程度。脑卒中患者咽部感觉障碍程度与误咽有关。

4. 感觉评定

评估患者的痛温觉、触觉、运动觉、位置觉、实体觉和图形觉是否减退或丧失。具体方法详见本书第三章。

5. 认知评估

认知是脑的高级功能活动，是获取和理解信息，进行判断和决策的过程，包括注意、记忆、思维、学习、执行功能等。常用的方法有简易精神状态量表、洛文斯顿作业疗法认知评定成套试验记录表和电脑化认知测验等，详见颅脑损伤相关章节。

6. 心理评估

评估患者的心理状态、人际关系与环境适应能力，了解有无抑郁、评估患者的社会支持系统是否健全有效。

7. 日常生活活动能力评估

脑卒中患者由于运动功能、认知功能、感觉功能、言语功能等多种功能障碍并存，常导致衣、食、住、行、个人卫生等基本动作和技巧能力的下降或丧失。具体方法详见本书第三章。

8. 生存质量评估

应用世界卫生组织生存质量评定量表（WHOQOL-100量表）、健康状况SF-36及生活满意度量表等对脑卒中患者的生存质量进行评定。具体方法详见本书第三章。

四、康复护理目标

康复护理目标包括短期目标和长期目标。

1. 短期目标

患者能适应卧床或生活自理能力降低的状态，能采取有效的沟通方式表达自己的需要和感情，生活需要得到满足，情绪稳定，舒适感增强。能配合进行语言和肢体功能的康复训练，掌握进食的恰当方法，维持正常的营养供给，语言表达能力、躯体活动能力和吞咽功能逐步恢复正常；能描述可能导致受伤和感染的原因并采取积极应对措施，不发生受伤、误吸、压疮及各种感染。

2. 长期目标

通过实施物理疗法、作业疗法为主等综合措施，最大限度地促进功能障碍的恢复，防止废用和误用综合征，减轻后遗症；充分强化和发挥残余功能，通过代偿和使用辅助工具，争取患者达到生活自理，回归社会。

五、康复护理措施

（一）软瘫期

软瘫期是指发病1～3周内（脑出血2～3周，脑梗死1周左右），患者意识清楚或有轻度意识障碍，生命体征平稳，但患肢肌力、肌张力均很低，腱反射也低。康复护理措施应早期介入，以不影响临床抢救，不造成病情恶化为前提。目的是预防并发症以及继发性损害，同时为下一步功能训练做准备。

1. 良肢位的摆放

良肢位是指为防止或对抗痉挛姿势的出现，保护肩关节及早期诱发分离运动而设计的一种治疗体位。脑血管疾病偏瘫典型的痉挛模式表现为肩下沉后缩、肘关节屈曲、前臂旋前、腕关节掌屈、手指屈曲；下肢为外旋、髋膝关节伸直、足下垂内翻。早期注意并保持床上的正确体位，有助于预防或减轻上述痉挛姿势的出现和加重，通常选用下列体位。①仰卧位：头下置一枕头，但不宜过高，不要有过伸、过屈和侧屈，面部朝向患侧。患肩稍垫高防止肩后缩，患侧上臂外旋稍外展，前臂旋后，手掌心向上，手指伸开，拇指指向外方。患髋及大腿下垫软枕，以防止患侧骨盆后缩，枕头外缘卷起可防止髋关节外展、外旋，枕头角支撑膝关节呈轻度屈曲位。足底不放任何东西，防止增加不必要的伸肌模式的反射活动。本体位是护理上最容易采取的体位，但容易引起紧张性颈反射和紧张性迷路反射所致的异常反射活动，压疮危险性增加，应尽可能少用仰卧位。②患侧卧位：即患侧在下，健侧在上。头部用枕头舒适地支撑，躯干稍后仰，后方垫软枕，患侧上肢前伸，使肩部向前，确保肩胛骨的内缘平靠于胸壁，避免肩关节受压和后缩。患肘伸展，前臂旋后，手指张开，掌心向上。手心不应放置任何东西，否则因受抓握反射的影响而引起手抓握掌中的物体。健侧上肢置于体上或稍后方，避免带动整个躯干向前而引起患侧肩胛骨后缩。患髋伸展，膝略屈曲。该体位由于患侧卧位，增加了对患侧的知觉刺激输入，并使整个患侧被拉长,从而减少痉挛,此外,健手能自由活动。③健侧卧位:健侧在下,患侧在上。头部枕头不宜过高。患侧上肢下垫一软枕,躯干大致垂直,患侧肩胛带充分前屈,肩前屈 90°~130°、肘和腕伸展、前臂旋前、腕关节背伸。患侧髋、膝关节呈自然半屈曲位,置于枕上,患足与小腿尽量保持垂直位,足不要悬空。身后可放置枕头支撑,有利于身体放松。健侧下肢平放在床上,轻度伸髋,稍屈膝。

2. 肢体被动运动

主要是为了预防关节活动受限,另外,有促进肢体血液循环和增强感觉输入的作用。先从健侧开始,然后参照健侧关节活动范围再做患侧。一般按从肢体近端到远端的顺序进行,动作要轻柔缓慢。重点进行肩关节外旋、外展和屈曲,肘关节伸展,腕和手指伸展,髋关节外展和伸展,膝关节伸展,足背屈和外翻。在急性期每天做 2 次,以后每天做 1 次,每次做 3 遍。在患者意识清楚后尽早开始做自助被动运动。对大多数患者而言,瘫痪恢复的顺序是先躯干后肩胛带和骨盆带,先下肢后上肢,先近端后远端,踝关节、足趾和拇指功能恢复最晚。为此,康复训练基本上先从躯干、肩胛带和骨盆带开始,按坐位、膝立位、站位和步行的顺序进行。多数患者可不必进行膝立位训练,直接由坐位过渡到站位。关于患侧肢体训练,在软瘫期要设法促进肌张力和主动运动的出现;在痉挛期要降低痉挛,促进分离运动的恢复;在相对恢复期要进一步降低肌痉挛,促进更多的分离运动恢复,改善运动的速度、精细程度和耐力等。

3. 主动活动

软瘫期的所有主动训练都是在床上进行的。主要原则是利用躯干肌的活动以及各种手段,促使肩胛带和骨盆带的功能恢复。

(1)体位变换　主要是预防压疮和肺部感染,另外由于仰卧位强化伸肌优势,健侧卧位强化患侧屈肌优势,患侧卧位强化患侧伸肌优势,不断变换体位可使肢体的伸屈肌张力达到平衡,预防痉挛模式出现。一般 60~120 min 变换体位一次。

被动向健侧翻身:先旋转上半部躯干,再旋转下半部躯干。护理人员一手放在颈部下方,另一手放在侧肩胛骨周围,将患者头部及上半部躯干转呈侧卧位,然后一只手放于患侧骨盆将其转向前方,另一手放在患侧膝关节后方,将患侧下肢旋转并摆放于自然半屈位。

被动向患侧翻身:康复护理人员先将患侧上肢放置于外展 90°的位置,再让患者自行将身体转向患侧,若患者处于昏迷状态或体力较差时,则可采用向健侧翻身的方法帮助患者翻身。

主动向健侧翻身:患者仰卧位,双手交叉,患侧拇指置于健侧拇指之上,屈膝,健侧腿插入患腿下方。交叉双手伸直举向上方,做左右侧方摆动,借助摆动的惯性或护士在患侧肩部给予支持,使双上肢和躯干一起翻向健侧。

主动向患侧翻身:患者仰卧位,双手手指交叉在一起,上肢伸展,健侧下肢屈曲。两上肢左右侧向摆动,当摆向患侧时,顺势将身体翻向患侧。

(2)桥式运动　进行翻身训练的同时,必须加强患者伸髋屈膝肌的练习,可有效防止站位时因髋关节不能充分伸展而出现的臀部后突所形成的偏瘫步态。

双桥式运动:取仰卧位,上肢放于体侧,或双手十指交叉,双上肢上举;双腿屈曲,足踏床，然后将臀部主动抬起，并保持骨盆成水平位，维持一段时间后慢慢地放下（图 6–1）。

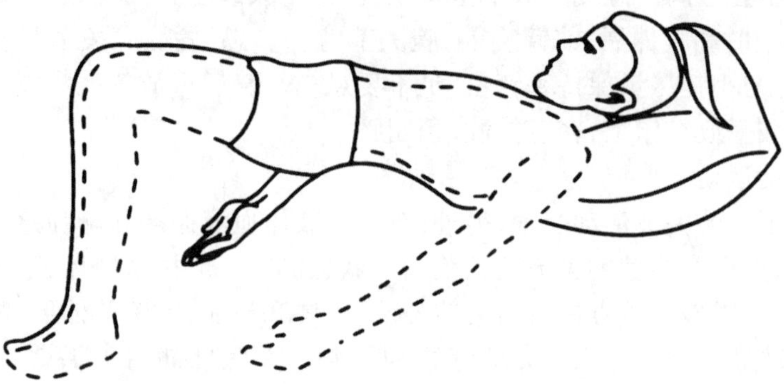

图 6–1　双桥式运动

单桥式运动：在患者较容易地完成双桥式运动后，让患者悬空健腿，仅患腿屈曲，足踏床抬臀（图 6–2）。

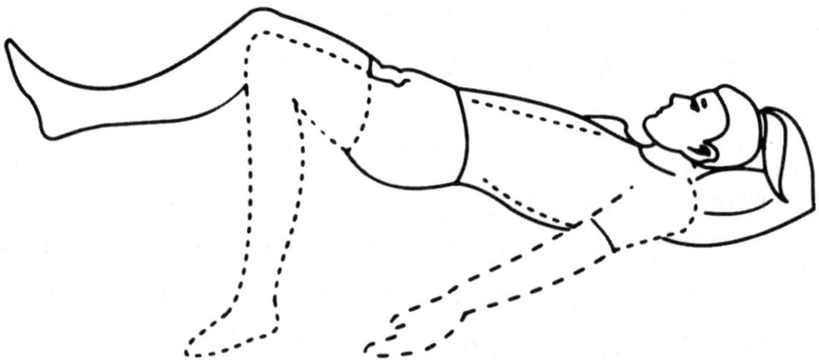

图 6–2　单桥式运动

动态桥式运动：为了获得下肢内收、外展的控制能力，患者仰卧屈膝，双足踏住床面，双膝平行并拢，健腿保持不动，患腿做交替的幅度较小的内收和外展动作，并学会控制动作的幅度和速度。然后患腿保持中立位，健腿做内收、外展练习。

（二）痉挛期

般在软瘫期 2 ~ 3 周开始，肢体开始出现痉挛并逐渐加重。这是疾病发展的规律，一般持续 3 个月左右。此期的康复护理目标是通过抗痉挛的姿势体位来预防痉挛模式和控制异常的运动模式，促进分离运动的出现。

1. 抗痉挛训练

大部分患者患侧上肢以屈肌痉挛占优势，下肢以伸肌痉挛占优势。表现为肩胛骨后缩，肩带下垂，肩内收、内旋，肘屈曲，前臂旋前，腕屈曲伴一定的尺侧偏，手指屈曲内收；骨盆旋后并上提，髋伸、内收、内旋，膝伸，足趾屈内翻。抗痉挛训练方法具体包括以下方法。

（1）卧位抗痉挛训练　采用Bobath式握手上举上肢，使患侧肩胛骨向前，患肘伸直。仰卧位时双腿屈曲Bobath式握手抱住双膝，将头抬起，前后摆动使下肢更加屈曲。此外，还可以进行桥式运动，也有利于抑制下肢伸肌痉挛。

（2）被动活动肩关节和肩胛带　患者仰卧，以Bobath式握手，用健手带动患手上举、伸直和加压患臂。可帮助上肢运动功能的恢复，也可预防肩痛和肩关节挛缩（图6-3）。

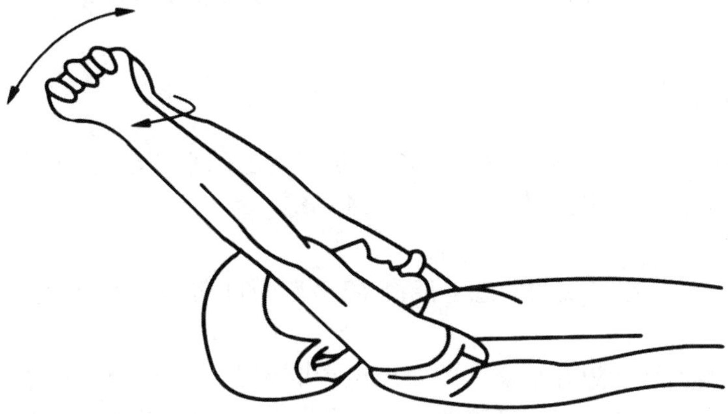

图6-3　肩关节和肩胛带运动

（3）下肢控制能力训练　卧床期间进行下肢训练可以改善下肢控制能力，为以后行走训练做准备。

髋、膝屈曲训练：目的是抑制下肢伸肌异常运动模式的产生，促进下肢分离运动的出现。患者仰卧位，上肢置于体侧，或双手十指交叉举至头顶。护士一手将患足保持在背屈位、足底支撑于床面；另一手扶持患侧膝关节，维持髋关节呈内收位，令患足不离开床面而移向头端，完成髋、膝关节屈曲，然后缓慢地伸直下肢，如此反复练习，也可在坐位下完成屈膝练习。

踝背屈练习：当患者可以控制一定角度的屈膝动作后，以脚踏住支撑面，进行踝背屈训练。护士握住患者的踝部，自足跟向后、向下加压，另一只手抬起脚趾使之背屈且保持足外翻位，当被动踝背屈抵抗逐渐消失后，要求患者主动保持该姿势。随后指导患者进行主动裸背屈练习。

下肢内收、外展控制训练：方法见动态桥式运动。

2. 坐位训练

只要病情允许，应尽早采取床上坐位训练。在上述训练开始的同时就应进行。长期在床上制动，尤其是老年人，可产生许多严重的并发症，如静脉血栓形成、坠积性肺炎、压疮等。

（1）坐位耐力训练　开始坐起时可能发生体位性低血压，故在首次取坐位时不宜马上取直立（90°）坐位。可用起立平台或靠背架，依次取30°、45°、60°、90°。如前一项体位能维持30 min且无明显体位性低血压表现，可过渡到下一项。如已能坐位30 min，则可进行从床边坐起训练。

(2)从卧位到床边坐起训练　从患侧坐起时,仰卧位,患者将患腿置于床边外,使膝关节屈曲,开始时需康复护士促进这一动作,或用健腿把患腿抬到床边。然后健侧上肢向前过身体,同时旋转躯干,健手在患侧推床以支撑上身,并摆动健腿到床外,帮助完成床边坐位。若患者需要更多的帮助,护士可将其上肢环绕患者的头和患肩,通过身体扶持患者坐直。从健侧坐起时,先向健侧翻身,健侧上肢屈曲缩到体下,双腿远端垂于床边,头向患侧(上方)侧屈,健侧上肢支撑慢慢坐起。患者由床边坐位躺下,运动程序与上述相反。

(三)恢复期

恢复期早期患侧肢体和躯干肌力尚弱,还没有足够的平衡能力,因此,坐起后常不能保持良好的稳定状态。故恢复期应先进行平衡训练。

1. 平衡训练

平衡分为三级:一级平衡为静态平衡;二级平衡为自动动态平衡,三级平衡为他动动态平衡。

(1)坐位平衡训练　静态平衡训练要求患者取无支撑下床边或椅子上静坐位,髋关节、膝关节和踝关节均屈曲90°,足踏地或踏在支持台上,双足分开约一脚宽,双手置于膝上。护理人员协助患者调整躯干和头至中间位,当感到双手已不再用力时松开双手,此时患者可保持该位置数秒,然后慢慢地倒向一侧。随后护理人员要求患者自己调整身体至原位,必要时给予帮助。静态平衡完成后,让患者自己双手手指交叉在一起,伸向前、后、左、右、上、下方并有重心相应的移动,此称自动动态坐位平衡训练。一旦患者在受到突然的推力仍能保持平衡时(被动动态平衡)就可以认为已完成平衡训练。此后坐位训练主要是耐力训练。

(2)坐到站起的平衡　指导患者双手交叉,让患者屈髋、身体前倾,重心移至双腿,然后做抬臀站起动作。患者负重能力加强后,可让患者独立做双手交叉、屈髋、身体前倾,然后自行站立。站立平衡训练:完成坐到站起动作后,可对患者依次进行扶站、平行杠内站立、独自站立及单足交替站立的三级平衡训练。尤其做好迈步向前向后和向左向右的重心转移的平衡训练。

2. 步行训练

当患者达到自动动态平衡后,患腿持重达体重的一半以上,且可向前迈步时才可开始步行训练。

(1)步行前准备　先练习扶持站立位,接着进行患腿前后摆动、踏步、屈膝、伸髋等活动,以及患腿负重,双腿交替前后迈步和进一步训练患腿平衡。

(2)扶持步行　护士站在偏瘫侧,一手握住患手,掌心向前;另一手从患侧腋下穿出置于胸前,手背靠在胸前处,与患者一起缓慢向前步行,训练时要按照正确的步行动作行走或平行杠内步行,然后扶杖步行到徒手步行。

(3)改善步态训练　步行训练早期常有膝过伸和膝打软现象,应进行针对性的膝控制训练。如出现患侧骨盆上提的画圈步态,说明膝屈曲和踝背屈差,应重点训练。

(4)复杂步态训练　如高抬腿步,走直线,绕圈走,转换方向,跨越障碍,各种速度和节律地步行及训练步行耐力增加下肢力量(加上斜坡),训练步行稳定性(如在窄步道上步行)和协调性(如踏固定自行车)。

(5)上下楼梯训练 上下楼梯训练应遵照健腿先上、患腿先下的原则。护士站在患侧后方,一手协助控制患膝关节,另一手扶持健侧腰部,帮助将重心转移至患侧,健足先登上一层台阶。健肢支撑稳定后,重心充分前移,护士一手固定腰部,一手协助患腿抬起,髋关节屈曲,将患足置于高一层台阶。如此反复进行,逐渐减少帮助,最终能独立上楼梯。下楼梯时,护士站在患侧,协助完成膝关节的屈曲及迈步。患者健手轻扶楼梯以提高稳定性,但不能把整个前臂放在扶手上。

3. 上肢控制能力训练

包括臂、肘、腕、手的训练。

(1)前臂的旋前、旋后训练 指导患者坐于桌前,用患手翻动桌上扑克牌,亦可在任何体位让患者转动手中的一件小物件。

(2)肘的控制训练 重点在于伸展动作上。患者仰卧,患臂上举,尽量伸直肘关节,然后缓慢屈肘,用手触摸自己的口、对侧耳和肩。

(3)腕指伸展训练 双手交叉,手掌朝前,手背朝胸,然后伸肘,举手过头,掌面向上,返回胸前,再向左、右各方向伸肘。

4. 改善手功能训练

患手反复进行放开、抓物和取物品训练,纠正错误运动模式。

(1)作业性手功能训练 通过编织、绘画、陶瓷工艺、橡皮泥塑等训练患者双手协同操作能力。

(2)手的精细动作训练 通过打字、搭积木、拧螺丝、拾小钢珠等动作以及进行与日常生活有关的训练,加强和提高患者手的综合能力。

(四)言语功能障碍

语言是交流沟通的重要手段,发病后要尽早开始语言训练。尽管患者失语,但仍需与其进行语言或非语言交流,通过交谈和观察,全面评价言语障碍的程度,并列举语言功能恢复良好者案例,同时加强心理疏导,增强其语言训练的信心。对于失语症的康复护理,患者首先可进行听力理解训练和呼吸训练,以后逐渐同步进行语言表达训练和书写训练。对于构音障碍患者的康复护理,应先进行松弛训练和呼吸训练,在此基础上再进行发音训练、发音器官运动训练和语音训练等。每次训练应注意合适的训练环境及训练时间,要考虑患者的注意力、耐力及兴趣,可根据患者的日常生活及工作选择训练内容。语言训练的同时进行整理康复。

(五)摄食和吞咽障碍

昏迷患者最初1~2 d禁食,待病情稳定后进行鼻饲,大多数患者仅在初期需要鼻饲,严重的吞咽困难需要终身鼻饲或其他方法替代进食。早期进行吞咽训练,改善吞咽困难,预防因吞咽障碍导致的误吸、营养不良等并发症。

（六）认知功能训练

认知功能训练包括记忆力训练、注意力训练和思维能力的训练等，详见本书第三章。

（七）日常生活活动能力的训练

目的是争取生活自理，并可进行必要的家务和户外活动等。早期即可开始，通过持之以恒的日常生活活动训练，争取能自理生活，从而提高患者的生活质量。训练内容包括进食方法、个人卫生、穿脱衣裤鞋袜、床椅转移、洗澡等。为完成日常生活活动能力训练，可选用一些适用的装置，如便于进食的特殊器皿、改装的牙刷、各种形式的器皿及便于穿脱的衣服。

（八）心理护理

脑卒中后由于多种功能障碍，使其生活不能自理，严重伤害了患者的自尊，易产生自卑；又由于长期枯燥的康复训练，功能恢复缓慢，使其对未来没有信心，会产生悲观、失望等不良情绪，针对患者的心理特点，医护人员应给予充分的理解和支持，适时给予鼓励和安慰，增强患者康复的信心。

六、康复护理教育

在脑卒中患者即将出院之前，应向患者提供相关疾病的康复知识，强调自我治疗护理的重要性，提高患者的自我康复、自我保健意识，预防并发症。健康教育和指导是一种新的护理模式，体现了以人为本、人文关怀的健康理念。

1. 教会患者掌握自我护理的技巧

对于偏瘫患者，为了防止发生异常运动模式，要求患者要掌握一些康复训练的正确方法并积极参与，如步行的训练、上下台阶的训练、肌力的训练等；对于长期卧床的患者，为了防止发生压疮、坠积性肺炎、下肢深静脉血栓等并发症，让患者掌握一些康复护理训练技术，如衣、食、个人卫生、移动、翻身等操作要领，从而提高患者的生活自理能力。

2. 对患者家属的健康教育

除教会患者家属一些必需的康复训练技能外，还应强调对患者的照顾应以自我照顾为主，家属只采取在旁保护，以改善预后，降低伤残，同时让他们认识到康复是一个长期的过程，回到社区后，还需要继续进行康复功能的训练，定期复诊，按时服药，防止功能退化。

3. 养成良好的生活饮食习惯

为了预防脑卒中的复发，除积极治疗原发病外，还要养成良好的生活习惯，如戒烟酒、合理膳食、避免过度劳累等。

4. 对患者进行心理健康指导

脑卒中后功能障碍的患者，生活完全或部分不能自理，功能恢复缓慢，使患者易丧失信心，医护人员要指导患者始终保持情绪稳定，培养良好的兴趣和爱好，如打太极拳、写字、积极参加社会活动等，从而唤起对生活的乐趣，有利于全面康复。

第二节　颅脑损伤

【引导案例】

患者，张某，19岁，因车祸导致头颅外伤昏迷入院。查体：格拉斯哥昏迷评分。双瞳孔直径相等，0.3 cm，对光反射存在，眼球居中。左侧顶部有一处范围约3 cm的头皮挫裂伤，伤口有少量渗血，左侧耳道内有血性液体持续流出。四肢肌力检查不合作。

请问：针对该患者请你选择合适的康复护理措施。

一、概述

颅脑损伤（traumatic brain injury，TBI）是指脑部受各种外力作用后，引起脑部组织结构及功能改变，导致较严重的神经功能缺失。颅脑损伤是一种常见的创伤性疾病，其死亡率和致残率居于首位。在我国每年新增颅脑损伤患者约60万人，其中47%为30岁左右的年轻人。

TBI按损伤方式分为闭合性损伤和开放性损伤两种。闭合性颅脑损伤后可出现脑震荡、脑挫伤、脑撕裂伤和颅内出血。单纯脑震荡表现较轻，意识障碍历时较短，神经系统无阳性体征、后遗神经功能障碍等，脑挫伤、脑撕裂伤和颅内出血的临床表现主要包括意识丧失、神经系统阳性体征、后遗神经功能障碍等，严重病例死亡率较高。开放式颅脑损伤常见于锐器或火器伤，表现为头皮伤、颅骨骨折和硬脑膜损伤，可伴脑脊液漏。大多数TBI患者遗留功能障碍，主要表现为躯体、认知方面的障碍，也可出现心理和社会功能的障碍。

颅脑损伤不仅给患者家庭带来了巨大的生活压力和经济负担，同时给社会增加了经济负担。颅脑损伤已成为全世界的主要健康和社会经济问题，更是发达国家年轻人死亡和致残的一个主要疾病。颅脑损伤的康复护理对于减少致残率、改善残存功能、提高患者的生活质量至关重要。

二、主要功能障碍

1. 意识功能障碍

意识（consciousness）是指大脑的觉醒程度，是机体对自身及周围环境刺激做出应答反应的能力。意识内容包括定向、感知、注意、记忆、思维、情感和行为等，是人类的高级神经活动，可通过语言、躯体运动和行为等表达。意识障碍（disorders of consciousness）是指机体对自身及周围环境缺乏反应的一种精神状态。通过对患者的言语、疼痛、瞳孔、光反射、吞咽反射、角膜反射等来判断患者意识障碍的程度。颅脑损伤后，意识障碍的患者经急性期治疗后，部分患者可完全恢复，但重度损伤者可持续昏迷或成为植物状态，或恢复部分意识。

2. 运动功能障碍

颅脑损伤患者由于受伤原因、部位、病情严重程度等不同，遗留的运动功能障碍也复杂多样，可因锥体束损害表现为偏瘫、单瘫、双侧瘫，也可出现帕金森综合征、共济失调、舞蹈样动作等锥体外系表现。患者还常合并复合伤，如周围神经损伤、脊髓损伤、骨折、关节损伤等，对患者的运动功能也常常造成影响。部分患者同时存在以上多种运动功能障碍。

3. 言语及吞咽功能障碍

颅脑损伤可导致失语、构音障碍或言语失用等语言功能障碍，其中以失语症最为常见。失语症患者在语音的理解、形成及表达等方面的能力受限或丧失，而不是由于精神障碍、感觉异常或肌肉软弱无力所造成。颅脑损伤的患者常见吞咽障碍，临床表现为液体或固体食物进入口腔，吞下过程发生障碍或吞下时发生呛咳、哽噎，可引起营养不良、脱水、心理障碍、吸入性肺炎、窒息等并发症，是导致患者生存质量下降，病死率升高的重要因素。

4. 认知功能障碍

认知功能障碍是颅脑损伤后的重要功能障碍之一，主要表现为对信息的处理速度及效率降低，注意力分散，学习与记忆障碍，交流、执行等功能发生不同程度的障碍。主要表现为记忆障碍、注意力障碍和推理判断障碍、执行功能障碍和交流障碍等。

（1）记忆力障碍　是颅脑损伤后的常见症状，表现为近记忆障碍，不能记住伤后发生的事情，但对以前的记忆影响不大。有些患者的记忆障碍可在 2 年后出现，严重影响了患者的工作及生活质量。

（2）注意力障碍　是指做一项工作时，不能持续注意，是颅脑损伤的常见后遗症。较严重的注意问题是不能把注意力从一件事转移到另外一件事上，或分别注意同时发生的两件事。注意力代表了基本的思维水平，这个过程的破坏对其他认知领域有负面影响。

（3）推理判断障碍　广泛性颅脑损伤可出现高水平的思维障碍，表现为分析和综合能力的水平下降，抽象、推理能力降低，判断和解决问题能力差。

（4）执行功能障碍　指进行有目标的活动时，有多个认知成分，但不能正常选择和执行。例如：要完成如厕，首先要来到卫生间，解开裤腰带及裤扣后，坐在马桶上的这一过程，在完成时，不能解开腰带或裤扣便坐在马桶上。

（5）交流障碍　是颅脑损伤的常见表现，主要为语言表达和理解障碍。早期可出现找词困难，难以构成复杂的句子，语言表达与认知活动密切相关。较高级的语言障碍持续时间长，同时伴有思维障碍，如：要表达情感时，逻辑顺序差，一个主题不能产生多种思维，交流行为差。

5. 精神心理功能障碍

颅脑损伤后除产生神经功能障碍，还可出现各种类型的精神异常、情感障碍。在急性期可出现谵妄、幻觉、狂躁不安和攻击破坏行为等。恢复期表现为各种妄想、幻觉、癔症样发作、人格改变和性格改变等。

颅脑损伤后常见心理障碍，不论病情轻重均有可能发生。伤后初期可表现为过度的期盼和乐观，而面对恢复的缓慢进程又转变为悲观、消极和失望。有些患者有意志消退，焦虑不安，情感冷漠等抑郁症现。反之，有些患者则表现为莫名兴奋；有些患者的感情不能按正常方式表达，常表现为情绪不稳定、不合作、紧张、易激动，甚至无端哭泣或傻笑。

三、康复护理评估

1. 意识功能评估

格拉斯哥昏迷评分（Glasgow coma scale，GCS）是颅脑损伤评定中，最常用的一种国际评定量表。判断急性损伤意识情况（表6-3）。GCS 分数总分为 15 分，8 分以下为昏迷；3～5 分为特重型损伤；6～8 分为严重损伤；9～12 分为中度损伤；13～15 分为轻度损伤。

2. 运动功能评定

颅脑损伤后常发生广泛性和多发性损伤，部分颅脑损伤患者可同时存在多种运动功能障碍。运动功能评定主要对运动模式、肌张力、肌肉协调模式进行评定，对其康复计划提供依据。

表 6-3　Glasgow 昏迷评分

项目	患者状态	评分
睁眼反应	有自发性睁眼反应	4
	语音刺激有睁眼反应	3
	疼痛刺激有睁眼反应	2
	任何刺激均无睁眼反映	1
运动反应	能执行简单口令	6
	疼痛刺激能确定疼痛部位	5
	对疼痛刺激肢体有回缩反应	4
	对疼痛刺激肢体会弯曲	3
	对疼痛刺激肢体会伸直	2
	对疼痛刺激无反应	1
语言反应	说话有调理	5
	可应答，但有答非所问的情形	4
	语言不当，但字迹可辨	3
	言语模糊不清，字意难辨	2
	任何刺激均无言语反应	1

3. 认知功能评定

颅脑损伤患者常见的认知障碍涉及记忆、注意、理解、思维、推理、智力和心理等方面，其中主要为记忆障碍和知觉障碍。近记忆障碍可采用物品辨认—撤出—回忆法评估，远记忆功能障碍可采用韦氏成人记忆量表，知觉障碍可采用 Rivermead 知觉评价表评估。

4. 言语及吞咽功能评定

颅脑损伤后由于位置不同可出现失语症、构音障碍。其中以失语症较多,国内常用失语症评定方法有:汉涪失语症成套测验\汉语标准失语症检查。

吞咽功能的评估方法包括床旁评估(洼田饮水试验、修订饮水试验、反复唾液吞咽试验等)和功能检查(UF检查、吞咽光纤内镜检查、脉冲血氧定量法等),单纯应用床旁评估法检测患者有无吞咽障碍漏诊率极高,临床工作中要根据患者的具体情况选择相应的评价和检查方法。

5. 精神心理功能评定

心理评定是运用心理学的理论和方法对康复对象的心理品质及状态做出鉴定。心理测评是对患者的各种心理障碍用各种心理测验进行测评,以评定心理障碍的性质和程度,为制订心理康复计划提供科学依据。

四、康复护理目标

颅脑损伤患者应遵循全面康复的原则,即从急诊到入院、从康复中心到社区及家庭进行全面系统的康复评定、制定个体化的康复方案、进行全面的康复训练和指导,使患者和家属积极参与,达到最大化的康复以减少并发症、减轻残疾,回归家庭与社会。

1. 短期目标

尽最大限度提高患者的觉醒能力,防止各种并发症。

2. 长期目标

最大限度地促进患者功能的恢复,提高生活质量,使患者最大限度地回归社会。

五、康复护理措施

(一)急性期康复护理措施

颅脑损伤急性期的康复护理目标是稳定病情、促进意识恢复、防止并发症。颅脑损伤患者的生命体征稳定,特别是颅内压持续24 h稳定即可进行康复治疗与护理。

1. 维持营养

保持水、电解质平衡昏迷患者鼻饲流食,维持正氮平衡,给予高蛋白、高热量饮食,避免低蛋白血症,提高免疫力,促进伤口愈合及神经修复和功能重建。

2. 定时翻身叩背

每1~2 h翻身叩背一次,防止发生压疮或坠积性肺炎。

3. 保持肢体的良肢位

预防关节畸形的发生,防止足下垂和关节挛缩。

4. 关节被动活动

全身关节每天进行1~2次被动活动,每个关节活动3~5次,活动时注意手法轻柔、缓慢,避免疼痛以及骨化的发生。

5. 呼吸道的管理

严格进行呼吸道观察，按时吸痰、雾化、湿化，如行呼吸机辅助呼吸，严格管理呼吸机管路，保持呼吸道通畅，防止呼吸道感染。

（二）恢复期康复护理措施

颅脑损伤恢复期中，患者躯体方面的障碍在 1 年内大多已稳定，但认知、行为和社会心理方面的问题往往持续很久。根据颅脑损伤患者障碍的特点，在急性期过后，病情稳定时，应重点加强功能康复。

1. 运动功能康复

颅脑损伤后，严重的运动障碍并不多见，为避免并发症，尤其是恢复早期，应注意避免痉挛及挛缩，重视坐姿及良肢位的摆放，加强关节活动度的训练。恢复期最重要的是运动控制与协调能力的再训练。

2. 日常生活能力及言语功能康复

日常生活活动能力训练的重点是，指导和训练患者各种日常生活能力，包括穿衣、进食、起居、洗漱等能力的训练。对于言语障碍者，护士可采取发声、分辨等练习提高言语能力。同时随着认知障碍的改善，言语障碍会逐渐好转。

3. 认知功能康复

具体方法如下。

（1）记忆力训练　记忆是大脑对信息的接受、储存和提取的过程，是过去感知过、体验过和做过的事物在大脑中留下的痕迹，是过去的经验在人脑中的反应。短期记忆指保持信息 1 min ~1 h 的能力；长期记忆是保持记忆 1 h 或更长时间的能力。训练原则为患者每次需要记住的内容要少，信息呈现的时间要长，两种信息出现的间隔时间要长些。可采用记忆训练课（姓名和面容记忆、单词记忆、地址和电话号码记忆、日常生活活动记忆等）和记忆代偿训练（日记本、时间表、地图、清单、标签等）。

PQRST 法：此方法为一系列记忆过程的英文字母缩写。P：先预习（preview）要记住的内容；Q：向自己提问（question）与内容有关的问题；R：为了回答问题而仔细阅读（read）资料；S：反复陈述（state）阅读过的资料；T：用回答问题的方式来检验（test）自己的记忆。

编故事法：把要记住的内容按照患者的习惯和爱好编成一个小故事，有助于记忆。除上述专门的训练外，在日常生活中建议采用下述的方式：建立恒定的每日活动常规，让患者不断地重复和排练；耐心细声地向患者提问和下命令，等候他们缓慢审慎地回答；练习从简单到复杂地进行，从部分到全部，利用视、听、触、嗅和运动等多种感觉输入来配合训练；每次训练时间要短；回答正确要及时给予鼓励；多利用记忆辅助物，如墙上悬挂的大钟，大的日历或大字写的每日活动表等；让患者常带记事本，本中记有家庭地址、常用电话号码、生日等，并让他们经常记录和查阅。

（2）注意力训练　注意力是指将精神集中于某种特殊刺激的能力。可采用猜测游戏、删除游戏、时间感训练等方式进行训练。

猜测游戏：取一个玻璃球和两个透明玻璃杯，护士在患者的注视下将玻璃杯扣在玻璃球上，让患者指出有球的杯子，反复进行无误后，改用不透明的杯子重复上述过程。

删除游戏:在纸上写一行大写的英文字母如A、C、G、H、U、I,让患者指出特定的字母如C,成功删除之后改变字母的顺序,再删除规定的字母,患者顺利完成后将字母写得小些或增加字母的行数及数量再进行删除。

时间感训练:要求患者按命令启动秒表,并于10 s时主动停止秒表,然后将时间逐步延长至1 min,当误差小于1～2 s时,让患者不看表,用心算计算时间,以后逐渐延长时间,并一边与患者交谈一边让患者进行训练,要求患者尽量控制自己不因交谈而分散注意力。

(3)感知力训练　感知力障碍主要表现为失认症(半侧空间失认、疾病失认、Gerstmarm综合征、视失认、身体失认等)和失用症(结构失用、运动失用、穿衣失用、意念和意念运用失用等)。知觉障碍的康复方法包括视觉扫描训练,忽略侧肢体的感觉输入训练,代偿及环境适应,其他方法如强制性运动疗法、心理想象训练、棱镜治疗等。

(4)解决问题能力的训练　解决问题的能力涉及推理、分析、综合、比较、抽象、概括等多种认知过程的能力。简易的训练方法包括指出报纸的信息、排列数字、物品分类等。

指出报纸中的信息:取一张当地的报纸,让患者浏览后,首先问关于报纸首页的信息,如报纸名称、日期、大标题等,回答正确后,请患者找出文娱专栏、体育专栏及商业广告的所在版面,回答无误后,再训练患者寻找特殊信息,如某个电视台的节目预报、气象预报结果、球队比赛得分等。

排列数字:给患者3张数字卡,让他由高到低按顺序排好,然后每次给他1张数字卡,让其根据数字的大小插进已排好的3张卡之间,正确无误后在增加给予数字卡的数量。在排列数字的同时,可询问患者有关数字的各种知识,如哪些是奇数、哪些是偶数、哪些互为倍数等。

物品分类:给患者一张列有30项物品名称的清单,要求患者按照物品的共性进行分类,如这些物品分属于家具、食物、衣服。如果患者有困难,可给予帮助。训练成功后,可增加分类的难度,如将食物细分为植物、动物、奶类、豆制品等。

4.心理护理

颅脑损伤常因突然发生的意外所致,心理的变化大都经历震惊期、否认期、抑郁期、努力期及承受期,各个时期有时交错出现。患者由过去健康的身体、正常的工作及生活,突然转变为肢体功能障碍,需要他人照顾,心理上面临巨大的压力和打击,常表现出消沉、抑郁、悲观和焦虑,甚至会产生轻生的念头及其他异常的行为举止。因此,医务人员工作时需认真负责,尊重患者,对患者充满同情和理解,避免使用伤害性语言,以免加重患者的猜疑和痛苦。康复护士应对患者进行行为矫正疗法,建立健康行为,使患者能面对现实,学会放松,逐渐学会生活自理,融入社会。

六、康复护理教育

1.全面康复护理

选择适当的运动反复训练,必须进行认知、心理等其他康复训练,并持之以恒。

2.社区家庭康复护理

提高家庭参与训练的意识和能力,取得患者及家属的配合,保证患者在家庭中得到长期、系统、合理的训练，使其早日回归家庭和社会。

3. 康复护理指导原则

教育患者主动参与康复训练，并持之以恒；指导规律生活、合理饮食、睡眠充足、适当运动、劳逸结合；保持大便畅通，鼓励患者日常生活活动自理；指导患者保持情绪稳定，避免不良情绪刺激；获得有效的社会支持系统，包括家庭、朋友、同事、单位等社会支持。

第三节　脊髓损伤

【引导案例】

患者，女，35 岁，下田干活时不慎从高处跌落，以 T_{12} 损伤收治入院。经 1 个月康复治疗后，患者双下肢不能运动，肌张力低下，排尿、排便障碍。

请问：针对该患者及家属如何进行康复护理和健康教育。

一、概述

脊髓损伤（spinal cord injury，SCI）是由外伤、疾病等原因引起的脊髓结构和功能损害。导致损伤平面以下感觉、运动、自主神经功能障碍，是一种严重的致残性疾病。各国资料显示，脊髓损伤多为健康的青壮年，年龄在 40 岁以下者占 80%，男女比例约为 4∶1。据统计，美国的年发病数约为 50/100 万；澳大利亚、加拿大等为 12.24/100 万，北京为 6.8/100 万。从数字上来看，发达到国家患病率要高于发展中国家。

脊髓损伤常见原因有交通、工业、高空作业、体育事故或自然灾害、战争创伤以及一些脊髓病等。其中外伤导致的脊髓损伤占脊髓损伤的 70%。据调查，我国脊髓损伤的前三位原因分别是高处坠落、车祸和暴力。近年来随着医学和康复护理技术的不断提高，更多的脊髓损伤患者从初次的脊髓损伤中存活下来，但大部分留有残疾，表现为截瘫或四肢瘫，严重影响生活质量，因此康复护理和治疗的早期介入减少脊髓功能进一步损害，预防并发症，提高生活质量，使患者能够从新回归家庭和社会。

二、主要功能障碍

（一）运动障碍

根据损伤部位，脊髓损伤可表现出下运动神经元损伤或上运动神经元（主要是皮质脊髓束）损伤。

1. 下运动神经元损伤

导致肌张力减退和肌无力，常使患者不能完成某些动作，表现为上肢无力而不能牢固握物及举臂乏力等。下肢无力表现为足趾拖地、上下楼梯及起坐困难等。

2. 上运动神经元损伤

导致肢体肌张力增高和肌无力，所致的痉挛性无力常使患者易疲劳，行走时双下肢僵硬或行走笨拙。

3. 严重的脊髓损伤

可导致某节段横贯性损害；表现为截瘫或四肢瘫。高颈髓（C_4）以上损伤后，引起双上肢和双下肢同时瘫痪称四肢瘫痪。胸、腰髓损伤引起双下肢瘫痪称截瘫。

（二）感觉障碍

感觉障碍表现为疼痛、感觉异常、感觉丧失和感觉分离。疼痛常为脊髓损害的早期症状，根性疼痛最常见也最重要，是由后根受刺激所致，可放射至肢体远端，疼痛多很剧烈，常在夜间加重而致患者疼醒或不能入睡。感觉异常可呈麻木、蚁走感、凉感等。感觉丧失不易被患者察觉，甚至皮肤出现损伤而不感觉疼痛时才引起患者的注意。感觉分离在临床以浅感觉分离为常见，大部分表现为痛觉、温度觉障碍，其他深感觉正常。

（三）膀胱和直肠功能障碍

1. 膀胱功能障碍

发生于颈、胸、腰髓损伤的患者，由于膀胱肌肉痉挛，膀胱容量缩小，因此小便次数增加而致每次的尿量减少，称为上运动神经源性膀胱。发生于骶髓和圆锥马尾神经损伤的患者，中断了排尿反射弧，尿道外括约肌功能减弱，使得残余尿量和膀胱内压增加，常发生尿潴留和尿失禁，称为下运动神经源性膀胱。这些患者易导致泌尿系统感染，极大影响患者的日常生活。

2. 直肠功能障碍

主要表现为顽固性便秘、大便失禁及腹胀。因结肠反射缺乏，肠蠕动减慢，导致排便困难，称神经源性大肠功能障碍；当排便反射破坏，发生大便失禁称迟缓性大肠功能障碍。

（四）脊髓休克

脊髓受横贯性损害后，脊髓与大脑高级中枢的联系中断，损伤平面以下所有反射消失，肢体呈完全性迟缓性瘫痪、尿潴留、大便失禁，该表现为脊髓休克。

三、康复护理评估

1. 神经损伤平面的确定

神经损伤平面是指脊髓具有身体双侧正常感觉、运动功能的最低节段。由于脊髓损伤平面与患者预后直接相关，故准确地判断平面，对判断患者的预后有重大意义。平面的确定主要依据运动平面和感觉平面。注意二者可以不一致，且左右两侧也可不同。不一致时综合判断，取最低的神经平面水平。神经平面的综合判断以运动平面为主要依据，但 $T_2 \sim L_1$ 损伤无法评定运动平面，所以主要依赖感觉平面来确定神经平面。C_4 损伤可以采用膈肌作为平面的主要参考依据。神经平面采用关键肌和关键点的方式来评定。

（1）运动平面判断　主要依据10对关键肌，见表6-4。

表6-4　运动关键肌

平面	关键肌	平面	关键肌
C_5	屈肘肌（肱二头肌、旋前圆肌）	L_2	屈髋肌（髂腰肌）
C_6	伸腕肌（桡侧伸腕长肌和短肌）	L_3	伸膝肌（股四头肌）
C_7	伸肘肌（肱三头肌）	L_4	足背屈肌（胫前肌）
C_8	中指屈指肌（中指深屈肌）	L_5	长伸趾肌（趾长伸肌）
T_1	小指外展肌（小指外展肌）	S_1	足跖屈肌（腓肠肌、比目鱼肌）

评定方法：运用徒手肌力检查法，将肌力（0～5级）作为分值，把10对关键肌的分值相加。正常者两侧运动平面总积分为100分。

注意事项：①确定损伤平面时，该平面的关键肌肌力必须≥3级，该平面以上的关键肌肌力必须≥4级。②若左、右两侧损伤平面不一致，则分别评定，分开记录。

（2）感觉平面判定　主要依据28对关键点，见表6-5。

无法对照关键肌判定时，则引入感觉平面的判定。检查身体两侧28对皮区关键点的针刺觉和轻触觉。通过检查，可以确定正常感觉功能的最低脊髓节段即感觉平面。

表6-5　感觉关键点

平面	部位	平面	部位
C_2	枕骨粗隆	T_8	第8肋间（T_7和T_9之间）
C_3	锁骨上窝	T_9	第9肋间（T_8和T_{10}之间）
C_4	肩锁关节的顶部	T_{10}	第10肋间（脐水平）
C_5	肘前窝的桡侧面	T_{11}	第11肋间（T_{10}和T_{12}之间）
C_6	拇指	T_{12}	腹股沟韧带中点
C_7	中指	L_1	T_{12}与L_2之间上1/3处
C_8	小指	L_2	大腿前中部
T_1	肘前窝的尺侧面	L_3	股骨内上髁
T_2	腋窝	L_4	内踝
T_3	第3肋间	L_5	足背第3跖趾关节
T_4	第4肋间（乳线）	S_1	足跟外侧
T_5	第5肋间（T_4与T_6之间）	S_2	腘窝中点
T_6	第6肋间（剑突水平）	S_3	坐骨结节
T_7	第7肋间	S_{4-5}	会阴部

评定方法：每个关键点要按3个等级分别评定打分。0＝缺失；1＝感觉改变（部分障碍或感觉改变，包括感觉过敏）；2＝正常或完整；NT＝无法检查。正常者两侧针刺觉和轻

触觉的总分各为112分,分数越高表示感觉越接近正常。

注意事项:①每个关键点要检查轻触觉和针刺觉2种感觉。②以患者正常脸颊的感觉作为参照。

2. 损伤严重程度评定

目前多采用美国脊髓损伤学会(ASIA)的神经病损分级法,该分级源于Frankel分级。可分为A、B、C、D、E五级,见表6-6。

表6-6 国际脊髓功能损害分级

分级	损伤程度	特征
A	完全性损伤	骶段无感觉或运动功能
B	不完全性损伤	神经平面以下包括骶段($S_{4\sim5}$)有感觉功能,但无运动功能
C	不完全性损伤	神经平面以下有运动功能,大部分关键肌肌力<3级
D	不完全性损伤	神经平面以下有运动功能,大部分关键肌肌力≥3级
E	正常	感觉和运动功能正常,但肌肉张力增高

3. 日常生活活动能力的评定

参见第三章相关内容。

4. 不同损伤水平患者的功能预后评定

脊髓损伤平面和功能预后有密切关系。理想的预后目标的实现还需要适当的临床和康复治疗,见表6-7。

表6-7 脊髓损伤平面和功能恢复的关系

损伤平面	最低有功能的肌肉	活动能力	生活能力
$C_1\sim C_3$	颈肌	必须依靠各级起搏维持呼吸,可用声控方式操纵某些活动	完全依赖
C_4	膈肌、斜方肌	需使用电动高背轮椅,有时需要辅助呼吸	高度依赖
C_5	三角肌、肱二头肌	可能用手在平坦路面上驱动高靠背轮椅,需要上肢辅助具及特殊推轮	大部分依赖
C_6	胸大肌、桡侧伸腕肌	可用手驱动轮椅,独立穿上衣,可以基本独立完成转移	中度依赖
$C_7\sim C_8$	肱三头肌、桡侧屈腕肌	轮椅使用,可以独立完成床、轮椅、厕所、浴室的转移	大部分自理
$T_1\sim T_6$	上部肋间肌、背肌	轮椅独立,用连腰带的支具扶拐可以短距离步行	大部分自理
T_{12}	腹肌、胸肌、背肌	用长腿支具扶拐步行,长距离行走需要轮椅	基本自理
L_4	股四头肌	用短腿支具扶拐步行,长距离行走需要轮椅	基本自理

四、康复护理目标

恢复独立生活能力、回归社会，开创新生活。

1. 短期目标

脊髓损伤发生后，早期以急救、固定制动、药物治疗及正确选择手术适应证，防止脊髓二次损伤及并发症的发生。

2. 长期目标

最大限度地恢复独立生活能力及心理适应能力，提高生存质量，并以良好的心态回归家庭与社会，开始新的生活。

五、康复护理措施

（一）急性期康复护理措施

急性期是指脊髓损伤后 6 ~ 8 周内，主要问题是脊柱骨折尚不稳定，咳嗽无力，呼吸困难，脊髓休克。此期主要防止并发症，其次维持关节活动度和肌肉的正常长度，进行肌力和耐力训练，为过渡到恢复期治疗做准备。

1. 正确体位的摆放

急性期卧床阶段正确的体位摆放，不仅有利于损伤部位的愈合，而且有利于预防压疮、关节挛缩及痉挛的发生。在保证脊柱稳定的基础上，肩关节处于外展位，腕关节做夹板固定，髋关节伸展，在两腿之间放 1 ~ 2 个枕头，以保持髋关节轻度外展。膝关节伸展，膝关节下可放小枕头，以防止膝关节过度伸展。双足底可垫软枕，以保持踝关节背屈，预防足下垂的形成，足跟下放小软垫，防止出现压疮。

2. 被动活动

被动活动可促进血液循环，保持关节和组织的最大活动范围，防止关节畸形、肌肉缩短及挛缩。每一关节被动活动应在无痛和关节活动范围内进行，从近端到远端。

3. 体位变换

脊髓损伤患者应根据病情变换体位，一般每 2 h 变换一次，使用气垫床可延长体位变换时间。体位变换时，注意维持脊柱的稳定性。

4. 呼吸及排痰训练

颈脊髓或高位胸段脊髓损伤的患者伤后存在不同程度的呼吸功能障碍，影响呼吸肌的运动和协调功能，可导致呼吸衰竭。对呼吸肌麻痹的患者应进行腹式呼吸运动、咳嗽、咳痰及体位排痰训练。

5. 膀胱和肠道功能的处理

脊髓损伤后 1 ~ 2 周内多采用留置导尿的方法，指导并教会患者家属定期开放尿管，嘱患者做排尿动作，主动增加腹压或用手按压下腹部使尿液排出。便秘患者可用润滑剂、缓泻剂、灌肠等方法，必要时应戴上指套，为患者人工驱便，指导患者合理饮食，帮助其养成良好的排便规律。

（二）恢复期康复护理措施

脊髓损伤患者经过约3个月的综合治疗，运动、平衡、转移及日常生活活动能力都有了一定程度的改善，此期的问题是挛缩、各种功能性活动能力低下、日常生活不能自理。护士应配合PT师、OT师监督、保护、辅导患者去实践已学到的日常生活动作，不脱离整体训练计划，指导患者独立完成某些功能训练。

1. 增强肌力促进运动功能恢复

脊髓损伤患者为了应用轮椅、拐杖或自助器，在卧床或座位时，主要重视肌力的训练。上肢针对肩带肌、胸大肌、三角肌、肱二头肌、肱三头肌、肱桡肌，屈伸腕部，屈伸手指肌群及握力训练。躯干部针对背肌、腹肌进行强化训练。下肢针对腰方肌、髂腰肌、股四头肌、胫前肌、拇长伸肌、腓肠肌、臀大肌、臀中肌等进行训练。

2. 体位适应性训练

长期卧床会引起体位性低血压、压疮、骨质疏松、坠积性肺炎、泌尿系统感染等并发症，因此，应尽早进行起立床的训练和坐位保持训练。

3. 减压动作训练

床上的减压是靠体位变化完成。坐位减压可以利用一侧上肢支撑减压，然后交换做另一侧的减压动作，每隔2～4 h就要进行一次训练。

4. 功能性动作训练

包括体位变换、坐起和躺下、坐位支撑、坐位支撑移动、坐位平衡等动作是床上翻身、各种转移和穿脱衣服等日常生活动作的基础。

5. 日常生活活动的训练

应训练患者的日常生活活动能力，如穿衣、吃饭、刷牙、洗脸等动作。

6. 平衡训练

脊髓损伤患者多采用长坐位和端坐位进行平衡维持训练。包括静态平衡训练和动态平衡训练。在训练中，应逐步从睁眼状态过渡到闭眼。

7. 站立训练的康复护理

病情较轻的患者经过早期坐位训练后，无体位性低血压等不良反应即可在康复医师指导下进行站立练习。患者站起，从倾斜20°开始，逐渐增加角度，约8周后达90°。

8. 步行训练的康复护理

尽早开始步行训练可防止下肢关节挛缩，减少骨质疏松，促进血液循环。先在平行杠内站立，要注意保护并协助患者，后在平行杠内行走训练。可采用迈至步、迈越步、四点步、二点步等方法训练，平稳后移至杠外训练，用双拐来代替平行杠，方法相同。不同损伤部位及损伤程度的患者，步行能力恢复的程度也不一样。

（三）并发症的护理

1. 下肢深静脉血栓

开始起床活动时需用弹力绷带或穿弹力袜，适度压迫浅静脉，增加静脉回流，减轻水肿。患肢避免静脉输液，密切观察病情并详细记录。

2. 疼痛

密切观察疼痛的部位及性质,积极帮助患者查找疼痛的原因,专注于生活或消遣可减轻疼痛,必要时给予止痛剂。

3. 异位骨化

通常指在软组织中形成骨组织。好发部位是髋关节、膝关节、肩关节、肘关节及脊柱。局部多有炎症反应或低热。护理上应注意关节做被动运动时不宜过度用力,过度屈伸、按压。

4. 压疮

长期坐轮椅的臀部、瘫痪肢体等部位易形成压疮,以预防为主。应注意患者的全身营养状况,按时翻身,培训患者及家属掌握预防压疮的知识和技能,练习双手支撑床面、椅子扶手等将臀部抬高的动作。如双手无力,可先向一侧倾斜上身,使对侧臀部离开椅面,再向另一侧倾斜。

六、康复护理教育

(1)学会自我护理　教会患者和家属在住院期间完成“替代护理”到自我护理的过渡,重点是教育患者学会如何自我护理。

(2)培养良好卫生习惯　住院期间,培养患者养成良好的卫生习惯,掌握家居环境的要求,出院后要定期复查,防止主要脏器发生并发症。

(3)指导用药　指导患者遵医嘱按时准确服药,尤其注意抗痉挛药物停药时应逐渐减量。

(4)学会自己处理大小便　掌握排尿、排便方法,学会自己处理二便,高颈髓损伤的患者家属要学会协助他们处理二便问题。

(5)制订长远康复计划　教会家属掌握基本的康复训练知识和技能,防止二次残疾。

(6)注意饮食调节　制订合理的膳食计划保证各种营养物质的合理摄入。

第四节　脑性瘫痪

【引导案例】

患儿,男,1岁,家人发现他不能独立站立,来医院就诊。了解此患儿因母亲胎膜早破31周出生,出生时体重1.5 kg。查体:患儿运动发育落后,扶持行走时双下肢内收,足尖着地,肌张力增强。入院诊断:脑性瘫痪。

请问:如何对该患儿进行康复护理。

一、概述

(一)概念

脑性瘫痪(cerebral palsy,CP)简称脑瘫。是自受孕开始至婴儿期非进行性脑损伤和发育缺陷所导致的综合征,主要表现为运动障碍及姿势异常。可伴有不同程度的智力障碍、言语障碍、视听觉障碍、感知觉障碍、癫痫及心理行为异常。

(二)病因

小儿脑瘫的直接病因是脑损伤和脑发育缺陷,其发生时间可分为3个阶段:出生前因素、出生时因素和出生后因素。

1. 出生前因素

孕期感染、遗传因素、孕期大量酗酒、吸烟、宫内不良因素、用药等。

2. 出生时因素

难产、早产、产伤、新生儿窒息、缺氧、核黄疸、过期产、巨大儿等。

3. 出生后因素

高热惊厥、头部外伤、脑膜炎、颅内出血等。

二、分类及主要功能障碍

1. 按临床神经病学表现分类

(1)痉挛型　是最常见的一种类型,主要病变在锥体束。表现为:①肌张力增高,被累及肌肉张力不同程度增高,被动运动时有“折刀样”张力增高现象。②上肢表现为肩关节内收和内旋,肘关节屈曲,前臂旋前,腕关节及手指屈曲。③下肢表现为髋关节伸展和内收,膝及踝关节伸展,足及足趾跖屈并略内翻,扶立及行走时足尖着地,大腿内收肌紧张,下肢呈剪刀姿势。

(2)不随意运动型　主要病变在锥体外系,包括手足徐动、舞蹈样动作、肌张力失调和震颤等,在新生儿期表现为:①难以用意志控制的全身性不自主运动,颜面肌肉、发音和构音器官也受累,常伴有流涎、咀嚼吞咽困难,语言障碍;②当进行有意识、有目的的活动时,表现为不自主、不协调和无效运动增多,安静时不随意运动消失;③不随意运动以上肢为重,也可见皱眉、眨眼、张口、颈部肌肉收缩、脸歪向一侧;④由于上肢摇动不定,可使躯干和下肢失去平衡,容易摔倒。

(3)强直型　以锥体外系受损为主,较少见。表现为:①肢体僵硬、活动减少;②被动运动时,肌张力呈现铅管状或齿轮状增高;③常伴有智力低下、情绪异常、语言障碍、癫痫等。

(4)共济失调型　此型少见,主要病变在小脑。①患者平衡能力差,缺乏稳定性和协调性,醉酒步态;②眼球震颤、头及手轻微震颤;③指鼻、指眼、跟膝胫试验都难以完成。

(5)肌张力低下型　表现为肌张力低下,四肢呈软瘫状,自主运动少。

(6)混合型　两种类型以上症状同时出现,此型常提示脑部病变广泛,以痉挛型和共济失调型出现为多见。

2. 按瘫痪的部位分类

(1)单肢瘫　仅有一侧上肢或下肢出现运动障碍,此类病例较罕见。

(2)双肢瘫　运动障碍不对称地累及双侧肢体,通常下肢比上肢严重。

(3)三肢瘫　三个肢体受累。

(4)偏瘫　一侧上、下肢体运动障碍,表现为上肢内旋屈曲,手握拳,下肢内旋,脚尖站立,而另一侧肢体正常。

(5)四肢瘫　运动障碍不对称地累及四肢,且头部控制能力差。

3. 按运动障碍程度分类

(1)轻度症状　轻微,且日后不需依赖他人照顾,可独立完成日常生活活动。

(2)中度症状　较重,治疗后仍需借助于支架和自助具才能进行日常生活。

(3)重度　有严重的运动功能障碍,常伴有语言、智力障碍,治疗十分困难,日后很难独立生活,需终身被照顾。

三、康复护理评估

通过对患儿的身体情况、家庭环境和社会环境,进行全面的检查、询问和了解。诊断脑瘫包括6个要素:运动发育落后或异常,肌张力异常,肌力异常,姿势异常,反射异常及辅助检查的异常。其中前5项是脑瘫诊断的必备要素。可以通过询问病史、体格检查、辅助检查等方法对脑瘫患儿全面评定。

(一)运动功能评定

1. 运动发育的评定

小儿粗大运动功能发育的规律总结为:"二抬、四翻、六会坐、七滚、八爬、周会走",而脑瘫患儿运动发育常落后于这个规律。

2. 反射评定

紧张性颈反射、拥抱、握持等原始神经反射持续存在,消失较晚。

3. 肌张力评定

肌张力低者身体发软、自发运动减少、蛙位、倒"U"字形姿势;肌张力亢进者身体发硬,角弓反张,这些表现在1个月时即可见到。如果持续4个月以上可诊断为脑瘫。

4. 关节活动度评定

可以大于或小于正常。

(二)感觉功能评定

1. 协调功能评定

如共济运动、不自主运动等。

2. 特殊感觉评定

①视觉障碍:主要表现为眼球斜视、眼震、凝视障碍及近视等。②听觉障碍:难辨程

度从高音到低音的变化,常伴有听力缺损或耳聋。

(三)言语功能评定

主要由发声、构音器官运动障碍、听觉障碍、智能和生长环境等原因导致。

(四)行为智能评定

常表现为多动、情绪不稳,自闭,智商测定困难。反应迟钝及叫名无反应,2 个月不能微笑、4 个月不能大声笑,此时要考虑智力问题。

(五)综合发育能力评定

人体的中枢神经系统在胎儿时期由神经管发育而成,出生时脑和脊髓外观虽已基本成形,但脑的发育还很不完善,新生儿主要表现为粗大的运动,无精细、协调的随意运动。随着婴幼儿年龄的增长,大脑发育成熟,神经系统功能不断完善,可以通过儿童不同年龄阶段各种能力发育情况进行综合评定,了解患儿的综合功能状态。

(六)心理社会评估

(1)评估患儿家长对患儿患病的反应,采取的态度和认识程度,以及家庭和社会支持系统情况:面对脑瘫患儿,家长内心十分痛苦和忧虑。一方面会产生负罪感,尤其是母亲,认为是自己的过失造成了孩子的不幸,往往处在深深的自责中,觉得对不起孩子;另一方面对预后非常担忧,考虑是否会导致患儿终身残障。家长的情绪和反应会影响患儿,使患儿处于紧张、低沉、不安的环境中。

(2)对不伴有智力障碍的年长儿,评估其对患病的反应和接受程度:由于中枢性运动障碍,患儿的恐惧心理和不安定感很强,害怕跌倒,不敢走路。患儿情绪不稳定,易激动,个性固执、孤僻、有自卑,并常伴有学习和社交闲难。

(七)辅助检查

1. 影像学检查

头部 CT 及 MRI 可以了解颅脑的结构有无异常,确定异常的性质与部位。头颅 CT 可显示某些脑瘫患儿的病变所在。如脑室周围脑萎缩;皮质层伴皮质下萎缩;脑软化灶或出现脑穿通畸形;或者中间部结构异常,如胼胝体发育不全等。头颅 MRI 检查可分辨脑组织结构异常,灵敏度高,但 MRI 检查时间较长,存在小婴儿不合作等问题,可选择性应用。

2. 脑电图检查

据文献报道,约 80% 脑瘫患儿的脑干听觉诱发电位测定结果异常,其中偏瘫的脑电图异常率更高。但有脑电图异常者不一定有癫痫发作;有癫痫发作史者,脑电图也不一定为异常。因此,宜对所有脑瘫发生抽搐的患者进行脑电图监测,以便确定是否合并癫痫。

3. 脑干听觉诱发电位测定

有些脑瘫患儿的脑干听觉诱发电位测定结果异常，常见的为潜伏期Ⅰ、DI、Ⅴ波及峰间潜伏期延长等异常表现，不随意运动型患儿异常率较高。

四、康复护理目标

1. 短期目标

①针对脑瘫患儿年龄及运动发育特点，及时发现患儿的异常表现，为康复提供依据；②做好患儿生活护理，加强营养、预防感染，对有吞咽、咀嚼障碍者，防止呛咳或窒息；③根据脑瘫患儿病情程度，给予不同程度的日常生活康复护理；④创造良好的生活和训练环境，促进患儿身心的全面发展，提高康复疗效；⑤预防关节挛缩等继发障碍及因跌伤造成的二次损伤并发症的发生，最大限度地减少障碍，提高生活自理能力；⑥采取康复护理措施，纠正患儿的异常姿势，从而降低肌肉的紧张程度；⑦经常给患儿家长以咨询和指导，争取家长的配合。

2. 长期目标

通过综合康复护理，使脑瘫患儿在身体、心理、职业、社会等方面达到最大限度地恢复和实现最佳功能和独立性，提高生活质量，同其他公民一样，平等享有权利，参与社会。

五、康复护理措施

基本原则应遵循早发现、早诊断、早治疗，采用综合康复的治疗手段，尽可能最大限度地降低患儿残疾程度，提高其日常生活活动能力。结合儿童年龄及发育特点，采取多变化、有趣味的训练方法，鼓励家庭的共同参与，提高患儿的运动功能、ADL 能力、交流及适应能力。其中关键是运动训练，效果取决于治疗的早晚、手法、持续时间长短。最好在出生后 6 个月内能够确诊，最迟不要超过 3 岁。脑瘫患儿的康复治疗非常重要，护理人员应了解治疗程序并积极配合治疗师对患儿进行一些常用的训练方法。常用的康复训练方法如下。

（一）运动疗法

1. 正确体位

由于脑瘫患儿的姿势异常和不对称，训练过程中必须注意保持正确的姿势和体位，这样可以阻止原始反射，防止异常姿势和痉挛的发生。

（1）正确的卧姿 ①侧卧位：此体位常采用，可以有效抑制全身伸肌痉挛和各种紧张性反射的作用，有利于患儿双手在胸前进行各种活动。②俯卧位：为帮助患儿抬头和增强上肢支撑力，预防髋屈曲挛缩时也可采用，在胸前垫一个楔形垫，患儿俯卧在上面，头和双手放在楔形垫的前方，不能抬头的患儿，操作者要协助患儿抬头，楔形垫的前面可以放一些玩具，便于患儿玩耍，整个治疗过程中必须有人看护，以免发生窒息。③仰卧位：很少采用，因为可引起全身伸肌痉挛。对于肌肉紧张亢进的患儿，可采用悬吊式软床上的仰卧位，其作用在于使躯干屈曲，双肩胛带与两侧骨盆带呈水平位，肩与上肢要在身体前方，手放于正中线，以利于头部保持中位。

(2)正确的坐姿　①坐地板和床上：背部挺直，髋关节屈曲90°，膝关节伸直，两大腿旋外分开。如果患儿不能独自保持正确的坐姿，操作者可坐在患儿身后协助完成。②坐椅子上：坐在合适的椅子上，头应保持正直中立位，胸背挺直，髋、膝、踝关节屈曲90°，两脚平放在地板上。如果患儿不能坐稳，可以在椅子上安装支撑板，支撑躯干和手臂，并用安全带固定，使髋部、膝部、踝关节屈曲。

(3)正确的抱姿　使患儿头颈脊柱竖直，尽可能使双上肢和手保持正中位，双下肢屈曲分开。有3种抱法：①面对面抱法，常用于痉挛型脑瘫患儿；②面对背抱法；③简易抱法，常用于手足徐动型脑瘫患儿。

2. 体位控制训练

近年来，针对痉挛的运动疗法比较多，较著名的有 Bobath 法，其治疗重点可概括为：阻止原始反射；促进正常的姿势反射发育；发展正常的自动反应和运动能力。在具体训练方法上强调按正常婴幼儿运动发育的各个阶段来进行训练，如抬头—翻身—坐—爬—跪—站—走。

(1)头颈部控制训练

1)痉挛型　此型患儿的头部经常是后仰的，所以治疗师用双前臂轻压患儿双肩，两手托住患儿头部的两侧，把颈部向上拉长，再用手抓住患儿的前臂拉坐起来，即可使患儿的头抬高而保持正位。

2)徐动型　此型患儿的肩关节往往外转，双手或一手扭曲。治疗师应将患儿手臂拉直往内转而稍往下压，慢慢将患儿拉坐起来，可促使患儿头部保持抬高而向前。

3)肌张力底下型　由于肌张力太低，患儿的头无法控制在正中位置。治疗师应用手抓住患儿肩膀，用大拇指顶在胸前，将肩膀往前以给患儿较大的稳定性，协助将头抬起。训练时也可将患儿放为俯卧位，两臂伸直往前，轻抓患儿两肩中点或两肩胛中央处。

(2)躯干旋转训练　躯干旋转训练可提高对腹外斜肌的控制能力，作为翻身、坐位练习的前期准备训练。训练方式为以下几种：①上肢带动旋转训练：患儿处于仰卧位，使双下肢呈屈曲位，操作者用自己膝关节予以固定，双手交叉握住患儿的双上肢上举过头，将两上肢左右交叉，带动患儿身体从仰卧位旋转向左(或右)侧，同时令患儿头向左(或右)侧转动，并协助其完成躯干的屈曲和旋转，同时头部、躯干、骨盆、下肢随之旋转。②下肢带动旋转训练：患儿仰卧位，操作者用双手分别握住患儿双足踝部左右交叉，带动患儿身体旋转向左(或右)侧，同时骨盆、躯干、头部也随之旋转。开始训练时，操作者借助响声、玩具逗引患儿伸手抓玩具时，引导患儿在侧卧、仰卧之间旋转练习，最后尽可能让患儿自己完成。

(3)爬行动作训练　①骨盆控制训练：是决定今后爬行、坐位、立位与行走能力的基础。患儿仰卧位，双下肢屈曲，上抬骨盆，反复训练。②支撑训练：让患儿俯卧在楔板上，支撑训练逐渐从肘部支撑训练—前臂支撑训练—双手支撑训练，都是为爬行移动做准备。当患儿能够很好地保持手膝跪立位和完成上下肢交替动作时的重心转移，说明此时患儿已具备了爬行能力。③爬行动作训练：训练初期，应进行单肢体训统，按右手—左膝—左手—右膝这四个动作的不断交替循环训练，渐渐过渡到正常的爬行动作与爬行速度。

(4)关节控制训练　保持下肢各关节正常的活动范围和姿势变化,对于行走十分重要。①髋关节内收、外展训练:髋关节内收、外展的异常运动姿势较多,如由于肌张力较高造成肌肉挛缩,双下肢会出现内收、内旋的“剪刀”样姿势;由于肌张力低,出现的外展、外旋的“青蛙”样姿势。对于出现“剪刀”样姿势的痉挛型脑瘫患儿,尽可能早地对髋关节的外展、外旋肌进行牵拉训练,以维持其正常的活动度或扩大受限的关节活动范围。对于“青蛙”样姿势的患儿,主要训练患儿髓关节内收、内旋动作。②髋关节后伸训练:让患儿在俯卧位将下肢伸直向上抬,训练时注意不要让患儿的臀部向上翘起。患儿自己不能完成后伸动作,操作者可以用一只手在患儿的臀部进行固定,另一只手在患儿上抬下肢的膝关节下给予向上抬起的帮助,反复练习。③膝关节屈曲训练:患儿俯卧位,让其上抬小腿到最大范围,并且让患儿将小腿抬高到与床面成90°时保持这一姿势,小腿上抬训练是一个抗重力屈伸活动的过程,注意活动的速度尽可能地慢和均匀。

(5)坐位身体控制训练　①弛缓型:针对患儿坐时不能抬头挺胸,操作者用一只手扶着患儿胸部,另一只手扶其腰部,帮助患儿坐位。为了保持背部伸直,操作者可以握住患儿的髋部往下压,以刺激患儿抬头和伸直脊柱,亦可以将患儿置于自己的大腿上进行上述操作,这一体位有利于患儿将双腿分开,双手放在中线位活动。②痉挛型:为了缓解痉挛,使患儿背部充分伸展,操作者坐在患儿背后,将自己的双手从患儿腋下穿过,用双臂顶住患儿双肩,阻止肩胛骨内收,同时用双手将患儿大腿外旋分开,再用双手分别按压患儿的双膝,使下肢伸直,使其学习独立向前弯腰,保持坐位。

(6)平衡训练　①坐位平衡训练:包括起坐训练和坐位平衡训练,教会患儿如何从卧位坐起至单独坐;教会患儿用手支撑坐,即身体前倾,用手臂支撑;教会患儿在凳上独坐,先进行坐位静态平衡训练,患儿能保持静态平衡后,训练其动态平衡,做身体向各个方向的旋转、前倾等平衡训练。②站立平衡训练:站立是行走的基础,包括站起训练和站立平衡训练。教会患儿从跪位到站立训练,手膝四点跪训练—双膝跪立训练—蹲起训练—站立训练;教会患儿从坐位到站起训练,能保持站稳后,进行站立平衡训练。

(7)步行训练　步行要求有一定的动态平衡能力,即重心转移能力,同时要有很好的上、下肢协调能力。训练包括借助性步行和独立步行。平地行走可用助行器、学步车或在双杠内训练;上下楼梯训练;步态矫正训练。

(二)日常生活活动能力训练

日常生活自理能力的训练是脑瘫患儿康复的重要内容。在治疗过程中,应采取一切可能的方法来发展该方面的技巧与能力,通过指导下的反复练习、模仿和逐步学习自己进食、穿脱衣、个人卫生等,实现日常生活中最大程度的功能独立。

1. 进食训练　①进食时,最重要的是应该让患儿保持良好的姿势,以减轻痉挛。加强咀嚼能力。②注意对患儿的餐具进行选择,最好选择硬塑料碗、盘等餐具,餐具最好有把手和防滑等。③尽早完成从坐在操作者腿上到坐在凳子上进食的体位转变。④尽可能地保持身体竖直位及对称姿势,头和肩向前,髋关节稍屈曲,抑制患儿的伸展模式。⑤注意控制患儿的下颌,加强患儿的咀嚼能力,如果患儿不能闭嘴,操作者可以上抬其下颌,帮助吞咽。⑥在用勺喂饭时,应从患儿口唇的中央喂入口内,避免引起患儿头部过度伸展向一侧回旋。⑦饮水时采用带缺口的杯子,使杯子不要碰到鼻子,保持头部不要向后仰。⑧当患儿获得咀嚼能力后,开始进行患儿自行进食训练,让患儿自己用手将食物拿到口中,同时训练上肢的主动伸展,手眼协调,手口协调,手指灵活,抓握与放开等动作。

2. 穿脱衣服训练　训练应该先从简单的衣物开始,并让患儿了解穿脱衣服的顺序,先给予辅助,逐渐变为独立穿脱衣服。患儿穿的衣服也应剪裁得肥大、宽松一些,质地尽量选择手感舒适、柔软、无刺激的布料。根据患儿的障碍程度予以相应的训练。

3. 梳洗训练　首先让患儿知道身体各部位的名称、位置及方位;熟悉常用的梳洗具并知如何使用;再训练患儿上肢的运动和控制能力,尤其是手的精细动作和控制能力。手的训练方法主要有手腕的转动、手眼及双手协调、手的握力和前臂的旋前、旋后等。

4. 排泄动作训练　可从 2 岁开始,一般先训练小便,再训练大便;先训练使用便盆,后训练使用坐厕。包括穿脱裤子、清洁、站立、坐位平衡和手功能的训练,直至能独立完成大小便,同时也要养成定时排便的习惯。

(三)言语治疗

早期训练有利于刺激患儿语言能力的发展,促进患儿言语交流能力的产生和应用。训练时要根据语言能力评定结果,参照正常发育情况循序渐进,可一对一地训练,亦可集体训练。

(四)娱乐活动

通过绘图、球类、搭积木、撕纸、玩橡皮泥、串珠子、玩牌、剪纸以及一些集体性的游戏活动等,使患儿身体各方面能力均得到提高。

(五)心理治疗

脑瘫患儿心理障碍者较多,患儿多有情绪障碍,行为异常,认知障碍。在综合治疗中尊重患儿、理解、安慰、鼓励患儿,在矫治肢体功能障碍的同时,激发患儿的积极参与性,提高治疗训练效果,积极与患儿沟通交流,逐渐克服患儿的偏执、依赖心理,培养其自理能力,使其适应社会。

(六)引导式教育

引导式教育的基本方法:首先对患儿进行功能评定,根据脑瘫患儿的疾病类型、病情轻重、年龄进行分组,如把条件相似(年龄、残疾种类、智力水平)的患儿放在一起,进行小组训练。每次训练任务被分解成若干个按顺序排列的单一动作。患儿先学习掌握每一个单一动作,然后将这些单一动作串起来,就完成了训练任务。

(七)支具和辅助器具

对于脑瘫后肌痉挛或肌无力引起的功能丧失或肢体畸形,可以采用支具。如对于脑瘫伴有严重残疾的患儿，影响到下肢的行走，可用拐杖辅助行走，不能行走可用轮椅代步；各种生活能力的辅助器具可以改善患儿的日常生活能力，如抓物器、系扣器等。

六、康复护理指导

1. 做好预防

(1)坚持优生优育，保证胎儿健康发育。

(2)积极开展早期产前检查，如有高血压应及时治疗，避免难产。

(3)保证孕妇良好的营养，预防早产。

(4)婴儿出生后定期去医院检查，以尽早发现发育迟缓的症状，并给予及时指导及治疗；定期进行预防接种，防止脑膜炎及其他传染病发生。

2. 密切配合

对于脑瘫患儿，家庭治疗非常重要。父母要对患儿进行及早教育，除了正确的指导和训练外，还要帮助患儿树立自信心，使患儿学会生活的基本技能，能更多地照顾自己，步入社会。

3. 安全教育

对患儿及家属应加强安全和预防有关疾病常识的健康教育，如防止坠床、跌伤、吞入异物等意外伤害发生。

第五节 周围神经病损伤

【引导案例】

患者，女，32岁，肠道感染后约8 d，自觉四肢无力，并逐渐加重，约2 d后，四肢均不能运动，伴周身感觉异常，查体：四肢呈迟缓性瘫痪、肌力1～2级，腱反射减弱、周身感觉障碍异常、呼吸费力，辅助检查：行腰椎穿刺脑脊液检查：细胞数正常，蛋白增高，诊断为周围神经病变。

请问：评定该患者的感觉障碍并说出恢复期感觉功能训练方法。

一、概述

1. 概念

周围神经(peripheral nerves)是由神经节、神经丛、神经干、神经末梢组成，分为脑神经、脊神经和自主神经。周围神经多为混合性神经，含有感觉纤维、运动纤维及自主神经纤维。周围神经病损(peripheral neuropathy)是指周围神经干或其分支因病损导致其组织的运动、感觉或自主神经的结构或功能障碍。

2. 分类

传统分为神经痛和神经病两大类。

(1)神经痛　是指受累的感觉神经分布区发生剧痛,而神经传导功能正常,神经主质无明显变化,如三叉神经痛。

(2)神经病　泛指周围神经的某些部位由于炎症、中毒、缺血、营养缺乏、代谢障碍、外伤等引起的一组疾病和损伤,属炎症性质者习惯上称为神经炎,而周围神经丛、神经干或其分支受外力作用而发生损伤(如挤压伤、牵拉伤、挫伤、撕裂伤、锐器伤、火器伤、医源性损伤等)称为周围神经损伤。

3. 处理

对这些病损的处理有药物治疗、手术治疗及康复治疗。一般药物治疗主要用于病损早期,手术治疗用于保守治疗无效而又适合或需要手术治疗的损伤,而康复治疗无论在周围神经病损的早期与恢复期还是在手术治疗前后均应进行。因此,康复治疗在周围神经病损的治疗过程中具有十分重要的作用。

二、主要功能障碍

1. 肢体畸形

当周围神经完全损伤时,由于与麻痹肌肉相对的正常肌肉的牵拉作用肢体呈现特有的畸形。如上臂部桡神经损伤后,使手呈现典型的垂腕和畸形;腕部尺神经损伤后,呈现典型的爪形畸形。

2. 运动功能障碍

神经完全损伤后,损伤神经所支配的肌肉呈迟缓性瘫痪,主动运动、肌张力和反射均消失。随着病程延长肌肉逐渐发生萎缩。但在运动神经不完全损伤的情况下,多数表现为肌力减退。伤病后的神经恢复或手术修复后,肌力可能将逐渐恢复。

3. 感觉功能障碍

周围神经损伤后,其分布区的触觉、痛觉、温度觉、振动觉和两点辨别觉可完全丧失或减退,表现为麻木、刺痛、灼痛、感觉过敏等。由于皮肤感觉神经有重叠分布,所以其分布的皮肤感觉并不是完全丧失,而是局限于某一特定部位,称为单一神经分布区。在神经不完全损伤的情况下,神经支配区的感觉丧失的程度不同。在神经恢复的过程中,上述感觉恢复的程度也有所不同。

4. 自主神经功能障碍

周围神经损伤后,由交感神经纤维支配的血管舒缩功能、出汗功能和营养性功能发生障碍。开始时出现血管扩张、汗腺停止分泌,因而皮肤温度升高、潮红和干燥。2 周后,血管发生收缩,皮温降低,皮肤变得苍白。其他的营养变化有皮肤变薄、皮纹变浅、光滑发亮、指甲增厚变脆,由于皮脂分泌减少,皮肤干燥、粗糙,有时会出现水疱或溃疡。骨骼可发生骨质疏松。

5. 反射功能障碍

深反射、浅反射减弱或消失,早期偶有深反射亢进。

三、康复护理评估

（一）运动功能评定

1. 视诊

皮肤是否完整、肌肉有无萎缩、肿胀、肢体有无畸形、步态和姿势有无异常。

2. 肌力和关节活动范围评估

根据病史和检查材料，做肌力测定、关节活动度检查和日常生活活动能力的测定。评估上肢病损时应注意手的灵活性和精细动作的能力，评估下肢时要做步态分析，评估出运动障碍的程度和残存的潜力。神经完全受损后，肌肉的肌力完全消失，但运动神经不完全损伤时，多表现为肌力减退。经治疗或手术修复，肌力可逐步恢复，可采用 MMT 评定肌力。有些疾病可用关节活动度（ROM）检查评定关节、肌肉及软组织挛缩的程度。对肢体麻痹范围大的病例可用 ADL 评定肢体运动功能。

3. 运动功能恢复评估

英国医学研究院神经外伤学会将神经损伤后的运动功能恢复情况分 6 级，这种评定方法适用于高位神经损伤，见表 6-8。

表 6-8　周围神经损伤后运动功能恢复等级

恢复等级	评价标准
0 级	肌肉无收缩
1 级	近端肌肉可见收缩
2 级	近、远端肌肉均可见收缩
3 级	所有重要肌肉均能做抗阻力收缩
4 级	能进行所有运动，包括独立的和协同的
5 级	完全正常

（二）感觉评定

感觉检查包括浅感觉、深感觉和复合觉，根据病例特点询问有无主观感觉异常。同时还应评定感觉障碍的分布、性质及程度。

1. 感觉功能评估

包括触觉、痛觉、温度觉、压觉、两点辨认觉、图形辨别觉、皮肤定位觉、位置觉，运动觉等。当神经不完全损伤时，神经支配区的感觉丧失程度不同。目前临床测定感觉神经功能多采用英国医学研究会（BMRC）1954 年提出的评定标准。

S_0：神经支配区感觉完全丧失。

S_1：有深部痛觉存在。

S_2：有一定的表浅痛觉和触觉。

S_3：浅痛触觉存在，但有感觉过敏。

S_4：浅痛触觉存在。

S_5：除 S_3 外，有两点辨别觉（7 ~ 11 mm）。

S_6：感觉正常，两点辨别觉≤6 mm，实体觉存在。

2. 感觉功能恢复

评定英国医学研究院神经外伤学会将神经损伤后的感觉功能恢复情况分 6 级，见表 6–9。

表 6–9　周围神经损伤后感觉功能恢复等级

恢复等级	评价标准
0 级	感觉无恢复
1 级	支配区皮肤深感觉恢复
2 级	支配区浅感觉触觉部分恢复
3 级	皮肤痛觉和触觉恢复，且感觉过敏消失
4 级	感觉达到 S_3 水平外，两点辨别觉部分恢复
5 级	完全恢复

3. 自主神经功能评定

可根据自主神经功能障碍的表现进行评估。

（三）日常生活活动能力评定

常用 Barthel 指数量表进行 ADL 评定。

（四）电生理学评定

对于神经损伤的部位、程度和损伤神经恢复情况的准确判断需要周围神经电生理学检查作为辅助的检查手段。包括神经肌电图、直流–感应电检查或强度–时间曲线检查、神经传导速度测定，对周围神经病损做出客观、准确的判断，在指导康复治疗过程中有重要意义。

四、康复护理原则与目标

1. 康复护理原则

损伤早期的康复主要是去除病因，消除炎症和水肿，减少对神经的损伤，预防挛缩、畸形的发生，为神经再生打好基础。恢复期重点在于促进神经再生、保持肌肉质量、增强肌力、促进感觉功能恢复。

2. 康复护理目标

康复护理目标是在康复护理原则的基础上，针对不同患者及不同损伤程度制定的个体化可实现的标准。

(1)短期目标 主要是及早消除炎症、水肿，促进神经再生，防止肢体发生挛缩畸形。

(2)长期目标 使患者最大限度地恢复原有的功能，恢复正常的日常生活和社会活动，重返工作岗位或从事力所能及的工作，提高患者的生活质量。

五、康复护理措施

(一)早期康复护理措施

1. 保持良肢位

应用矫形器、石膏托等，将受损肢体的关节保持功能位。如垂腕时，将腕关节固定于背伸 20° ~30°，垂足时将踝关节固定于 90°。

2. 受损肢体的主动、被动运动

由于肿胀疼痛等原因，周围神经损伤后常出现关节的挛缩和畸形，受损肢体各关节早期应做全方位的被动运动，每天至少 1 ~2 次，每次各方向 3 次，保证受损各关节的活动范围。若受损范围较轻，需进行主动运动。

3. 受损肢体肿痛的护理

抬高患肢，弹力绷带压迫，患肢做轻柔的向心按摩与被动运动，热敷、温水浴、红外线等方法也可改善局部血液循环，减轻组织水肿和疼痛。

4. 受损部位的保护

因病损神经所分布的皮肤、关节的感觉丧失，无力对抗外力，易继发外伤。一旦发生创伤，由于创口常有营养障碍，治疗较难。因此，对受损部位应加强保护，如戴手套、穿袜子等。若出现外伤，可选择适当的物理方法，如紫外线、超短波、微波等温热疗法，但需慎重，避免造成感觉丧失部位的烫伤。

(二)恢复期康复护理措施

急性期 5 ~10 d，炎症水肿消退后，进入恢复期。早期的治疗护理措施仍可选择使用，此期的重点是促进神经再生，保持肌肉质量，增强肌力，促进运动、感觉功能恢复。

1. 神经肌肉电刺激疗法(NES)

电刺激虽不能防止肌肉萎缩，但确可延迟病变肌萎缩的发展。值得注意的是：电刺激只是在肌肉仍有恢复神经支配的可能时才真正有用。电流引起收缩时，患者应同时尽力主动收缩该肌，这样功能恢复会更好。应注意治疗局部皮肤的观察和护理，防止感染和烫伤。

2. 肌力训练

肌力的训练包括增强最大肌力和增强肌肉的持久力，增强最大肌力宜采用等长运动法，而增强肌肉持久力宜采用等张运动法。受损肌肉肌力在 0 ~1 级时，进行助力运动，应注意循序渐进；受损肌肉肌力在 2 ~3 级时，可进行范围较大的助力运动、主动运动及器械性运动,但运动量不宜过大,以免肌肉疲劳。随着肌力逐渐增强,助力逐渐减小;受损肌肉肌力在 3 ~4 级时,可进行抗阻练习,以争取肌力的最大恢复,同时进行速度、耐力、灵敏度、协调性和平衡性的专门训练。

3. 作业疗法

根据功能障碍的部位与程度,肌力与耐力情况,进行相关的作业治疗。如上肢周围神经病损者可进行编织、打字、泥塑操作;下肢周围神病损者可进行踏自行车,缝纫机等。由于无论选用哪种作业方法都会有某些抗阻力的作用,因此尽量应用在健康情况下需两侧肢体参加的作业内容为好。随着肌力的恢复,逐渐增加患肢的操作。

4. ADL 训练

在进行肌力训练时,应注意结合日常生活活动训练。如练习洗脸、梳头、穿衣、踏自行车等。以增强身体的灵活性和耐力,从而达到生活自理、提高生存质量的目的。

5. 感觉功能训练

周围神经病损后,出现的感觉障碍主要有麻木、灼痛、感觉过敏、感觉缺失等。

(1)局部麻木感、灼痛　有非手术疗法和手术治疗。前者包括药物(镇静、镇痛剂、维生素)、交感神经节封闭(上肢做星状神经节、下肢做腰交感神经节封闭)、物理疗法(TENS、干扰电疗法、超声波疗法、磁疗、激光照射、直流电药物离子导入疗法、电针灸等)。对非手术疗法不能缓解者,可以选择手术治疗,而对保守治疗无效和手术失败者,可采用脊髓电刺激疗法。

(2)感觉过敏　采用脱敏疗法。皮肤感觉过敏是神经再生的常见现象感觉过敏的脱敏治疗包括两方面:一是教育患者使用敏感区。告诉患者如果不使用敏感区,其他功能训练就无法进行,这种敏感是神经再生过程的必然现象和过程。二是在敏感区逐渐增加刺激,具体方法有以下几种。①旋涡浴,开始用慢速,逐渐再加快,15 ~30 min。②按摩,先在皮肤上涂按摩油,做环形按摩。若有肿胀,可由远端向近端进行按摩。③用各种不同质地不同材料的物品刺激,如毛巾、毛毯、毛刷、沙子、米粒、小玻璃珠等。④振动方法。⑤叩击方法,如用叩诊锤、铅笔橡皮头叩击敏感区以增加耐受力。

(3)感觉丧失　在促进神经再生的治疗基础上,采用感觉重建方法治疗。用不同物体放在患者手中而不靠视力帮助,进行感觉训练。开始让患者识别不同形状、大小的木块,然后用不同织物来识别和练习,最后用一些常用的家庭器皿,如肥皂、钥匙、别针、汤地、铅笔等来练习。

6. 心理护理

周围神经病损患者,往往伴有心理问题,担心病损后的经济负担,担心疾病不能恢复,以及由此而发生的家庭和社会生活问题。护士可通过宣教、咨询、示范等方式来消除或减轻患者的心理障碍,使其发挥主观能动性,积极地进行康复治疗。也可通过作业治疗来改善患者的心理状态,如治疗性游戏等。

六、其他常见周围神经病损康复护理

（一）急性炎症性脱髓鞘性多发性神经病

急性炎症性脱髓鞘性多发性神经病（acute inflammatory demyelinating polyneuropathy，AIDP）又称 Guillain-Barresyndrorne（GBS）。本病为病因不明，可能与感染有关和免疫机制参与的急性（或亚急性）特发性多发性神经病。它是一种分节段脱髓鞘疾患，并常累及远端，亦可扩展到神经根，引起急性或亚急性瘫痪。半数以上患者发病前 2 ~4 周有上呼吸道或消化道感染史，继而出现手指、足趾麻木或无力，1 d 内迅速出现双下肢无力，然后上升，双侧呈对称性，3 ~4 d 进展为站立及步行困难。大多数患者主诉无力渐进性加重伴某些感觉障碍，需 12 个月才能完全临床恢复，有的病例遗留无力或瘫痪，极少留有感觉障碍。10% ~30% 患者出现呼吸肌麻痹，危及生命。

1. 运动功能康复

GBS 患者可出现四肢完全性麻痹。急性期由于肢体麻痹使关节活动受限，周围皮肤、皮下组织、肌肉等粘连导致关节疼痛，肌肉短缩。根据患者麻痹程度进行全身各关节的被动运动，维持和扩大关节的活动范围，预防以上并发症。肌力的训练要根据麻痹肌肉的肌力决定增强肌力的模式。麻痹肢体对过劳性无力特别敏感，只有当受累肌肉的肌力发展到超过其拮抗肌的水平时，才能逐渐进行肌力训练，否则可导致进一步受损。多采用步态再训练，包括 5 个步骤：①斜板站立；②站立台站立；③平行杠中行走；④佩带辅助器具行走；⑤无帮助下行走。

2. 感觉功能康复

尽管本病常出现感觉异常，偶尔产生运动失调性步态，但因大部分患者均保持充分的保护性感觉，所以并不需要保护性的支具，感觉功能康复见恢复期感觉训练。

3. 呼吸道康复

护理急性期内，严重的患者可出现呼吸肌麻痹，患者通常住监护病房行气管切开呼吸机辅助呼吸，应及时做好呼吸道的管理。加强口腔护理，及时给予雾化吸入并按时吸痰，按时翻身叩背。按时通风换气，并进行室内空气消毒。如患者病情稳定脱离呼吸机时，要教会患者做深呼吸，按时做咳嗽运动防止肺感染。

4. 并发症

疼痛、感觉障碍、呼吸衰竭、失用综合征等。

（二）腕管综合征

正中神经在腕横韧带下受压，产生腕管综合征，也可因外伤、遗传性或解剖异常、代谢障碍所引起，或继发于类风湿关节炎。对于任何年轻或中年人主诉夜间手感觉异常者，均应考虑此病。在优势手常感疼痛麻木、大鱼际肌无力、叩击腕横韧带区常引起感觉异常（Tinel 征）。康复措施适用于拒绝手术或病程慢而重的病例。目标在于克服拇指外展无力、疼痛和感觉丧失。

1. 肌无力的代偿

严重无力需配用对掌支具，将拇指置于外展位，以便使拇指掌面能与其他各指接触。

2. 感觉丧失与疼痛

可使用 TENS 表面电极于疼痛区域，使疼痛缓解；如患者已产生反射性交感神经营养不良，可手部按摩，指关节做助力与主动关节活动范围练习。

(三)糖尿病性周围神经病变

糖尿病常伴有各种形式的神经损伤，多发于有糖尿病病史 10 年以上的患者，并逐渐加重。神经病损多对称性侵及运动和感觉。应提醒糖尿病患者早期即应防止神经损伤。一旦病损明显，常表现足无力、疲乏和麻木、吞咽困难、皮肤干燥、大小便异常或阳痿，糖尿病性神经损伤还可使反射减弱，进展期可出现手足肌肉萎缩。

1. 严格控制血糖

合理饮食、体育疗法、联合降糖药，胰岛素治疗，均可以防止、延缓并在一定程度上逆转临床症状和改善神经传导速度。注意防止低血糖发生。

2. 无力症的护理

糖尿病性单神经炎，可与其他任一神经外伤相同处理。如桡神经糖尿病性神经炎，需要一伸腕支托，其他治疗与桡神经瘫时相似。

3. 感觉缺失的护理

多数无须特殊治疗。典型表现是足底发干，皮肤皲裂，感染，最终截肢。护士应指导患者自我护理，如剪趾甲、保持足底潮湿，避免外伤。不要穿过紧的鞋子，每天观察足部皮肤的颜色、温度等情况。

4. 自主神经功能障碍的护理

如产生神经性大小便障碍，可采用截瘫患者常用的方法进行训练。男性患者常有阳痿，可使用植入假体或阴茎支托。

(四)臂丛神经损伤

臂丛神经损伤并不少见，临床上根据受伤部位的高低可分 3 类：上臂型、前臂型、全臂型。康复治疗时应根据损伤类型而采用适当的方法。

1. 上臂型损伤

采用外展支架保护患肢，同时按摩患肢各肌群、被动活动患肢各关节，也可选用温热疗法、电疗法。在受累肌肉出现主动收缩时，应根据肌力选用助力运动、主动运动及抗阻运动，必要时可手术治疗。

2. 前臂型损伤

使用支具使腕关节保持在功能位，协助患侧腕关节及掌指、指间关节做被动运动。

3. 全臂型损伤

协助做患肢各关节的被动运动，如患肢功能不能恢复，应训练健肢的代偿功能。

(五)桡神经损伤

在臂丛的各周围神经中，桡神经最易遭受外伤。不同的受损部位，产生不同临床表现的桡神经麻痹。高位的损伤，产生完全的桡神经麻痹，上肢各伸肌皆瘫痪；肱三头肌以下损伤时，伸肘力量尚保存；肱桡肌以下损伤时，部分旋后能力保留；前臂区损伤时，各伸指肌瘫痪；腕骨区损伤时，只出现手背区感觉障碍。

桡神经损伤后，因伸腕、伸指肌瘫痪而出现“垂腕”，指关节屈曲及拇指不能外展，可使用支具使腕背伸30°、指关节伸展、拇外展，以避免肌腱挛缩，并进行受累关节的被动运动，避免关节强直。

（六）正中神经损伤

正中神经在上臂受损时，可出现“猿手”畸形，拇指不能对掌、桡侧三个半指感觉障碍。损伤平面位于腕关节时，出现拇指不能对掌、大鱼际肌萎缩及桡侧三个半指感觉障碍。康复治疗时，三个半指感觉障碍。康复治疗时，视病情不同选择被动运动、主动运动以及其他理疗方法。为矫正“猿手”畸形，防治肌腱挛缩，可运用支具使受累关节处于功能位。

（七）尺神经损伤

为防止小指、环指和掌指关节过伸畸形，可使用关节折曲板，使掌指关节屈曲至45°，也可佩带弹簧手夹板，使蚓状肌处于良好位置，屈曲的手指处于伸展状态。

（八）坐骨神经损伤

康复护理时，可配用支具（如足托）或矫形鞋，以防治膝、踝关节挛缩及足内外翻畸形。

（九）腓神经损伤

腓神经损伤在下肢神经损伤中最多见。损伤后常表现为足与足趾不能背伸、足不能外展、足下垂、马蹄内翻足、足趾下垂、行走时呈“跨越步态”，小腿前外侧及足背感觉障碍。康复时，可用足托或穿矫形鞋使踝保持90°位。如为神经断裂，应尽早手术缝合。对不能恢复者，可行足三关节融合术及肌腱移植术。

七、康复护理教育

1. 患者的再教育

①首先必须让患者认识到靠医生和治疗师，不能使受伤的肢体功能完全恢复，患者应积极主动地参与治疗；②早期在病情允许下，进行肢体活动，以预防水肿、挛缩等并发症；③周围神经病损患者常有感觉丧失，因此失去了对疼痛的保护机制，无感觉区容易被灼伤或撞伤，导致伤口愈合困难；④必须教育患者不要用无感觉的部位去接触危险的物体，如运转中的机器、搬运重物；⑤烧饭、吸烟时易被烫伤；⑥有感觉缺失的手要戴手套保护；⑦若坐骨神经或腓总神经损伤，应保护足底，特别是穿鞋时，防止足的磨损；⑧无感觉区易发生压迫溃疡，夹板或石膏固定时应注意皮肤是否发红或破损，若出现石膏、夹板的松脱、碎裂，应立即去就诊。

2. 恢复期训练指导原则

①在运动功能恢复期，不使用代偿性训练，运动功能无法恢复时，再应用代偿功能，注意不能造成肢体畸形；②伴有感觉障碍时要防止皮肤损害，禁忌做过伸性运动；③如果挛缩的肌肉和短缩的韧带有固定关节的作用时，以保持原状；④作业训练应适度，不可过分疲劳。

3. 日常生活的康复指导

①指导患者学会日常生活活动自理，肢体功能障碍较重者，应指导患者改变生活方式，如单手穿衣、进食等；②注意保护患肢，接触热水壶、热锅时，应戴手套，防止烫伤；③外出或日常活动时，应避免与他人碰撞肢体，必要时佩带支具保持患肢功能位；④指导并鼓励患者在工作、生活中尽可能多用患肢，将康复训练贯穿于日常生活中，促进功能早日恢复。

第六节　帕金森病

【引导案例】

患者，男，50岁，1年前出现右手静止性震颤、写字过小征、轻度右肩疼痛和步态缓慢。查体显示典型的静止性震颤和右侧半身运动迟缓，诊断为帕金森病。

请问：结合该病例的运动功能障碍提出相应的康复护理措施。

一、概述

1. 概念

帕金森病（Parkinson's disease，PD）又称震颤麻痹，是中老年常见的神经系统变性疾病，以静止性震颤、运动减少、肌强直和体位不稳为临床特征，主要病理改变是黑质多巴胺能神经元变性和路易小体形成。而高血压、脑动脉硬化、脑炎、外伤、中毒、基底核附近肿瘤以及吩噻嗪类药物等所产生的震颤、强直等症状，称为帕金森综合征。

2. 病因

帕金森病的病因包括：年龄老化、环境因素和遗传因素。本病多见于中老年人，60岁以上人口的患病率高达1%，而40岁以前发病者甚少，年龄老化可能与发病有关；流行病学调查显示，长期接触杀虫剂、除草剂或某些工业化学品可能是PD发病的危险因素；本病在一些家族中呈聚集现象，有报道10%左右的PD患者有家族史，包括常染色体显性遗传或常染色体隐性遗传。

3. 诊断和鉴别诊断

PD的国内临床诊断标准为：至少具备4个典型症状和体征（静止性震颤、少动、僵直和位置性反射障碍）中的2个；是否存在不支持诊断原发性PD的不典型症状和体征，例如锥体束征、失用性步态障碍、小脑症状、意向性震颤、凝视麻痹、严重的自主神经功能障碍、明显的痴呆伴有轻度锥体外系症状；脑脊液中高香草酸减少，对诊断早期 PD 和特发性震颤、药物性帕金森综合征与 PD 的鉴别是有帮助的。一般而言特发性震颤有时与早期原发性 PD 很难鉴别，特发性震颤多表现为手和头部位置性和动作性震颤，而无少动和肌张力增高。

4. 流行病学

65 岁以上的老年人群患病率为 2%。目前，我国的帕金森病患者人数已超过 200 万。PD 会引起震颤、强直、姿势不稳定、涂结现象、精神、语言、吞咽困难、膀胱功能及其他障碍，这些严重影响患者的身心健康，从而使其生活质量明显下降。PD 是一种缓慢进展的神经系统变性疾病，生存期 5 ~ 20 年。目前尚无根本性治疗方法，若能及时诊断，治疗及完善的护理，多数患者发病数年仍能继续工作或生活质量较好。

二、主要功能障碍

（一）运动功能障碍

1. 震颤性功能障碍

震颤是多数 PD 患者最常见的首发症状，常表现为静止性震颤，多数患者在活动中也有震颤，多从一侧上肢远端开始，呈现有规律的拇指对掌和手指屈曲的不自主震颤，类似“搓丸”样动作。具有静止时明显震颤，动作时减轻，入睡后消失等特征，随病程进展，震颤可逐步涉及下颌、唇、面和四肢。15% 的患者在病程中可无震颤，尤其是发病年龄在 70 岁以上者。震颤在早期常影响患者的书写、持物、精细动作等。严重的患者丧失劳动力和生活自理能力。

2. 强直所致的功能障碍

强直引起主观上的全身僵硬和紧张，多从一侧的上肢或下肢近端开始，逐渐蔓延至远端、对侧和全身的肌肉。这也是患者的常见主诉，但是在患者的主诉与强直程度之间并不一定平行。强直限制了 PD 患者的活动程度，在早期即出现明显的笨拙，患者心理上有残疾感，后期，患者全身肌肉的僵硬成为主要问题，逐渐发展最终呈现木僵，甚至植物状态。

3. 运动迟缓

患者随意动作减少、减慢。多表现为开始的动作困难和缓慢，如行走时启动和终止均有困难。面肌强直使面部表情呆板，双眼凝视和瞬目动作减少，笑容出现和消失减慢，造成“面具脸”。手指精细动作很难完成，系裤带、鞋带等很难进行；有书写时字越写越小的倾向，称为“写字过小征”。

4. 步态异常

早期走路拖步，迈步时身体前倾，行走时步距缩短，上肢协同摆动的联合动作减少或消失；晚期由坐位、卧位起立困难。迈步后碎步、往前冲、越走越快，不能立刻停步，称为“慌张步态”。

5. 姿势不稳定

PD 患者逐渐发展的肌张力增高引起颈、躯干和肢体的屈曲性姿势，上臂保持在躯干的两侧，肘和腕轻度弯曲，与前冲或后冲相关的平衡缺失，患者缺乏正常的姿势反射，姿势障碍是 PD 患者的一个特征性表现，这是引起患者行走中容易跌倒的主要原因。由于在起步时患者的躯干、髋部不能协调地向前或左右摇摆而引起的“僵步现象”。

6. 冻结现象

它的特征是动作的起始或连续有节奏的重复性动作（如语言、书写、行走等）困难，这是引起 PD 患者运动功能障碍的一个重要问题。“冻结现象”是一个独立的表现，它不依赖于运动迟缓和强直。

（二）认知功能障碍

随着疾病的进展，逐渐出现认知功能损害。具体表现为抽象思维能力下降，洞察力及判断力差，理解和概括形成能力障碍，对事物的异同缺乏比较，言语表达及接受事物能力下降，以及学习综合能力下降。视空间能力障碍是 PD 患者最常见的认知功能障碍，早期即可出现，发生率高达 93%，表现为观察问题能力及视觉记忆下降、图像记忆下降、缺乏远见、预见和计划性，结构综合能力下降，视觉分析综合能力、视觉运动协调能力和抽象空间结合技能减退；记忆障碍；智力障碍等。

（三）语言障碍

语言是一种高度复杂的讲话机制参与的活动，受人的呼吸、唇、舌、下颌运动的影响。由于 PD 肌肉的强直和协调功能异常，多数患者逐渐出现语言障碍而影响正常的生活交流。多数患者被语言问题所困惑，常出现语言混浊、缺乏语调、节奏单调等，还会出现下列症状。①音量降低：通常是较早的症状，随着时间的推移，音量严重降低至难以听见；②语调衰减：在开始讲话时音量较强，而后逐渐衰减；③单音调：声音维持在同一水平上，缺乏表情和重音变化；④音质变化：声音像气丝，发颤或高音调或嘶哑等；⑤语速快：从句子的开始到句尾吐字逐渐加速，无任何停顿；⑥难以控制的重复：无意识和难以控制的单字、词组和句子的重复；⑦模糊发音：吐字不清。

（四）精神和心理障碍

震颤和渐进的运动迟缓引起患者在社会活动中的窘迫心理；异常的步态、易跌倒、语言和发音困难等将增加患者的精神压力和严重的残疾；患者害怕将出现生活自理能力的缺失。在 PD 的长达数年的病程中，患者表现出一种较典型的人格类型。患者脑内黑质细胞进行性变性，脑内 DA 减少，势必造成患者的智能和行为改变。患者常有抑郁、幻觉、认知障碍、痴呆等表现。

（五）吞咽困难

PD 患者喉部肌肉运动功能障碍，导致吞咽困难，表现为不能很快吞咽，进食速度减慢，食物在口腔和喉部堆积，当进食过快时会引起噎塞和呛咳。

（六）膀胱功能障碍

膀胱功能障碍的问题很常见，尿动力学研究发现主要原因是（75% 的患者）逼尿肌的过度反射性收缩和(17%的患者)外括约肌的功能丧失,当逼尿肌不能克服膀胱的排除阻力时,患者有类似前列腺肥大的表现,常见尿频、尿急、尿流不畅等症状。5% ~10%的男性患者有尿失禁。虽然患者有类似前列腺肥大的表现,但是做前列腺切除的效果不明显,而且术后有20%的患者出现尿失禁。

三、康复护理评定

(一)运动功能评定

1. 关节活动范围测量

关节活动范围(range of motion,ROM)是指远端骨所移动的度数,即关节的远端向着或离开近端运动,远端骨所达到的新位置与开始位置之间的夹角。关节活动范围测量远端骨所移动的度数,而不是两骨之间所构成的夹角。常用的仪器通常为通用量角器、电子量角器、指关节测量器等。

2. 肌力评定

常采用手法肌力检查法来评估肌肉的力量。

3. 肌张力评定

多数采用Ashworth痉挛量表或改良Ashworth痉挛量表。

4. 其他

平衡能力评定、步行能力评定。

(二)认知功能评定

应用本顿视觉形状辨别测验、线方向判断测验、人面再认测验、视觉组织测验等评估视空间能力;采用韦氏记忆量表评价患者的记忆力和智力。

(三)言语障碍评定

评定言语障碍主要是通过交流、观察、使用通用的量表以及仪器检查等方法,了解被评者有无语言障碍,判断其性质、类型及程度。

(四)精神和心理障碍评定

1. 常用的智力测验量表

有简明精神状态检查法和韦氏智力量表。

2. 情绪评定

临床中最常见的消极情绪主要有抑郁与焦虑。常用的抑郁评定量表有Beck抑郁问卷、自评抑郁量表、抑郁状态问卷及汉密尔顿抑郁量表。常用的焦虑评定量表有焦虑自评量表、汉密尔顿焦虑量表。

(五)吞咽困难评定

1. 反复唾液吞咽试验

1996 年才藤荣一提出的一种评定由吞咽反射诱发吞咽功能的方法。患者坐位,检查者将手指放在患者的喉结及舌骨处,观察 30 s 内患者吞咽次数和活动度(即观察喉结上下移动情况),正常吞咽环甲骨(喉结)可上下移动 2 cm,约滑过一指距离。高龄患者 30 s 内完成 3 次即可。对于患者因意识障碍或认知障碍不能听从指令的,反复唾液吞咽测试执行起来有一定的困难,这时可在口腔和咽部用棉棒冰水做冷刺激,观察吞咽的情况和吞咽启动所需要的时间。

2. 饮水试验

1982 年洼田俊夫提出的,患者坐位,像平常一样喝下 30 mL 的温水,然后观察和记录饮水时间、有无呛咳、饮水情况等。

(六)膀胱功能障碍

评估患者有无尿潴留、尿失禁和尿路感染的症状和体征。

四、康复护理原则与目标

1. 康复护理原则

合理饮食、心理护理、康复训练、疾病相关知识和日常生活指导。

2. 康复护理目标

包括短期目标和长期目标。

(1)短期目标　患者能适应生活自理能力降低的状态,能采取有效的沟通方式表达自己的需要和感情,生活需要得到满足,情绪稳定,舒适感增强;能配合进行功能的康复训练,维持正常的营养供给,使语言表达能力、躯体活动能力和吞咽功能逐步恢复正常。

(2)长期目标　通过实施物理疗法、作业疗法为主等综合措施,最大限度地促进功能障碍的恢复,防止废用和误用综合征,争取患者达到生活自理,回归社会。

五、康复护理措施

(一)运动功能障碍

运动锻炼的目的在于防止和推迟关节强直与肢体挛缩。根据患者的震颤、肌强直、肢体运动减少、体位不稳的程度,尽量鼓励患者自行进食穿衣,锻炼和提高平衡协调能力的技巧,做力所能及的事情,减少依赖性,增强主动运动。患者可采取自己喜爱的运动方式,如散步、慢跑、跳舞、打太极拳、舞剑等。

1. 上肢锻炼

上肢锻炼包括触摸下颏、胸部、头向后仰、头向右转向右看和向左转向左看,右肩向下,右耳向右肩上靠,左侧重复,缓慢地大范围地旋转头部,然后换方向。下颏前伸内收均各保持5 s。伸直手臂，高举过头向后，双手向后在背部扣住，往回拉，将手放在肩上，试用面部去接触肘部、双肘分开、挺胸，以上动作均各10 s。手臂置于头上，肘关节弯曲，左手抓住右肘，右手抓住左肘，身体向两侧弯曲，以上每项练习3 ~5 次。

2. 下肢锻炼

下肢锻炼包括站立，曲身弯腰向下，手扶墙。右手抓住右脚向后拉，然后左腿重复。面向墙壁站立，双腿稍分，双膝紧靠，手掌贴墙，身体前倾，感觉小腿肌肉牵拉，坐在地板上，一腿伸直，另一腿弯曲，屈腿紧靠直腿股部，另一脚重复。双腿盘坐，双脚掌相对，试将膝部靠向地板，保持重复，双腿呈“V”形坐下，头靠向右腿中间和左脚，每个位置维护5 ~10 s，以上每项练习3 ~5 次。

3. 躯干锻炼

躯干锻炼包括双脚分开，双膝微曲，右臂前伸，向对侧交叉。平躺在地板上，一侧膝关节曲向胸部，另一侧重复。再双侧同时重复。平躺在地板上，双臂抱住双膝，缓慢地将头伸向膝关节。双手置于头下，一腿伸直。另一腿弯曲，交叉向身体的对侧，另一侧重复，腹部伸展，腿与骨盆紧贴地板，用手臂上捧，俯卧，手臂双腿同时高举。以上动作维持10 s，每项练习重复3 ~5 次。

4. 重心锻炼

先进行从坐位到立位的重心移动训练和平衡训练，在关节活动范围内让患者移动重心引起体位反射和防御反应。

5. 行走锻炼

步行时让患者思想放松，尽量迈大步。向前走时让患者抬高脚，脚跟着地，尽可能两脚分开，背部挺直，让患者摆动双臂，目视前方，并让患者抬高膝部跨过想象中的障碍物。

（二）认知功能障碍

认知功能障碍常常给患者带来许多不便，所以认知训练对患者的全面康复起着极其重要的作用。详细请参照颅脑损伤认知康复训练章节。

（三）语言障碍

1. 音量的锻炼

目的是增加吸气的频率，限制呼气时所讲出的单词的数量。正常的讲话是在中间适当的时候有停顿呼吸，而帕金森病患者对呼吸肌肉活动控制的能力降低，使得在单词之间就停顿，做频繁的呼吸，训练时要求患者，在停顿呼吸以前，必须以常规的组词方式讲完一定数量的单词。

（1）感知呼吸的动作　双手放在腹部，缓慢吸气和呼气，感觉腹部的运动，重复几次。

（2）呼气练习　吸气然后呼气，呼气时持续发元音的声音（啊、喔、鹅、哦等）并计算每次发音的持续时间，要求能平衡发音10 ~15 s。

（3）发音感受　把手放在离嘴12 cm远的地方感受讲话时的气流。用力从1数到10，在每一个数字之间呼吸。

（4）朗读字词　首先深吸气，再分别讲出下列词语的每一个字：读/一本/书、刷/牙、刀/和/叉、高兴/得/跳、幸/运、一帮/男孩,朗读词组,注意每次读说词组前先吸气并做短暂的停顿。如:幸运一碗汤上床写字等。

(5)练习呼吸控制,分节读出下列短语　到吃午饭/的时间了,在院子里/读书、我们需要/更多帮助。

2. 音词的练习

①每次发音前先吸气,然后发“啊”或“de,po”音,从轻柔逐渐调高声音至最大,重复数次“o”。②在不同声级水平上重复一些简单的词语。③连续讲下列词语两遍,第一遍音稍低,第二遍声音大而有力:安静/安静、别看/别看、走近点/走近点。④练习读句子,注意句中的疑问词、关键词等重复读“o”。

3. 清晰发音锻炼

①舌运动练习:舌头重复地伸出和缩回;舌头在两嘴角间尽快地左右移动;舌尖环绕上下唇快速做环形运动;舌头伸出尽量用舌尖触及下颌,然后松弛,重复数次;尽快准确地说出“拉—拉—拉”“卡—卡—卡”“卡—拉—卡”重复数次。②唇和上下颌的练习:缓慢地反复做张嘴闭嘴动作;上下唇用力紧闭数秒钟,再松弛;尽快地张嘴和随之用力闭嘴,重复数次;尽快地说“吗—吗—吗—吗……”,休息后再重复。

(四)精神和心理障碍

PD患者早期多忧郁心理,回避人际交往,拒绝社交活动,整日沉默寡言,闷闷不乐;随着病程延长,病情进行性加重,患者丧失劳动能力,生活自理能力也逐渐下降,会产生焦虑、恐惧甚至绝望心理。护士应细心观察患者的心理反应,鼓励患者表达并注意倾听他们的心理感受,与患者讨论身体健康状况改变所造成的影响、不利于应对的因素,及时给予正确的信息和引导,使其能够接受和适应自己目前的状态并能设法改善。鼓励患者尽量维持过去的兴趣与爱好,多与他人交往;指导家属关心体贴患者,为患者创造良好的亲情氛围,减轻他们的心理压力。告诉患者本病病程长、进展缓慢、治疗周期长,而疗效的好坏常与患者精神情绪有关,鼓励他们保持良好心态。督促进食后及时清洁口腔,随身携带纸巾擦尽口角溢出的分泌物,注意保持个人卫生和着装整洁等,以尽量维护自我形象。

(五)吞咽困难

指导患者进行如鼓腮、伸舌、噘嘴、龇牙、吹吸等面肌功能训练,可以改善面部表情和吞咽困难,协调发音;进食或饮水时保持坐位或半卧位,注意力集中,并给予患者充足的时间和安静的进食环境,不催促、打扰患者进食;对于流涎过多的患者可使用吸管吸食流质;对于咀嚼能力和消化功能减退的患者应给予易消化、易咀嚼的细软、无刺激性软食或半流食,少量多餐;对于咀嚼和吞咽功能障碍者应选用稀粥、面片、蒸蛋等精细制作的小块食物或黏稠不易反流的食物,并指导患者少量分次吞咽;对于进食困难、饮水反呛的患者要及时给予鼻饲,并做好相应护理,防止经口进食引起误吸、窒息或吸入性肺炎。护士协助和指导患者进行吞咽困难相关康复训练。

（六）膀胱功能障碍

对于尿潴留患者可指导患者精神放松，腹部按摩、热敷以刺激排尿；膀胱充盈无法排尿时在无菌操作下给予导尿和留置导尿。尿失禁患者应注意皮肤护理，必要时留置导尿，并应注意正常排尿功能重建的训练。

六、康复护理教育

PD 为慢性进行性加重的疾病，后期常死于压疮、感染、外伤等并发症，应帮助患者及家属掌握疾病相关知识和自我护理方法，帮助分析和消除不利于个人及家庭应对的各种因素，制订切实可行的护理计划并督促落实。

1. 用药指导

告知患者及家属本病需要长期或终身服药治疗，让患者了解常用的药物种类、用法、用药注意事项、疗效及不良反应的观察与处理。告诉患者长期服药过程中可能会突然出现某些症状加重或疗效减退，让患者及家属了解用药过程中的“开–关现象”以及应对方法。

2. 康复训练

鼓励患者维持和培养兴趣爱好，坚持适当的运动和体育锻炼，做力所能及的家务劳动等，可以延缓身体功能障碍的发生和发展，从而延长寿命，提高生活质量。患者应树立信心，坚持主动运动，如散步、打太极拳等，保持关节活动的最大范围；加强日常生活动作训练，进食、洗漱、穿脱衣服等应尽量自理；卧床患者协助被动活动关节和按摩肢体，预防关节僵硬和肢体挛缩。

3. 照顾者指导

本病为一种无法根治的疾病，病程长达数年或数十年，家庭成员身心疲惫，经济负担加重，容易产生无助感。医护人员应关心患者家属，倾听他们的感受，理解他们的处境，尽力帮他们解决困难、走出困境，以便给患者更好的家庭支持。照顾者应关心体贴患者，协助进食、服药和日常生活照顾；督促患者遵医嘱正确服药，防止错服、漏服；细心观察，积极预防并发症和及时识别病情变化。

4. 皮肤护理

患者因震颤和不自主运动，出汗多，易造成皮肤刺激和不舒适感，皮肤抵抗力降低，还可导致皮肤破损和继发皮肤感染，应勤洗勤换，保持皮肤卫生；中晚期患者因运动障碍，卧床时间增多，应勤翻身勤擦洗，防止局部皮肤受压和改善全身血液循环，预防压疮。

5. 安全护理指导

患者避免登高和操作高速运转的机器，不要单独使用煤气、热水器及锐利器械，防止受伤等意外；避免让患者进食带骨刺的食物和使用易碎的器皿；外出时需人陪伴，尤其是精神智能障碍者其衣服口袋内要放置写有患者姓名、住址和联系电话的“安全卡片”，或佩带手腕识别牌，以防丢失。

6. 就诊指导

定期门诊复查，动态了解血压变化和肝肾功能、血常规等指标。当患者出现发热、外伤、骨折或运动障碍、精神智能障碍加重时及时就诊。

小　结

- 神经系统疾病患者的康复护理
  - 脑卒中
    - 概述
    - 主要功能障碍
    - 康复护理评估
    - 康复护理目标
    - 康复护理措施
    - 康复护理教育
  - 脊髓损伤
    - 概述
    - 主要功能障碍
    - 康复护理评估
    - 康复护理目标
    - 康复护理措施
    - 康复护理教育
  - 周围神经损伤
    - 概述
    - 主要功能障碍
    - 康复护理评估
    - 康复护理原则与目标
    - 康复护理措施
    - 其他常见周围神经病损康复护理
    - 康复护理教育
  - 颅脑损伤
    - 概述
    - 主要功能障碍
    - 康复护理评估
    - 康复护理目标
    - 康复护理措施
    - 康复护理教育
  - 脑性瘫痪
    - 概述
    - 分类及主要功能障碍
    - 康复护理评估
    - 康复护理目标
    - 康复护理措施
    - 康复护理教育
  - 帕金森病
    - 概述
    - 主要功能障碍
    - 康复护理评估
    - 康复护理原则与目标
    - 康复护理措施
    - 康复护理教育

练习题

一、名词解释

1. 脑卒中　2. 良肢位　3. PD

二、选择题

1. 脑卒中患者常用的良肢位不包括那一项　（　　）

A. 健侧卧位　B. 患侧卧位

C. 仰卧位　D. 坐位

E. 俯卧位

2. 脑性瘫痪的病因不包括　（　　）

A. 母体孕期感染　B. 难产

C. 高热惊厥　D. 颅内出血

E. 自然分娩

3. 帕金森病的常见临床表现不包括　（　　）

A. 静止性震颤　B. 运动减少

C. 肌强直　D. 体位不稳

E. 偏瘫

三、简答题

1. 脑卒中患者的康复护理措施有哪些?

2. 脑卒中患者如何摆放良肢位?

3. 小儿脑瘫的常用抱姿有哪几种?

（河南医学高等专科学校　李　焕）

第七章

骨骼肌肉常见疾病的康复护理

学习目标

【知识目标】

1. 准确复述颈椎病的定义、分型和各型颈椎病的临床表现;肩周炎定义、病因、病理分期和主要障碍;下腰痛、急性腰扭伤、腰肌劳损及腰椎间盘突出症定义、病因、主要功能障碍。

2. 掌握手外伤、关节置换术后、截肢后的康复护理方法。

3. 掌握骨折后患者早期和后期的基本康复护理措施,骨折、关节置换术及截肢患者的健康教育内容,几种常见骨折的康复护理措施要点,手外伤的功能障碍评定。

4. 了解骨折、关节置换术及截肢患者的主要功能障碍及康复功能评定,手外伤患者的健康教育。

【能力目标】

1. 结合颈椎病患者的临床案例进行合理地康复护理评估、措施和健康教育。

2. 能够根据肩周炎患者的临床特点判断其病理分期;比较急性腰扭伤、腰肌劳损及腰椎间盘突出症的康复护理评估和康复护理措施的特点。

3. 学会骨折、手外伤、关节置换术及截肢患者的康复护理及健康教育。

【素质目标】

1. 树立整理康复护理思想,培养团队意识及高度的责任感。

2. 关爱、尊重患者,培养良好的职业道德和行为规范。

第一节　颈椎病

【引导案例】

郑某,男,38岁,银行职员。颈肩酸痛、头晕、头胀,伴右手麻木1年有余,工作需长期伏案工作,受凉及活动时加剧并呈逐渐加重趋势。因影响正常生活,无法坚持工作,入院就诊。右手麻木放射至右侧面部,头胀头晕记忆减退,思维不能集中。X射线片显示:

$C_4 \sim C_7$ 轻度退行性改变。CT 显示：$C_5 \sim C_6$ 椎间盘向后均匀膨出，硬膜囊前脂肪间隙消失。检查：颈棘突旁肌痉挛、压痛明显，右侧神经牵拉试验（+），压头试验（+）。诊断：颈椎病。

请问：

1. 护士需为患者采取哪些康复护理措施？
2. 护士应如何对患者进行康复指导？

一、概述

颈椎病（cervical spondylosis）是颈椎椎间盘退行性改变、膨出、突出、颈椎骨质增生、韧带增厚变性、钙化等原因累及周围组织结构（神经根、脊髓、椎动脉、交感神经等），所引起的一系列相应的临床表现。颈椎病是临床常见病，多发病，以中老年人群居多，发病率高达20%，近年来其发病呈年轻化趋势，青少年颈椎病患者逐年增多。从事伏案工作者发病率较高，男女患病率无显著差异。

（一）病因

1. 颈椎间盘退行性变

颈椎病发生和发展的最基本原因是颈椎间盘退行性变。由于椎间盘退行性变使椎间隙狭窄，关节囊、韧带松弛，脊柱活动时稳定性下降，进而引起关节突关节、钩椎关节、前后纵带、黄韧带及项韧带等变性、增生、钙化。这样形成颈段脊柱不稳定的恶性循环，最后发生脊髓、神经、血管受到刺激或压迫的表现。

2. 损伤

急性损伤可使原已退变的颈椎、椎间盘损害加重而诱发颈椎病；慢性损伤可加速已退变颈椎的退行性变的过程而提前出现症状。但暴力伤致颈椎骨折、脱位所并发的脊髓或神经根损害则不属于颈椎病范畴。

3. 先天性的椎管狭窄

在胚胎或发育过程中椎弓根过短，使椎管矢状径小于正常（14 ~ 16 mm）。在此基础上，即使退行性变比较轻，也可出现压迫症状而发病。

（二）分型

颈椎病是神经、脊髓、血管受到刺激或压迫而出现的一系列临床综合征，临床根据受累部位和临床表现将颈椎病分为软组织型颈椎病、神经根型颈椎病、脊髓型颈椎病、交感型颈椎病和椎动脉型颈椎病，同时具有两种或以上类型的，称为混合型颈椎病。

1. 软组织型颈椎病

软组织型颈椎病又称颈型椎病，症状以颈后疼痛、发僵为主，常于晨起、久坐、受寒后发作。主要体征为颈椎活动轻度受限，颈肩背部肌肉紧张，压痛。X 射线片常显不颈椎曲度改变。

2. 神经根型颈椎病

颈椎病中神经根型发病率最高(50% ~60%),是由于颈椎间盘侧后方突出、钩椎关节或关节突关节增生、肥大、刺激或压迫神经根所致好发于 $C_{5\sim6}$、$C_{6\sim7}$间隙。主要表现为颈部活动受限,颈肩疼痛。上颈椎病变,以颈椎疼痛,向枕部放射,枕部感觉障碍或皮肤麻木。下颈椎病变,颈肩部疼痛可向前臂放射,手指星神经根性分布的麻木和疼痛。可伴有头痛、头晕、视物模糊、耳鸣等表现。

检查可见颈部活动受限,棘突、棘突旁或沿肩胛骨内缘有压痛点。常有外伤、长时间从事伏案工作和睡眠姿势不当的病史。上肢牵拉试验阳性,压头试验阳性。

3. 脊髓型颈椎病

脊髓型颈椎病约占颈椎病的 10% ~15%。病变刺激颈髓导致感觉、运动和反射障碍。发病缓慢,逐渐加重或时轻时重,外伤可导致急性发病或者病情突然加重。常以双下肢无力、发紧、沉重为初发症状,逐渐发展表现为足底"踩棉花感",行走不稳。部分可见一侧或者双上肢疼痛、麻木、无力,持物坠落,双手笨拙,精细动作困难,躯干有束带感,甚至伴随有大小便功能障碍。如尿频、尿急、尿失禁、尿潴留或者便秘等。严重者发展至四肢瘫痪,卧床不起。

检查可见颈部活动受限不明显,肢体远端常有不规则的感觉障碍、腱反射亢进、肌张力增高和病理反射。

4. 交感型颈椎病

病变累及交感神经引发交感神经功能紊乱。以交感神经受刺激为主要表现。主要表现为头晕、头痛、头沉重感、偏头痛、眼花、耳鸣、耳聋、心律失常、肢体或面部区域性麻木、出汗异常等一系列交感神经症状。无特定性阳性体征,可有颈椎及椎旁压痛-心率和血压异常。检查结果患者主要症状多于客观体征。

5. 椎动型颈椎病

椎动脉型颈椎病由于椎间关节退变压迫并刺激椎动脉,引起颈椎-基底动脉供血不足。典型的症状为转头时突发眩晕、天旋地转,恶心、呕吐;四肢无力,共济失调,甚至倾倒,但意识清醒。卧床休息数小时,多至数日症状可消失。症状严重者,或病程长久者,可出现脑干供血不足,进食呛咳,咽部异物感,说话吐字不清,以及一过性耳聋、失明等症状。有时很难与交感颈椎病区别。

X 射线片检查常显示钩椎关节增生、颈椎节段性不稳。

6. 混合型颈椎病

混合型颈椎病是指两种或两种以上的颈椎病类型并存,通常是以某一类型的临床表现为主,伴有其他类型的部分表现。

(三)诊新要点

中年以上患者,根据病史和体检,特别是神经系统检查,以及 X 射线摄片(正位、侧位、斜位、过伸及过屈位)一般能做出诊断,必要时可辅以脊髓造影、椎动脉造影、CT、MRI及核医学等特殊检查。值得注意的是,神经根型颈椎病发病率高,表现多典型,易诊断,但往往忽视脊髓、神经根本身的病变,而延误诊断,带来严重后果;其他类型颈椎病临床表现复杂,又易被误诊为心脏、五官、神经系统的疾病,故鉴别诊断特别重要。

二、主要功能障碍

1. 软组织型颈椎病

主要功能障碍表现为轻度颈椎活动受限。

2. 神经根型颈椎病

主要功能障碍表现为上肢、手麻木、无力等上肢功能障碍,病程长者上肢肌肉可出现萎缩。患肢上举、外展和后伸等活动有不同程度受限,严重者可影响日常生活活动能力。

3. 脊髓型颈椎病

障碍程度相对较严重,可能表现为上下肢的功能障碍,日常生活活动能力障碍,严重者可能导致截瘫,甚至伴有大小便异常。

4. 交感型颈椎病

主要的功能障碍表现为情绪不稳定、焦虑、恐惧等心理表现,四肢功能障碍不明显,但是日常生活活动障碍较为突出。

5. 椎动脉型颈椎病

椎动脉型颈椎病的功能障碍一般表现在四肢功能,轻度影响生活和工作,头晕严重者亦可出现日常生活活动能力障碍。

三、康复护理评估

颈椎病的评估可以从疼痛程度、颈椎活动范围进行单项评定,亦可从症状体征以及影响日常生活活动能力的程度进行综合性的评估。一般情况的评估还应包括心理和社会支持状况的评估,如患者及家属对该病的认识、心理状态,有无焦虑及焦虑的原因,家庭和社会对患者的支持程度。其中,疼痛程度,可以采用相关疼痛量表;针对颈椎活动范围,可以采用通用量角器进行颈椎屈曲、伸展、侧弯以及旋转度的具体测量;功能评定多采用综合性量表,但应注意各种量表的适用范围。

1. 神经根型颈椎病评估

日本学者田中靖久等人针对神经根型颈椎病的评估方法较为全面而实用,目前在临床应用较广(表 7-1)。

表 7-1　神经根型颈椎病评估

项目	评分
1. 症状与主诉(最高分 9 分)	
A. 颈肩部的疼痛与不适	
a. 没有	3
b. 时有	2
c. 常有或有时严重	1
d. 常很严重	0

续表 7-1

项目	评分
B. 上肢疼痛与麻木	
a. 没有	3
b. 时有	2
c. 常有或有时严重	1
d. 常很严重	0
C. 手指疼痛与麻木	
a. 没有	3
b. 时有	2
c. 常有或有时严重	1
d. 常很严重	0
2. 体征(最高分 8 分)	
A. 椎间孔挤压试验/臂丛牵拉试验	
a. 阴性	3
b. 颈肩痛(+)颈椎运动受限(-)	2
c. 颈肩手痛(+)颈椎运动受限(-)或颈肩痛(+)颈椎运动受限(+)	1
d. 颈肩手痛(+)颈椎运动受限(+)	0
B. 感觉	
a. 正常	2
b. 轻度障碍	1
c. 明显障碍	0
C. 肌力	
a. 正常	2
b. 轻度减退	1
c. 明显减退	0
D. 腱反射	
a. 正常	1
b. 减弱或消失	0
3. 工作生活能力和手功能(最高分 5 分)	
A. 工作和生活能力	
a. 正常	3
b. 不能持续	2

续表 7-1

项目	评分
c. 轻度障碍	1
d. 不能完成	0
B. 手的功能	
a. 正常	2
b. 仅有无力、不适而无功能障碍	1
c. 有功能障碍	0

2. 脊髓型颈椎病评估

脊髓型颈椎病患者的评估，多应用日本骨科学会评定方法，其正常值为 17 分，分数越低功能越差，这个量表既可以用于手术治疗前后功能的变化，也可以用于评价康复治疗效果（表 7-2）。

表 7-2　脊髓型颈椎病评价

项目	评分
Ⅰ. 上肢运动功能	
不能自己进食	0
不能持筷但能用勺进餐	1
手不灵活但能持筷进餐	2
用筷子进食及做家务有少许困难	3
无障碍但有病理反射	4
Ⅱ. 下肢运动功能	
不能行走（卧床不起）	0
用拐可在平地行走少许	1
可上下楼梯，但需扶扶梯	2
行走不稳，也不能快走	3
无障碍但有病理反射	4
Ⅲ. 感觉	
A. 上肢：严重障碍	0
轻度障碍	1
正常	2
B. 下肢：（0～2 同上肢）	
C. 躯干：（0～2 同上肢）	

续表 7-2

项目	评分
Ⅳ.膀胱功能	
尿闭	0
尿潴留,使大劲排尿	1
排尿异常	2
正常	3

四、康复护理原则与目标

1.康复护理原则

提高防病意识,增强治疗信心,掌握康复护理方法,循序渐进,持之以恒。

2.康复护理目标

(1)短期目标　患者的焦虑有所减轻,心理舒适度有所增加。疼痛得以解除,能独立或部分独立进行躯体活动。

(2)长期目标　加强锻炼,加强颈部姿势的调整,使其不舒适的症状减轻或得到控制。

五、康复护理措施

(一)颈椎病患者的睡姿及睡枕

颈部姿势对颈椎病症状可以产生明显影响,睡眠姿势的影响尤其明显。良好的睡姿对脊柱的保健十分重要。人体的颈椎有正常的生理弯曲,从侧面看颈椎有轻度前凸,从正面看,颈椎排列是一直线,既不向左也不向右弯曲,只有保持这种状态时,颈部的肌肉、韧带、椎间盘及颈部其他器官,如气管、颈动、静脉和神经组织才能处于正常生理状态,睡眠应以仰卧为主,头应放于枕头中央,侧卧为辅,要左右交替,侧卧时左右膝关节微屈对置。俯卧、半卧、半仰卧或上、下段身体扭转而睡,都属不良睡姿,应及时纠正。过高、过硬、过短、过窄、充填物不合适的枕头都是不合适的。

合乎人体生理状况的枕头应该具有以下特点:曲线造型符合颈椎生理弯曲;可以承托颈椎全段,使颈椎得到充分的松弛和休息;枕芯透气性良好,避免因潮湿而加重颈部不适。还需具备科学的高度和舒适的硬度,对枕头的高度有多种数据,不宜过高,亦不宜过低。枕高应结合个体体型,一般以仰卧时头枕于枕头上,枕头中央在受压状态下的高度为 8～15 cm 为宜,而在枕头的两端,应比中央高出 10 cm 左右,因为侧卧时,肩部在下垫起,会使颈椎弯曲,增加枕头两端高度则可消除这一不良影响,保证颈椎的生理弯曲。总之,枕头的高度以醒后颈部无任何不适为宜。因此合理的枕头对治疗和预防颈椎病十分重要,是药物治疗所不能替代的,但应长期坚持应用。

(二)颈托和围领

颈托和围领是颈椎病患者治疗和康复中常用的器具。颈托和围领可以在不影响患者行动的前提下,防止其颈椎过度活动,从而起到制动颈椎的作用。使用颈托和围领,有助于颈部组织的修复和颈椎病症状的缓解,但长期使用可引起颈背部肌肉萎缩,关节僵硬,不利于颈椎病的康复,所以仅在颈椎病急性发作时使用。使用时需要注意高度必须合适,以保持颈椎处于中立位为宜。若颈椎病是由于颈部损伤所致,可应用前面宽后面窄的颈托使颈部处于轻度后伸位,以利于修复颈部损伤组织(图7-1,图7-2)。

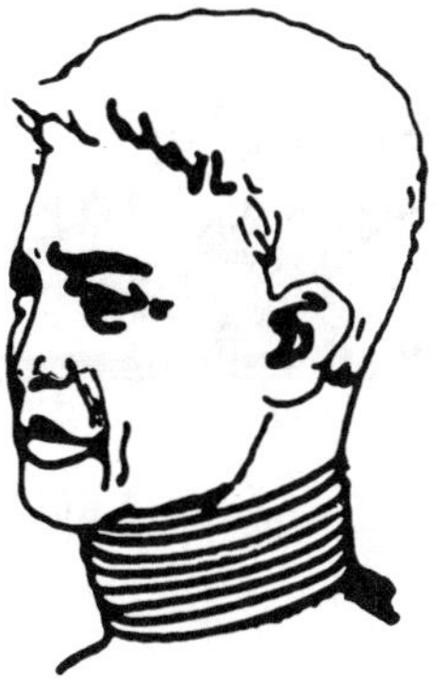

图7-1 颈托

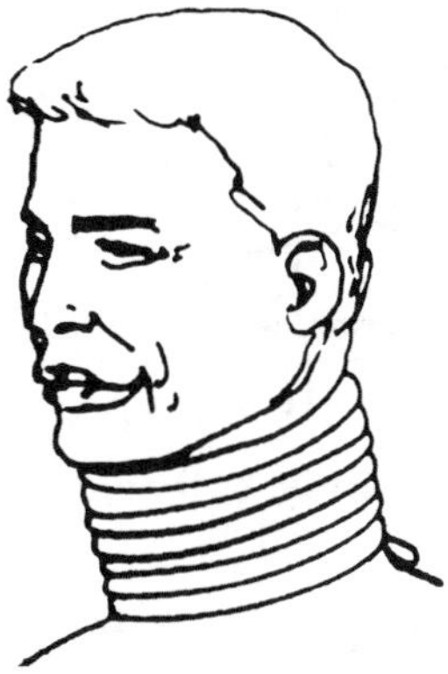

图7-2 充气式围领

(三)颈椎牵引的康复护理

1. 适用范围

颈椎牵引适用于脊髓型以外的各型颈椎病,通过颈椎牵伸产生生物力学效应,增大椎间隙和椎间孔,解除血管和神经受压,改善神经根袖内血液循环,消除淤血、水肿;使椎动脉伸展,血流通畅;放松痉挛的肌肉,减小颈椎应力;改善颈椎曲度,解除后关节处可能存在的滑膜嵌顿,减轻症状。

2. 方法

(1)坐位牵引　坐位牵引患者多采取稳当的靠坐位,使颈部自躯干纵轴向前倾斜10°~30°,避免过伸。要求患者充分放松颈部、肩部及整个躯体肌肉。牵引姿位应使患者感觉舒适,如有不适即应酌情调整。在椎动脉型患者前倾角宜较小,脊髓型颈椎病患者宜取接近垂直的姿位,前屈牵引。牵引的重量差异很大,范围在患者自身体重的1/15~1/5之间,多数用6~7 kg,开始时用较小重量以利患者适应。每次牵引快结束时患者颈部应有明显的被牵伸的感觉,但无特殊不适,如这种感觉不明显,重量应酌情增加。每次牵引持续时间通常为20~30 min。牵引重量与持续时间可做不同的组合,一般牵引重量较大时,持续时间较短,牵引重量较小时持续时间较长。一般每日牵引1~2次,也有每日牵引3次者,10~20 d为1个疗程,可持续数个疗程直至症状基本消除(图7-3)。

(2)仰卧位牵引　仰卧位牵引常用于坐位牵引疗效不显著,或患者症状较重或体弱无法久坐。用枕垫保持适当姿位，牵引重量一般为 2 ~ 3 kg，持续牵引 2 h 后休息 15 min，然后再做牵引，每天牵引总时间可达 10 ~ 14 h。由于持续卧床有诸多不利，症状好转时即应改为坐位牵引。颈椎牵引时配合预肩部热疗，有助于放松肌肉，增强疗效（图 7-4）。

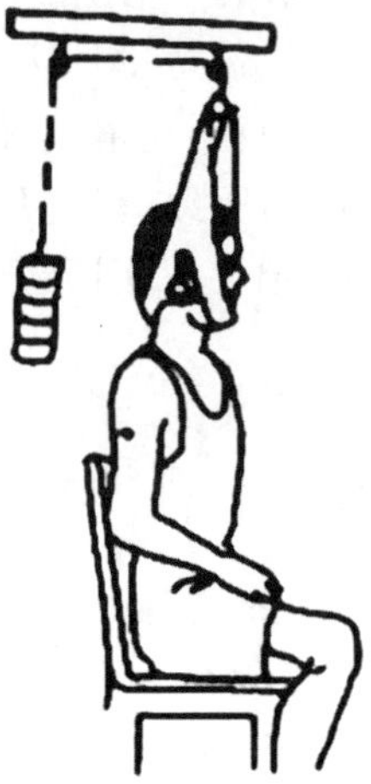

图 7-3　坐位牵引

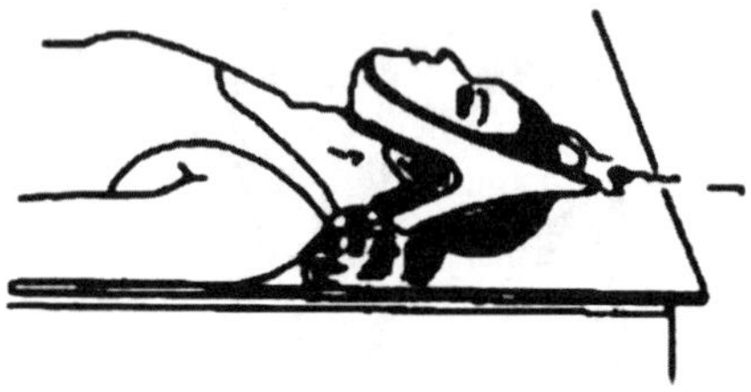

图 7-4　仰卧位牵引

3. 颈椎牵引的注意事项

（1）枕领带牵引时应防止带下滑压迫气管引起窒息，进食时防止食物呛入气管。

（2）准确掌握牵引的角度、时间和牵引重量 3 个要素，以达到颈椎牵引的最佳效果。

（3）牵引时要注意患者的舒适程度，牵引过程可能出现不适，必须有毅力和耐力，在牵引中要分散患者的注意力、可采用读报、谈心等方法，使其消除不适感，并要注意观察患者的色、神态、呼吸、脉搏，以免发生意外。

（4）少数患者做颈椎牵引时可有不良反应如颈痛加重，多为颈部姿位不当引起；又如颞颌关节疼痛，多为牵引重量太大引起。适当调整后多可消除。

（四）配合物理治疗的康复护理

配合物理治疗的康复护理常用的方法有：石蜡疗法、红外线、磁疗、直流电离子导入、超短波、超声波、运动疗法等。可以镇痛、消除炎症组织水种，减轻粘连、解除痉挛、改善局部组织与脑、脊髓的血液循环、调节自主神经功能、延缓肌肉萎缩并促使肌肉恢复。

（五）手法治疗的康复护理

康复护理手法治疗简便易行，有很好的疗效，可疏通经脉，减轻疼痛、麻木，缓解肌紧张与痉挛，加大椎间隙与椎间孔，整复滑膜嵌顿及小关节半脱位，改善关节活动度，但切忌粗暴。在进行手法治疗前，要给患者做好耐心细致的思想工作，说明手法治疗的目的和必要性，以取得患者的配合，观察患者的反应，有异常情况应暂停手法治疗。

（六）运动疗法

1. 牵伸运动

通过颈部各方向最大活动范围终点的牵伸练习，恢复及增大关节活动范围，牵拉缩短的肌肉，增加颈椎活动的柔韧性。

2. 增强肌力训练

通过颈背部的肌肉锻炼，增强颈背部肌肉力量以保持颈椎的稳定性。包括终点针对深屈肌集群的等长训练和针对肩关节与上肢肌群的动态训练。

3. 协调性训练

通过针对颈部本体感觉的协调性训练，增强颈椎的静态稳定性和动态稳定性，缓解颈部症状，预防复发。

4. 有氧运动

通过有氧运动进行心肺功能训练，提高颈部局部血液循环，改善症状，预防复发。

（七）心理护理

耐心倾听患者的诉说，理解、同情患者的感受，对患者提出的问题（如手术、治疗效果、疾病预后等）给予明确、有效的回答，建立良好的护患关系，使其能积极配合治疗。向患者婉言说明焦虑对身心健康可能产生的不良影响，帮助并指导患者及家属应用松弛方法如按摩、听音乐等。为患者创造安静、无刺激的环境，限制患者与具有焦虑情绪的患者及亲友接触。

六、康复护理指导

1. 药物指导

脊髓型的颈椎病常用药物有以下几种。①镇痛药：非甾体抗炎药，如吲哚美辛（消炎痛）、双氯芬酸（扶他林、戴芬）、美洛昔康（莫比可）等；②外用药：颈痛灵、依托芬那酯（优迈霜）等；③神经根型的颈椎病除上述药物外，还可用中药：根痛平、丹参片、强力天麻杜仲胶囊等；④神经营养药：维生素 E、B 族维生素、维生素 B_6、维生素 B_{12}、甲钴胺（弥可保）等。

2. 纠正不良姿势

由于颈肩部软组织慢性劳损，是发生颈椎病的病理基础，故纠正生活、工作中的不良姿势，防止慢性损伤，对颈椎病的防治显得尤为重要。通常伏案或低头工作者多见。

长期伏案工作者，应定时改换头部体位，合理调整头与工作面的关系，不宜长期低头伏案看书或工作，也不宜长期仰头工作，因为两者都可破坏颈椎的生理平衡，造成颈椎周围的软组织劳损或肌肉韧带和关节囊的松弛而影响颈椎的稳定，工作中注意纠正头、颈、肩、背的姿势，不要偏头耸肩，谈话、看书时要正面注视，不要过度扭曲颈部。调整颈椎姿势同时，还应加强颈肩部肌肉的锻炼，在工间或工余时，做头及双上肢的前屈、后伸及旋转运动，既可缓解疲劳，又能使肌肉发达，韧度增强，从而有利于颈段脊柱的稳定性、增强颈肩顺应颈部突然变化的能力。

3. 体育锻炼

合理适度的体育锻炼可以调整颈部组织间的相互关系，使相应的神经肌肉得到有规律的牵拉，有助于颈部活动功能的恢复，增加颈椎的稳定，长期坚持对巩固疗效、预防复发有积极的意义。但是，进行医疗体育锻炼的方法因人而异，主要是运动颈椎、颈肩关节。应注意颈部运动的量和运动强度。运动时间每次 30 ~ 40 min，以舒适为宜，避免过度而引起损伤。

其中颈椎操可以加强颈部肌肉，增强其运动功能，保持颈椎具有较好的稳定性，颈部体操较多，有 Mckenzie 颈椎操、Pilates 颈椎操等。

如下方法常在颈椎病的家庭康复和预防中使用：①头颈部缓慢进行前屈伸、左右侧弯、内外旋转、放松动作，双肩、肋骨并拢动作。②坐位，双手交紧握并置于枕后，使头向后仰，胸部前挺，以扩大椎间隙。③仰卧位，颈项枕于枕上，使头后仰，然后可左右转动头部，可使颈肌松弛。每日数次，要求动作规范，长期坚持。

4. 防止外伤

避免各种生活意外及运动损伤，如乘车中睡眠，急刹车时，极易造成颈椎损伤，故应防止坐车时尽量不要打瞌睡。劳动或走路时要防止推伤。在头颈部发生外伤后，应及时去医院早期诊断、早期治疗。

5. 饮食与营养

颈椎病患者尤其应多摄取营养价值高的食品，如豆类、瘦肉、管紫菜、木耳等，可达到增强体质、延缓衰老的作用，尤其是新鲜的蔬菜等富含维生素 C 的食品，对防止颈椎病进一步发展更加有益。

（河南医学高等专科学校　范成香）

第二节　肩周炎

【引导案例】

李某，女，47 岁。左侧肩部疼痛 1 个月有余，手臂抬起困难，无明显外伤史，受凉及活动时加剧，近 1 周症状加重，无法梳头，后伸摸背困难。体检发现左肩外展、外旋和后伸受限，肩部肌萎缩，压痛阳性。影像学显示关节腔变狭窄和轻度骨质疏松为临床特点。该患者诊断为肩周炎。

请问：

1. 护士如何为该患者进行康复评定？
2. 护士应该为患者提供哪些康复护理措施？

一、概述

肩周炎（scapulohumeral periarthritis），又称粘连性肩关节囊炎，俗称凝肩，是肩周肌、肌腱、滑囊炎及关节囊的慢性损伤性炎症，以肩痛和肩关节运动障碍为主要临床表现的症候群。因关节内、外粘连，而以活动时疼痛、功能受限为临床特点。多见于中年人和老年人，50 岁左右易患病故又俗称“五十肩”，女性多于男性。左侧多于右侧，亦可两侧先后发病。本病有自愈趋势，经过数月乃至数年的时间，炎症可逐渐消退，症状得到缓解。常因功能障碍而就诊。

（一）病因

肩周炎是多种原因导致肩盂肱关节囊炎性粘连、僵硬，以肩关节周围疼痛，各方向活动受限，影像学显示关节腔变狭窄和轻度骨质疏松为临床特点。它是在肩关节周围软组织退变基础上发生的，部分患者可有局部外伤史或某些诱因如慢性劳损、局部潮湿受寒等，或继发于肩部软组织及全身性疾病。长期过度活动、姿势不良等所产生的慢性致伤力是主要的诱发因素。

（二）病理分期

肩周炎的病理过程可分为：凝结期、冻结期和解冻期（或分为疼痛期、僵硬期和恢复期）。

1. 疼痛期（凝结期）

病变主要位于肩关节囊，肩关节造影常显示有关节囊挛缩，关节下隐窝闭塞，关节腔容量减少，肱二头肌腱粘连。肱二头肌腱伸展时，有不适及束缚感，肩前外侧疼痛，可扩展至三角肌止点。

2. 僵硬期（冻结期）

随着病变的加剧进入冻结期。此期的临床表现为持续性肩痛，夜间加重，不能入眠，上臂活动及盂肱关节活动受限达高峰，通常在 7 ~ 12 个月或数年后疼痛逐渐缓解，进入末期。此期除关节囊挛缩外，关节周围大部分软组织均受累，胶原纤维变性，组织纤维化并挛缩而失去弹性，脆弱而易撕裂。后期喙肱韧带增厚挛缩成索状。冈上、冈下、肩胛下肌紧张，将肱骨头抬高，限制其各向活动。滑膜隐窝大部分闭塞，肩峰下滑囊增厚，腔闭塞，关节囊、肱头二肌腱与腱鞘均有明显粘连。

3. 恢复期（解冻期）

发病后 7 ~ 12 个月，炎症逐渐消退，疼痛逐渐减轻，肩部粘连缓慢性、进行性松解，活动度逐渐增加。

（三）诊断要点

1. 体格检查

肩关节活动障碍，肌肉萎缩无力，其中疼痛是突出的症状。可见肩部活动明显受限，压痛点不太固定，可发现在肩前方的喙突外侧肱骨结节间沟、肩峰下及肩峰后可见有肿肌，冈上、冈下肌及三角肌萎缩。有时因并发上肢血液循环障碍或血管痉挛而出现手部肿胀、发凉，手指活动时疼痛不适等。

2. 化验检查

常无阳性发现。可有糖尿病史。

3. X 射线检查

早期阴性,久可显示骨质疏松,偶有肩袖钙化。肩关节造影可有关节囊收缩,关节囊下部皱褶消失。须注意颈椎、臂丛、胸部疾病的检查。不要忽略胸锁关节的检查,注意排除肿瘤转移。

二、主要功能障碍

肩周炎和其他软组织慢性损伤性炎症一样,是自限性疾病,预后良好,但处理不当会加重病变,延长病期,遗留永久性功能障碍。

1. 肩关节疼痛

最突出的症状是关节疼痛。疼痛的特点一般位于肩部前外侧,也可扩大到腕部或手指,有的放射至后背、三角肌、三头肌、二头肌角肌。

2. 肩关节活动障碍和肌萎缩无力

三角肌出现萎缩,肩关节活动受限,主要表现外展和内旋受限,其次为外旋,肩关节屈曲受累常较轻。由于肩关节外展、内旋、外旋受限,因而常严重影响日常生活活动。

三、康复护理评估

早期肩周炎的主要功能障碍是因肩关节疼痛而致活动范围受限,进一步限制活动,最终致冻结肩。因此,对此病的评估是很重要的,主要侧重于疼痛的程度评估(可采用视觉类比法)以及肩关节的 ROM 测量。此外,由于肩关节活动受限(外展、内旋、外旋受限突出),因而严重影响日常生活活动。故还可进行综合性评估如 ADL 评估等,这里推荐 Rewe 肩功能评定,本法总评标准:优秀 85 ~ 100,好 70 ~ 84,一般 50 ~ 60,差<40(表7-3)。

表 7-3 Rewe 肩功能评定标准

项目	评分
1. 疼痛	
无疼痛	15
活动时轻微疼痛	12
在无疼痛基础上活动时疼痛增加	6
活动时中度或严重的疼痛	3
严重疼痛,需依靠药物	0
2. 稳定性	
正常:肩部在任何部位都坚强而稳定	25
肩部功能基本正常,无半脱位或脱位	20

续表 7-3

项目	评分
肩部外展,外旋受限,轻度半脱位	10
复发性半脱位	5
复发性脱位	0
3. 运动	
外展 151°～170°,前屈 120°～150°、91°～119°、31°～60°	15
前屈<30°	12
外旋(上臂放在一侧)80°	7
外旋 60°	5
外旋 30°	0
外旋<30°	5
内旋拇指触全肩胛角	3
内旋拇指可触及骶尾部	2
内旋拇指可触及股骨粗隆	0
内旋指可触及股骨粗隆以下	5
4. 肌力(与对侧肩部对比,可用徒手,拉力器或 Cybex)	
正常	10
良好	6
一般	4
差	0
5. 功能	
正常功能(可以进行所有的日常生活和体育娱乐活动,可提重 12 kg 以上;可游泳,打网球和投掷)	25
中等程度受限(可以进行一般的日常生活活动,可游泳和提重 6～8 kg;可打网球但打垒球受限)	20
头上方的工作中度受限[可提重中度受限<4 kg;田径运动中度受限:不能投掷和打网球,生活自理能力差(如洗脸、梳头等活动,有时需要帮助]	10
明显功能受限(不能进行通常的工作和提物;不能参加体育活动;不能照顾自己的日常生活活动)	5
上肢完全残疾	0

四、康复护理原则与目标

1. 康复护理原则

康复护理原则是针对肩周炎的不同时期或是其不同症状的严重程度采取相应的康复护理措施。

2. 康复护理目标

(1)短期目标　解除疼痛、预防关节功能障碍为目的。

(2)长期目标　消除恢复期残余症状,主要以加强功能锻炼为原则,增强肌肉力量、恢复三角肌等肌肉的正常弹性和收缩功能,以达到全面康复和预防复发的目的且 ADL 的水平提高并能够预防疾病发生的诱因。

五、康复护理措施

肩周炎有其自然病程。一般在 1 ~ 2 年左右自愈,但若不配合治疗和功能锻炼。即使自愈也将遗留不同程度的功能障碍,早期给予理疗、针灸、适度的推拿按摩可改善症状。

(一)缓解疼痛

1. 药物治疗

肩周炎患者的肩关节及周围组织肌肉疼痛具有持久性,夜间自觉加重、影响睡眠。早期可服用消炎镇痛或舒筋活血药物,也可外用止痛喷雾剂、红花油等;适当物理治疗改善血液循环,消除肌肉痉挛,防止粘连,并有一定的止痛作用。

2. 常用的物理因子治疗

可采用高频透热治疗:选用短波、超短波或微波,微热量至温热量,每次 15 ~ 20 min,每天 1 次,一疗程 10 ~ 15 次;超声波治疗:如有明确痛点,可选 1 ~ 2 个痛点处应用,1.5 W/cm^2,每点 8 min,每天 1 次;热疗、中药局部熏蒸、红外线局部照射等;中频电疗,疼痛明显者可选用电脑中频、干扰电治疗等,电极置于痛点或痛点周围;磁热按摩治疗:肩关节周围,每次 20 min,每天 1 ~ 2 次。也可用其他物理因子联合应用并积极治疗原发病,如颈椎病、类风湿关节炎、骨质疏松症等。

3. 健康教育

通过改变患者对疼痛的认知和处理过程来帮助患者学习自我控制和自我处理疼痛的能力,教会患者肌肉完全运动、腹式深呼吸和局部自我按摩等。尽量减少使用患侧的手提举重物或过多活动肩关节。

(二)保护肩关节

在同一体位下避免长时间患侧肩关节负荷,例如患肢提举重物等;维持良好姿势,减轻对患肩的挤压;维持足够关节活动度范围和肌力训练;疼痛明显时要注意患侧肩关节的休息,防止有过多的运动,同时避免再次发生疲劳性损伤;疼痛减轻时,可尽量使用患侧进行 ADL 技能的训练。

（三）良肢位

较好的体位是仰卧位时在患侧肩下放置一薄枕，使肩关节呈水平位，如此可使肌肉、韧带及关节获得最大限度地放松与休息。在健侧卧位时，在患者胸前放置普通木棉枕，将患肢放在上面。一般不主张患侧卧位，以减少对患肩的挤压。避免侧卧位，因为侧卧位既不利于保持颈、肩部的平衡及生理曲度，又影响呼吸道的通畅，应努力加以纠正。

（四）关节松动术

关节松动术主要是用来活动、牵伸关节。可改善血液循环、减轻肌痉挛、松解关节的粘连等，患者在行此治疗时，身体完全放松，感到舒适，治疗者抓握和推动关节，切忌手法粗暴，不应引起疼痛，做完后嘱患者立即进行主动活动，否则常不能收到预期的效果。避免出现骨折、脱位等并发症。

（五）按摩

按摩是中国传统医学治疗肩周炎的有效方法之一，常用手法如下。

1. 松肩

患者坐位，肩部放松。治疗者站于患侧身后，用拇指推、掌根揉、五指捏等手法沿各肌群走向按摩 5 ~ 10 min，手法由轻到重，由浅到深。

2. 通络

取肩井、肩贞、中府、天宗等穴，每穴按压 1 min，以患者有酸、麻、胀感为宜。

3. 弹筋拨络

体位同上，治疗者以拇指尖端垂直紧贴肱二头肌长头肌腱，在肱骨结节间沟内，沿肌腱走向横行拨络。然后再沿喙肱韧带拨络，用拇指和示、中指相对捏拿肱二头肌短头、肱二头肌长头、胸大肌止点等处，最后用捏揉手法放松局部。

4. 动摇关节

体位同上。治疗者与患手相握，用力抖动，边抖边做肩关节展收、屈伸、旋转、环绕等各方向的活动。另一手置患肩做揉捏，幅度由小到大，注意每次推拿应对其中一两个方位的摆动幅度要超过当时的活动范围，在下次推时再选另两个方位。

5. 抖法、搓法

一般在结束治疗时使用抖法和搓法，每日 1 次，10 次为 1 个疗程。

（六）功能锻炼

1. 下垂摆动练习

躯体前屈位，使患臂自然下垂，注意将肩关节周围肌腱放松。即当推动该臂时出现自然摆动，则表明已松弛。在此体位下做前后、内外绕臂摆动练习，幅度可逐渐增大。此练习时间宜坚持较长，直至手指出现发胀、麻木为止。此时记录摆动时间。直腰休息片刻可做患臂随意活动，然后手持重物 1 ~ 2 kg，再按原体位做同样时间的前后、内外、绕动摆动，每天 2 次。亦可在俯卧位下进行，即将患肩垂于床外，然后做放松摆动或提物摆动练习。

2. 上肢无痛或轻痛范围内的功能练习

由于粘连组织有时不能单纯依靠摆动得到足够牵张，此时宜在无痛或轻痛（可承受）范围内做牵张练习，包括用体操棒或吊环等，用健侧带动患侧的各轴位练习。每次 10 ~ 15 min，每天 1 ~2 次。在此类活动中必须注意：只允许在无痛或轻痛范围内活动，因为疼痛常可反射性地引起或加重肌痉挛。从而对功能恢复不利，由于肩关节粘连，活动常以肩带活动作替代。为此宜用压肩带，使肩带活动尽可能减少，在每次活动以后不引起疼痛加重为宜。如出现疼痛加重，应减量。

六、康复护理指导

1. 用药指导

（1）肩周炎患者痛点局限时，可局部注射醋酸泼尼松龙或复方倍他米松能明显缓解疼痛。

（2）疼痛持续、夜间难以入睡时，可短期服用非甾体抗炎药，并加以适量口服肌松弛剂。

2. 加强生活护理

防受寒、防过劳、防外伤。尽量减少使用患侧的手，提举重物或过多活动肩关节，以免造成进一步疲劳性损伤。肩关节劳损或损伤后应及时治疗，以免遗留后遗症。老年人应每日做各种体育锻炼如体操扩胸器、哑铃、太极拳等。

3. 护理指导

肩周炎患者在医院治疗一段时间后，出院回家最有效的治疗是自我锻炼。

（1）梳头　双手交替动作，由前额、头顶、枕后、耳后、向前、纵向绕头一圈，类似梳头动作，每组可 15 ~20 次，每日 3 ~5 组。

（2）爬墙练习　患者上举用力尽量向上爬墙。每日争取多向上数一道砖缝，逐渐增逐渐可锻炼抬高患肢，直至正常。

（3）揽腰　即将两手在腰后相握，以健手拉患肢，使肩内、内收，逐渐增加摸背程度。

（4）拉轮练习　在墙或树上安滑轮，并穿过一绳，两端各系一小木棍，往复拉动锻炼。

（5）屈肘甩手　背部靠墙站立或仰卧于床上，上臂贴身，屈肘，以肘部为点进行外旋活动。

（6）展翅站立　上肢自然下垂，双臂伸直，手心向下缓缓向上用力抬起，到最大限度后停 10 s 左右，然后回到原处，反复进行。

7. 体操棒练习

1）预备姿势　患者持体操棒于体前，两手抓握棒的距离尽可能大些，分腿直立。为防止以肩带活动代替肩关节活动可用压肩带。

2）动作　①前上举，以健臂带动患臂，缓慢做前上举，重复 15 ~30 次；②患侧上举，以健臂带动患臂缓慢做患侧的侧上举，重复 15 ~30 次；③做前上举后将棒置于颈后部，并还原放下，重复 15 ~30 次；④两臂持棒前平举，做绕圈运动，正反绕圈各重复 15 ~

30 次;⑤将棒置于体后,两手分别抓握棒两端,以健臂带动患臂做侧上举,重复 15 ~ 30 次;⑥将棒斜置于体后,先患侧手抓上端,健侧手抓下端,以健臂带动患臂向下做患肩外旋动作,重复 15 ~ 30 次,然后换臂,健侧手抓上端,患侧手抓下端,健侧臂上提做患肩内旋动作,重复 15 ~ 30 次。其他还可选用定滑轮装置,健臂辅助患肩做屈、伸、旋转活动等。

3)注意事项　①上述动作范围宜逐渐增大;②如一动作完成后感肩部酸胀不适,可稍休息后再做下动作:③每一动作均应缓慢,且不应引起疼痛。上述锻炼方法宜一日多次进行,如在家时,可因地制宜,根据以上原则和要领进行锻炼。

(河南医学高等专科学校　范成香)

第三节　腰椎间盘突出症

【引导案例】

罗某,男,47 岁。因左侧臀部胀痛 3 年,腰骶部伴左小腿外侧麻木胀痛半年有余,近 2 周明显加重,目前无法独立下床活动,疼痛无法忍受,入院就诊。主诉 3 年前无明显诱因出现左侧臀部胀痛,无腰痛及放射痛;查体:腰部活动度受限明显,直腿抬高试验(+),腰侧弯试验(+),左下肢肌力明显下降;CT 检查显示 L_4 ~ L_5 椎间盘突出,硬膜囊及神经根受压,周围小关节增生。

请问:该患者目前应该采取哪些康复护理措施?

一、概述

腰椎间盘突出症(lumbar disc herniation,LDH)是由于腰椎尤其是 L_4 ~ L_5,L_5 ~ S_1,L_3 ~ L_4 的椎间盘退变以后,在外力作用下纤维环部分或全部破裂,髓核一并向外膨出,刺激压迫神经根、血管或脊髓等组织所引起的一组综合征。引起腰椎间盘突出的原因有椎间盘退行性变、损伤、妊娠等因素,而椎间盘退行性变是最基本的病因。随着人年龄的增长,椎间盘退变,水分减少,失去弹性,周围韧带松弛,又由于腰椎活动及承受外力过大,椎间盘受到巨大的挤压,此时纤维环破裂,髓核即向外突出。轻度的腰椎间盘突出其纤维环仅部分破裂,髓核向后移位,挤压纤维环呈半球形,使纤维环外层和后纵韧带突出,这种突出比较容易还纳,一般称此为椎间盘膨出。

腰椎间盘突出症是骨伤科的常见病,多发病。好发于 20 ~ 50 岁的青壮年,男性多于女性,其中 L_4 ~ L_5、L_5 ~ S_1 椎间盘突出占 90% 以上。$L_{2\sim3}$、L_3 ~ L_4 发生突出的危险性随着年龄的增长而增加。诱发因素有椎间盘退行性病变、职业、吸烟、心理因素、医源性损伤、体育活动及寒冷、肥胖等。

（一）病因

1. 年龄

不同年龄阶段均可发生，以35～55岁多见。老年人主要以躯干无力、骨质疏松等退行型病变为主要原因。

2. 体型

肥胖、妊娠等均与腰椎间盘突出症发病相关。

3. 遗传因素

主要由遗传和原因不明的因素决定。

4. 肌力失衡

躯干背伸肌、屈肌肌群的肌力失衡可以导致腰椎间盘突出症。

5. 吸烟

烟草中的有害物质被吸收到血液中，使小血管痉挛，口径变细，血供减少，可以加速腰椎间盘的退行型病变。吸入的一氧化碳，置换血液红细胞内的氧，使腰椎间盘的营养加速减少，蜕变加速；大量吸烟还可引起慢性支气管炎，咳嗽时腰椎间盘承受的压力骤然增加，可以诱发腰椎间盘突出症。

6. 职业因素

从事重体力劳动者腰椎间盘蜕变较重，习惯性不良工作姿势，长时间保持坐位或者立位的职业者，腰椎间盘突出症的发病率更高。

（二）分类

1. 按CT的表现分类

（1）腰椎间盘膨出　病损的髓核仍在纤维环内，但因纤维环抗力减弱而向外膨大。

（2）腰椎间盘突出　病损的髓核已通过纤维环裂隙移位到了纤维环外，在椎管内下沉或挤压神经，对相邻组织不但有机械性压迫，还有化学性刺激和产生异物的免疫反应。

2. 根据病理表现分类

（1）未破型　未破型包括退行型、膨出型和突出型，约占73%。

（2）破裂型　包括脱出后纵韧带下型、脱出后纵韧带后型、游离型，约占27%。

（三）诊断要点

根据病史、临床表现及辅助检查等方法可以明确诊断。

1. 病史

（1）外力作用　长期腰部用力不当、姿势不当或错误体位所致。

（2）解剖因素　椎间盘后外侧的纤维环薄弱，而后纵韧带在L_5、S_1平面时宽度显著减少，对纤维环的加强作用明显减弱。椎间盘退变后，修复能力减弱。

（3）诱发因素　腹压增高、突然负重等因素。

2. 临床表现

（1）腰痛　腰痛是最早的症状常见，为急性剧痛或慢性隐痛，弯腰、咳嗽、排便等用力时可使疼痛加剧。

(2)放射性下肢痛　疼痛从下腰向臀部再向下肢、足背或足外侧放时,可伴有麻木感。

(3)马尾神经受压　中央型突出的髓核或脱垂游离的组织压迫马尾神经。表现为双侧大小腿、足跟后侧及会阴部感觉迟钝,大小便功能障碍。

3. 辅助检查

(1)X 射线片显示腰椎侧弯、椎体边缘增生、椎间隙变窄。

(2)CT 扫描可见椎间盘层面上椎间盘的后缘有半弧形后突软组织密度影,硬膜囊受压变形、移位、消失。突出的髓核可出现钙化,部分髓核脱出向下游离,在椎管内形成软组织密度的小游离体。

(3)MRI 所见 T1 加权像呈等信号,T2 加权呈高信号。椎间盘后突使硬膜囊受压,可见纤维环断裂和髓核碎片。

(4)肌电图与神经电生理检查　脊旁肌和相应节段肢体的肌电图检查发现失神经电位能够确诊该节段的神经受累、胫神经 H 反射异常提示 L_5 神经根受累,趾短伸肌 F 波异常提示 S_1 神经根受累。

二、主要功能障碍

1. 疼痛

(1)腰痛　患者常有反复腰痛发作史和数周甚至数月腰痛史,疼痛程度不一。

(2)坐骨神经痛　患者多伴有坐骨神经痛,从下腰部向臀部、大腿后方、小腿外侧直至足部呈现放射痛是坐骨神经痛的典型表现。

2. 神经功能障碍

(1)感觉神经障碍　患者常出现麻木、疼痛敏感和感觉减退等表现。

(2)运动神经障碍　患者可出现肌力减退现象,严重者可出现肌力完全丧失。

(3)反射神经障碍　患者神经反射功能可出现异常,可表现为亢进、减弱或消失。

3. 日常生活活动障碍

正后方突出的髓核或者脱垂、游离的椎间盘组织可压迫马尾神经,出现大、小便障碍;中央型巨大突出者,可出现麻木、刺痛、排便及排尿困难,男性还可出现阳痿等功能障碍。

4. 腰部活动障碍

腰部活动障碍以后伸障碍最明显。病变椎间隙、棘上、棘间韧带和棘旁等区域多有压痛,部分患者伴有骶棘肌痉挛。患者腰部常固定于强迫体位。

5. 步态和姿势异常

严重的患者步态拘谨、步行缓慢,常伴有间歇性跛行。主要表现为患肢迈步较小,常以足尖着地,着地后迅速更换到健侧足,呈现急促不稳的步态。为了避免神经根受压,患者常表现腰椎曲度变直、侧凸和腰骶角的变化。

6. 心理障碍

部分患者因为长时间的腰腿痛、感觉异常等一系列障碍,产生焦虑、紧张、抑郁等各种心理症状。

三、康复护理评估

(一)量表评定

腰椎间盘突出症的康复评估:建议使用日本骨科学会下腰痛的评价表(表7-4)。

表7-4 下腰痛评价

项目	评分
1. 主要症状	
下腰痛	
无	3
偶有轻痛	2
频发静止痛或偶有严重痛	1
频发或持续性严重痛	0
腿痛或麻	
无	3
偶有、轻度	2
频发轻度或偶有严重痛麻	1
频发或持续重度	0
步行能力	
正常	3
能步行500 m,可有痛、麻、无力	2
步行<500 m,因痛、麻、无力	1
步行<100 m	0
2. 体征	
直腿抬高	
正常	2
30°~70°	1
<30°	0
感觉障碍	
无	2
轻度	1
明显	0

续表 7-4

项目	评分
运动障碍	
正常(5 级)	2
稍弱(4 级)	1
明显弱(0～3 级)	0
3. ADL 受限	重 轻 无
卧位转身	0 1 2
站立	0 1 2
洗漱	0 1 2
身体前倾站立	0 1 2
坐(1 h)	0 1 2
举物、持物	0 1 2
4. 膀胱功能	
正常	0
轻度失控	-3
严重失控	-6

满分为 29 分,优秀 25～29,良好 16～24,中度 10～15,差<10 分

(二)腰椎活动度评定

包括腰椎屈伸、侧屈,旋转 3 个维度的评定(表 7-5)。

表 7-5

3 个维度	屈伸	侧屈	旋转
轴心	L_5	L_5	头顶正中
固定臂与之平行	脊柱矢状面中线	冠状面中线	冠状面中线
移动臂与之平行	L_5 和 C_7	L_5 和 C_7	顶正中肩峰
正常活动范围	前屈 0～45°后伸 0～30°	0～30°	0～45°
维度活动范围	前屈 0～20°	0～10°	0～20°

(三)神经功能评定

L_4 神经根受累者,大腿前外侧、小腿内侧、足后侧可出现感觉障碍,膝反射可减弱。

L_5 神经根受累者,小腿前外侧和足内侧可有感觉障碍,趾背伸肌力减退,少数较严重时可出现趾或踝关节主动背伸能力完全丧失。S_1 神经根受累者,外踝部和足外侧以及足底可有感觉障碍,跟腱反射减弱或消失。

(四)身体评估

可出现椎旁压痛和同侧放射痛、直腿抬高试验和加强试验阳性、姿势异常。

1. 压痛与反射痛

椎旁压痛和向同侧臀部沿坐骨神经方向的放射痛。

2. 直腿抬高试验

病人仰卧,两腿伸直,被动抬高患肢。正常人下肢抬高到60°~70°才出现腘窝不适,因此抬高在60°以内出现坐骨神经痛即为阳性。直腿抬高试验为诊断腰椎间盘突出症较有价值的试验,诊断腰椎间盘突出症的敏感性为76%~97%。

3. 直腿抬高加强试验阳性

在直腿抬高试验阳性的情况下进行直腿抬高加强试验。缓慢降低患肢高度,待放射痛消失,再被动屈曲踝关节,如再次出现坐骨神经痛即为阳性,否则为阴性。

4. 姿势异常

脊柱可凸向健侧或者患侧。

四、康复护理原则及目标

1. 康复护理原则

(1)整体化原则　对疼痛、神经功能障碍,日常生活功能障碍、腰部活动障碍、步态和姿势异常、心理障碍进行全面康复护理。

(2)安全性原则　注意牵引、推拿反应,防止发生意外损伤。

(3)循序渐进的原则　不加重腰腿痛症状的情况下,应逐渐增加活动量,直到恢复正常的生活活动。

2. 康复护理目标

(1)短期目标　减轻椎间压力,镇痛、消炎、解痉、松解粘连;恢复腰椎及其周围组织的正常结构和功能;改善心理状况,缓解心理障碍。

(2)长期目标　维持疗效,预防复发。

五、康复护理措施

缓解疼痛、消除肌肉痉挛、增加关节活动度、提高肌力、矫正姿势、改善功针对不同病因,选用某种疗法为主,辅以其他治疗,强调早期、综合、主动(患者参与长期维持性训练)。

（一）急性期康复护理

1. 卧床休息

卧床休息可使疼痛症状明显缓解。腰椎间盘的压力在坐位时最高、站立时居中、平卧位时最低，在卧位状态下可去除体重对腰椎间盘的压力。卧床休息是非手术疗法的基础。一般卧床 4 d 后，突出的椎间盘可处于稳定状态。但是长期卧床可造成肌肉失用性萎缩、心血管疾病和骨质疏松等，因此绝对卧床的时间最好不超过 1 周。患者卧床休息一段时间后，随着症状改善，应尽可能早下床做一些简单的日常生活活动，日常生活活动量要循序渐进地增加，在不加重腰腿痛症状的情况下逐渐恢复至正常活动量。

2. 佩带腰围

腰腿痛急性发作时，用内置钢条支撑的弹力腰围固定。可以帮助患者减轻或消除疼痛，缓解疾病进程，提高生存质量。使用中要注意，根据患者的胖瘦及腰的长度、周径选择合适的腰围，在不影响治疗效果的前提下尽量缩短腰围使用时间，因长时间使用会出现不同程度的失用性肌肉萎缩，引发邻近部位的疲劳性损伤；固定期间，应在治疗师的指导下，每天适时脱下腰围进行适当的针对性训练，如腰背肌的等长运动训练腰围佩带周期为 4 ~6 周，一般不超过 3 个月。

3. 腰椎牵引护理

牵引对缓解肌肉痉挛有明显效果，使椎间隙增宽，突出物部分回缩，减轻对神经根的机械刺激，松解神经根粘连。牵引包括很多方法，如骨盆牵引、双下肢皮肤牵引、自身牵引两手抓高处横杠，两足离地使身体悬空，按臂力坚持悬挂，每次牵引约 1 min 左右，臂力不足也可分次进行，累计时间不得少于 1 min，每天 2 次。大多数患者在牵引时比较舒适，可根据患者的感觉对牵引的重量进行增加或减少。目前临床牵引重量多从体重的 10% 逐渐增加，根据患者反应调整。老年人特别是有心肺疾病的患者应特别谨慎。

4. 物理因子治疗

物理因子治疗的护理目的是消肿止痛，促进局部血液循环，消除无菌性炎症，减轻水肿，松解局部粘连和解除肌肉痉挛。常用的有以下几种。①短波、超短波疗法：将两个电极于腰部对置，用微热量或温热量，20 min/次，1 ~2 次/d，15 ~20 次为 1 个疗程，超短波穿透力强，可达脊椎及周围组织；②药物离子导入法：将药物均匀地涂洒于药垫上，并将两个电极置于腰部脊椎两侧，或 1 个置于腰部，另 1 个置于患肢的最痛处，用专用处方，20 min次，1 次/d，15 ~20 次为 1 个疗程；③红外线疗法：用红外线灯照射腰部。由于皮肤血管扩张和神经反射的作用改善局部血液循环，促使炎性的水肿吸收，同时红外线的热传导也起到镇痛的作用 1 ~2 次/d，20 ~30 min 次，20 次为 1 个疗程，但对合并有出血性疾患、恶性肿瘤的患者慎用理疗。在护理理疗患者时，要加强巡视，注意倾听患者的主诉，观察患者的面色、呼吸等的变化；注意温热度，以患者舒适为宜，防止烫伤；根据个体的耐受能力，调节电流强度；使用电极者，应观察接触电极处皮肤的反应，有无出现接触性皮炎等，治疗完毕后除去电极片，清洁皮肤。

5. 手法治疗

通过被动活动患者的关节及按摩软组织，起到镇痛、解痉复位、松解粘连、改善血液循环的作用。疼痛较剧者，施以肌肉松弛类手法，先下肢后腰骶，先健侧后患侧，先周围患处、患点，循序渐进，且轻柔缓和。可采用揉法、推法、按法、点法、拿法拍法、击法下肢料和振法等。

6. 药物治疗

可根据疼痛程度选用非甾体类止痛剂，如乙酰氨基酚、双氯酚酸钠等。有肌肉痉挛时可加用肌肉松弛药。局部有水肿时可加脱水剂如甘露醇，脱水剂输入速度要快，一般要求 20% 甘露醇 250 mL 药液 15 ~ 30 min 滴完。

（二）恢复期康复护理

随着症状和体征改善，除继续进行急性期的牵引、物理疗法、手法治疗以外，要增加腰背肌的训练和腰部柔韧性的训练。

1. 腰背肌的训练

目的是提高腰背肌肉的张力，增强腰椎的稳定性。可采用以下方法。

（1）五点支撑法　仰卧位，用头、双肘及双足着床，使臀部离床腹部前凸如拱桥，稍倾放下，重复进行（图 7–5）。

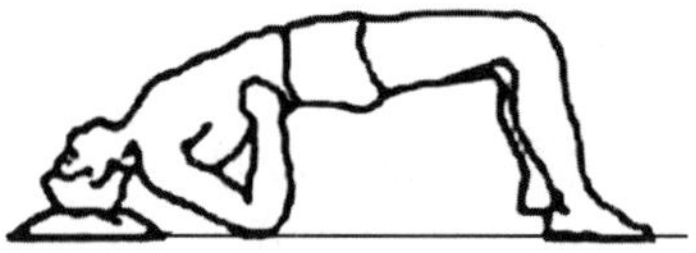

图 7–5　五点支撑法

（2）三点支撑法　在前法锻炼的基础上，待腰背稍有力量后，改为三点支撑法。仰卧位掉双肘，用头及双足支撑身体抬起臀部（图 7–6）。

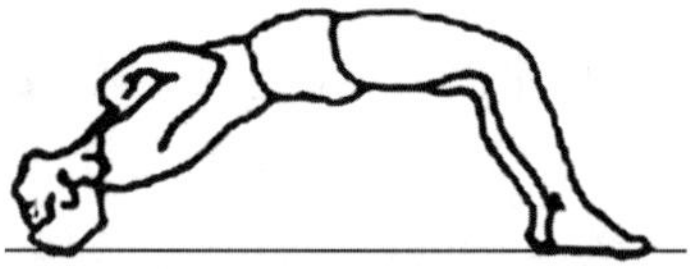

图 7–6　三点支撑法

（3）飞燕式　俯卧位，双手后伸至臀部，以腹部为点，胸部和双下肢同时抬起离床，如飞燕，然后放松（图 7–7）。

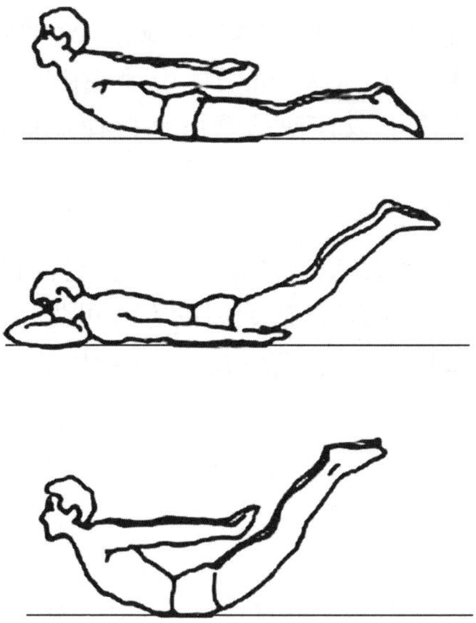

图 7-7　飞燕式

(4)四点支撑法　患者仰卧位,双手向后伸过头着床,同时双足用力避床使头颈、胸部、腰背和臀部抬离床面,腹部前凸如拱桥(图 7-8)。

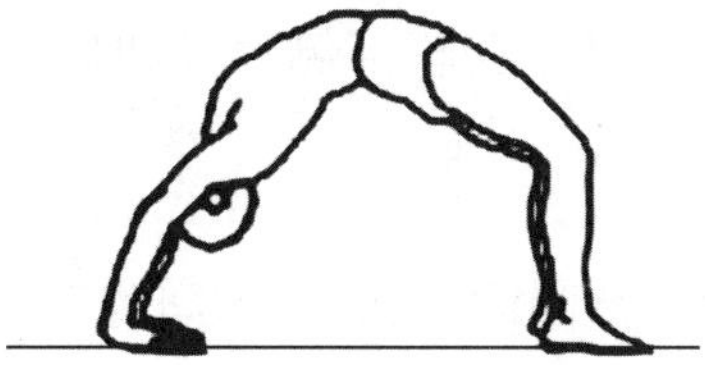

图 7-8　四点支撑法

2. 腰部柔韧性的训练

无神经根刺激或神经根刺激症状基本消除时,可练习腰部做后伸、左右侧弯、左右旋转运动。以平稳缓慢的节奏进行、幅度逐渐加大,以不引起疼痛为度。通过练习可牵引挛缩粘连的组织,恢复腰椎活动度。

(三)手术后康复护理

大多数腰椎间盘突出症经保守疗法可治愈,但仍有 20% 的患者需手术治疗,术后要根据患者的病情和手术方式制定康复措施。

1. 体位

术后去枕平卧 6 h。6 h 后纵轴翻身(翻身时保持脊柱上下在一条轴线上),每 2 h 1 次。一般术后卧床 3 ~4 周,特别是行全椎板切除的患者更应如此。

2. 防止神经根粘连

术后第3天进行直腿抬高锻炼:患者平卧位,腿上举,伸膝屈髋,初次由30°开始,逐渐加大幅度,每日2次或3次练习,每次抬起5~10下,在直腿抬高练习的同时,协助患者做压膝、压髋等被动活动。由于下肢伸屈活动可牵拉神经根,使其有1 cm的活动范围,从而防止神经根粘连。

3. 其他

活动卧床期间坚持四肢活动锻炼,防止肌萎缩;进行深呼吸和扩胸运动,预防肺部并发症;术后1周可在床上开始腰背肌锻炼,锻炼的方式可先用飞燕式或5点支撑法,1~2周后改为3点支撑法,坚持每日3次或4次,每次30~50下,循序渐进,逐渐增加次数,锻炼半年以上。

六、康复护理指导

1. 纠正不良姿态

指导正确的卧、坐、站、行等姿态　卧具选择硬板床;坐时选择高度合适、有扶手的硬木高靠背椅子,且中下1/3处应加靠垫,注意身体与桌子的高度站立时尽量使腰部平坦伸直、收腹、提臀;行走时挺胸、抬头、收腹。

2. 正确应用人体力学原理

避免损伤、学习省力的动作,搬动重物时尽量采取屈膝下蹲,避免直腿弯腰搬物,抬动重物时尽量靠近身体,缩短力臂;需要长时间固定同一姿势或重复同一动作时,要注意变换姿势和体位,结合放松运动;避免在腰部侧弯及扭转时突然用力,先做热身运动,以增强脊柱抗负荷能力。

3. 指导正确的运动疗法

教会患者一些增加腰部柔韧性的体操,针对不同的原因,选用适宜的训练方法,并定期随访。

4. 指导日常生活

饮食中摄入足够的钙、维生素;肥胖者适当减肥;避免穿高跟鞋,不能避免时尽量缩短穿高跟鞋的时间;注意腰部保暖。

(河南医学高等专科学校　范成香)

第四节　骨　折

【引导案例】

女性,25岁,骑自行车时跌倒,右上肢着地,致右上肢疼痛,不能活动,查右上肢近端肿胀,压痛明显,被动活动时有骨擦感。

请问:最可能的诊断是什么?患者需现场急救后送医院,现场处理要点应是什么?

入院后对确定诊断最有帮助的检查项目是什么？患者骨折已3个月，固定已解除，对其进行的康复处理措施有哪些？

一、概述

（一）骨折定义

骨折（fracture）是指骨或骨小梁的完整性和连续性发生断离。造成骨折的因素有许多，外伤造成的骨折最为多见，因受伤的方式不同而造成的骨折的部位、形式、程度也不一样，往往伴有肌肉、肌腱、神经、韧带的损伤。

（二）骨折后长期制动对机体的影响

骨折在治疗中常需较长时间地固定受伤部位，甚至限制卧床。长时间制动可引起肌力减退、肌肉萎缩、关节内粘连等，造成骨折虽愈合，但肢体遗留功能障碍。同时，长时间制动还可能引起全身反应，如体位性低血压、心肺功能低下、代谢异常、胃肠功能紊乱等，由此可进一步导致患者精神抑郁、悲观等心理障碍。因此，应给予正确的康复治疗，并尽早施行，以促进骨折愈合，缩短疗程，减少粘连和避免肌肉萎缩，增加关节活动范围，有利于患者运动功能的恢复。

（三）骨折分类

1. 根据骨折端的稳定程度分类

（1）稳定性骨折　稳定性骨折是指没有移位或移位很小的骨折，如青枝骨折、椎体轻度压缩性骨折、嵌插骨折等。

（2）不稳定性骨折　不稳定性骨折是指一般的斜形骨折、螺旋形骨折、多段骨折、粉碎性骨折或伴有骨缺损的骨折，这一类骨折复位后容易再移位，不用特殊的治疗难以保持骨折的对位，如牵引、手术，在康复治疗中，也应注意使用适当的治疗方法，避免再次移位。

2. 根据骨折处是否与外界相通分类

（1）闭合性骨折　骨折断端与外界不相通。这种骨折不易发生感染，愈合较好。

（2）开放性骨折　骨折附近的皮肤及皮下组织破裂，断端与外界相通，这种骨折需争取在伤后6～8 h以内对伤口进行清创手术。开放性骨折容易发生感染，引起骨髓炎等并发症。

3. 根据骨折发生的原因分类

（1）外伤性骨折　由各种外伤引起的骨折称为外伤性骨折。

（2）病理性骨折　由于骨骼本身的疾病（骨肿瘤、骨髓炎、骨质疏松）等破坏了骨骼原来的正常结构，从而失去原有的坚固性，在正常活动或轻微外力作用下即发生的骨折称为病理性骨折。针对病理性骨折，既要治疗骨折又要治疗原发疾病，康复治疗中需预防再次骨折。

4. 根据骨折的程度和形态分类

(1)完全性骨折　完全性骨折是指整个骨的连续性或完整性全部中断,骨折的两端可以保持原位,也可因不同外力的影响造成各种移位,包括成角、缩短、分离、旋转和侧方移位5种情况。

(2)不完全性骨折　不完全骨折是指骨的完整性或连续性仅有部分中断,如发生在颅骨、肩胛骨等处的裂缝骨折及儿童中常见的青枝骨折等。

5. 根据骨折的发生时间分类

(1)新鲜骨折　受伤3周内的骨折属于新鲜骨折。

(2)陈旧骨折　3周以后称为陈旧性骨折。

(四)骨折愈合

1. 骨折愈合过程

分为血肿机化期、原始骨痂形成期、骨痂改造塑形期3个阶段。

(1)血肿机化期　伤后4~5 h,骨折部位的血液开始凝固,骨折两端的毛细血管和成纤维细胞开始再生并向血肿内生长,形成肉芽组织,再进一步转化成纤维组织,将两个骨折端连接在一起,形成纤维愈合,2~3周完成。

(2)原始骨痂形成期　骨折后1周,骨膜内成骨细胞开始大量增生,将骨折断端间纤维组织变成新生骨,即形成骨痂,这个过程称为骨痂形成期,6~10周完成。

(3)骨痂改造塑形期　在骨折后一段时期内,通过不断的成骨和破骨过程,使骨折部位在形态和结构上恢复或接近恢复到正常骨。这个过程称为塑形,一般幼儿2年内骨折痕迹完全消失,成人需2~4年。

2. 骨折愈合判定标准

判定骨折临床愈合的标准有:①骨折断端无压痛;②无纵向叩击痛;③骨折断端无异常活动;④X射线片显示骨折线模糊;⑤外固定解除后,上肢能向前伸手持重1 kg达1 min,下肢能不扶拐平地连续步行3 min不少于30步;⑥连续观察2周,骨折断端不发生畸形。③和⑤项测定时需慎重以免发生再骨折。

具备上述临床愈合的所有条件,且X射线片显示骨痂通过骨折线,骨折线消失或接近消失,皮质骨折线消失,即为骨折骨性愈合。

3. 骨折愈合时间　骨折愈合的快慢受到患者年龄、骨折类型、骨折部位及骨折治疗的方法等因素的影响。年龄越小,骨生长越活跃,骨折愈合越快。局部血液循环越差,骨折愈合越慢。成人常见骨折临床愈合时间见表7-6。

表7-6　成人常见骨折临床愈合时间

上肢	时间	下肢	时间
锁骨骨折	1~2个月	股骨颈骨折	3~6个月
肱骨外科颈骨折	1~1.5个月	股骨转子间骨折	2~3个月
肱骨干骨折	1~2个月	股骨干骨折	3~3.5个月
肱骨髁上骨折	1~1.5个月	胫腓骨骨折	2.5~3个月

续表 7-6

上肢	时间	下肢	时间
尺桡骨干骨折	2～3 个月	踝部骨折	1.5～2.5 个月
桡骨下端骨折	1～1.5 个月	距骨骨折	1～1.5 个月
掌指骨骨折	3～4 周	脊柱椎体压缩性骨折	1.5～2.5 个月

二、主要功能障碍

1. 疼痛

由外伤性炎症反应所致，疼痛反射易造成肌肉痉挛，妥善固定后疼痛可减轻或逐渐消失。若有持续性剧烈疼痛，且进行性加重，是骨筋膜室综合征的早期症状，超过骨折愈合期后仍有疼痛或压痛，提示骨折愈合欠佳。

2. 局部肿胀和瘀斑

骨折后，骨髓、骨膜及周围软组织内血管破裂出血，在骨折周围形成血肿，同时软组织水肿，患肢发生肿胀，持续 2 周以上的肿胀，易形成纤维化，有碍运动功能的恢复。

3. 畸形

骨折端移位或骨折愈合的位置未达到功能复位的要求可出现畸形，若畸形较轻，则不影响功能。

4. 关节粘连僵硬

长时间不恰当的制动，可造成关节粘连乃至僵硬。制动使关节囊和韧带缺乏被动牵伸，逐渐缩短，引起关节活动受限。损伤后关节内和周围的血肿、浆液纤维渗出物和纤维蛋白的沉积和吸收不完全，易造成关节内和关节周围组织的粘连，加重关节活动受限。

5. 肌肉萎缩

骨折后肢体失用，肌肉主动收缩减少，必然会导致肌肉萎缩。疼痛等反射性抑制脊髓前角运动神经元的兴奋性，神经冲动减少，神经轴突流减慢，均可影响肌肉代谢而引起肌肉萎缩。

6. 潜在并发症

骨折后常见的并发症有周围血管功能障碍、周围神经受损、外伤性骨性关节炎、骨折部位感染、肺部及泌尿道感染、骨筋膜室综合征、脂肪栓塞和压疮等。

三、康复护理评估

1. 临床评估

(1)全身及局部状况　包括患者的生命体征、精神心理状况的评估以及局部疼痛、皮肤颜色、肢体肿胀、感觉等方面的评估。

(2)关节活动度　包括受累关节和非受累关节的关节活动度评估。

(3)肌力着重评估　受累关节周围肌肉的肌力。

(4)肢体长度及周径评估　肢体长度可了解骨折后有无肢体缩短或延长，在儿童骨折愈合后期足否影响生长发育。肢体的周径有助于判定肢体水肿、肌肉萎缩的程度。

(5)日常生活活动能力及劳动能力　对上肢骨折患者重点评估生活能力和劳动能力,对下肢骨折患者着重评估步行、负重能力。

2. 影像学检查

X 射线摄片是骨折的常规检查,目前三维 CT 成像技术日渐成熟,在临床上也已广泛应用,它对了解骨折的类型、移位情况、复位固定和骨折愈合情况等均有重要价值。MRI 则能通过损伤部位的信号高低判定是新鲜骨折还是陈旧性骨折及骨折愈合情况。

四、康复护理原则与目标

1. 康复护理原则

治疗骨折的基本原则是复位、固定、功能锻炼。复位、固定是治疗的基础,功能训练是康复治疗的核心。在复位、固定和锻炼的基础上还要监测和防治骨折后各种并发症。

2. 康复护理目标

分为短期目标和长期目标。

(1)短期目标　①改善心理状况;②消除患者肿胀;③防止关节粘连。

(2)长期目标　①恢复关节功能:恢复关节活动度并增强关节周围肌群肌力;②恢复日常生活活动能力;③防止各种并发症,减少后遗症的发生。

五、康复护理措施

骨折后康复训练一般分为 3 期进行。

(一)骨折愈合早期(骨折后 1 ~ 2 周)

这一阶段肢体肿胀、疼痛、骨折断端不稳定,容易再移位,因此,早期功能训练的重点是消肿止痛、保护骨折部位、预防肌肉萎缩、条件许可者增加关节活动度。

1. 疼痛的处理

局部冰冻疗法能减轻局部的炎症反应,减轻水肿,减轻疼痛,必要时可给予止痛药物。肢体肿胀的处理,遵循 PRICE[保护(protection),休息(rest),冰敷(ice),包扎(compress),患肢抬高(elevation)]治疗方案,能有效防治肢体肿胀,促进静脉回流,预防深静脉血栓形成。

2. 肌力训练

固定部位的肌肉有节奏的等长收缩练习,可以预防失用性肌肉萎缩及肌腱、肌肉与周围组织间的粘连,并对骨折远端产生向近端靠近的牵引力,有利于骨折愈合。肌肉收缩应有节奏地缓慢进行,尽最大力量收缩,然后放松,每日训练 3 次,每次 5 ~ 10 min,以不引起疲劳为宜。

3. 关节活动度训练

上肢应注意肩关节外展、外旋及手掌指关节、指间关节的屈伸练习,下肢应注意踝关节的背屈运动。每日训练 3 次,每次 5 ~ 10 min,关节活动范围逐渐加大。固定关节也应及早进行关节活动度练习，在固定 2 ~3 周后，如有可能，应每日短时解除外固定，在保护下进行受累关节不负重的主动运动，运动后继续维持固定。

4. 正常活动和呼吸训练

应鼓励患者尽早离床，绝对卧床患者需每日做床上保健操，以改善全身状况，预防失用性综合征、压疮等的发生。长期卧床的患者，尤其是老年人及骨折较严重者易并发坠积性肺炎，可通过呼吸训练和背部叩击排痰训练来预防。

5. 物理因子治疗

温热疗法、超短波疗法、低频磁疗、超声波、高电位治疗、冲击波等均可促进成骨，加速骨折愈合。

（二）骨折愈合中期（骨折后 3 ~8 周）

此期上肢肿胀逐渐消退，疼痛减轻，骨折断端有纤维连接，并逐渐形成骨痂，骨折处日趋稳定。本期进行康复训练的目的是促进骨痂的形成，逐渐增加关节活动范围，增加肌肉力量，提高肢体活动能力，改善日常生活活动能力，尽可能恢复部分工作能力。

1. 关节活动度训练

尽可能鼓励患者进行受累关节各个运动轴方向的主动运动，轻柔牵伸挛缩、粘连的关节周围组织，每个动作重复多遍，每日 3 ~5 次。运动幅度应逐渐加大，遵循循序渐进原则。

2. 肌力训练

逐步增加肌肉训练强度，引起肌肉的适度疲劳。外固定解除后，可逐步由等长收缩练习过渡到等张收缩练习及等张抗阻练习。

3. 物理因子治疗

红外线、蜡疗等热效应治疗可作为手法治疗前的辅助治疗，促进血液循环、软化瘢痕；紫外线照射可促进钙盐沉积和镇痛；音频电疗、超声波疗法能软化瘢痕、松解粘连。

4. 改善日常生活活动能力训练及工作能力训练

尽早进行作业治疗，并逐步进行职业训练，注重平衡性和协调性练习，改善患者的日常生活活动能力及工作能力。

（三）骨折愈合后期（骨折后 8 ~12 周）

此前骨性骨痂已逐步形成，骨骼有了一定的支撑力，但可能仍存在关节活动范围受限、肌肉萎缩等问题。本期训练的目的是消除残存肿胀、进一步减轻瘢痕挛缩、粘连，最大限度恢复关节活动范围，增加肌力，恢复肢体功能，患者的日常生活活动能力接近正常，重返家庭及工作。

1. 肌力训练

根据肌力情况选择肌力训练方式，本阶段可逐步进行等张抗阻训练，有条件者可进行等速训练。

2. 关节活动度训练

除继续进行前期的关节主动运动、主动助力运动、被动运动外，若仍存在关节活动度受限,可进行关节功能牵引、关节松动技术等。

3. 负重练习及步态训练

若上肢骨折,在不影响骨折固定及全身情况时,伤后即可尽早下地进行步行训练,若下肢骨折,需根据骨折的类型、固定的方式及骨科医生的随访决定何时开始负重训练。

4. 日常生活活动能力及工作能力训练

逐步增加日常生活活动能力训练和职业训练的方式和强度,并尝试重返家庭或工作岗位。逐步恢复体育运动,根据不同部位的骨折选择运动项目及运动强度,逐步增加运动量。

(四)常见骨折的康复要点

1. 上肢

上肢创伤后康复治疗的目的是恢复上肢各关节的活动范围,增强肌力,改善上肢的协调性和灵活性,从而恢复日常生活活动能力和工作能力。

(1)肱骨外科颈骨折　多见于老年人,常因间接暴力所致,临床上将其分为外展型和内收型两类。外展型多属稳定型,可用三角巾悬吊固定4周,限制肩关节外展肌力训练。内收型复位后三角巾制动4~6周,限制肩关节内收肌力训练。早期做握拳及腕、肘关节屈伸训练,固定去除后积极进行肩关节及肩胛带的各个方向活动度练习及肌力练习。

(2)肱骨干骨折　肱骨干中、下1/3交界处后外侧有一桡神经沟,桡神经紧贴沟内,此处骨折容易损伤桡神经。因常伤及肱骨滋养动脉,肱骨中段骨折不愈合率较高。

复位固定后,患肢悬吊于胸前,肘屈曲90°,前臂稍旋前,尽早进行指、掌、腕关节主动运动,并进行上臂肌群的主动等长收缩练习,禁止做上臂旋转运动。固定2~3周后,在上臂扶持下行肩、肘关节的主动和被动运动,增加关节活动度。解除外固定后,全面进行肩、肘关节的活动度及肌力练习。

(3)肱骨髁上骨折　常发生于儿童,为关节囊外骨折,由于骨折的暴力与损伤机制不同,分伸直型和屈曲型,以伸直型为最常见,约占95%。功能预后一般较好,但常易合并神经、血管损伤及肘内翻畸形。

骨科处理后3~4 d即可进行站立位的肩部摆动练习和指、掌、腕的主动运动,1周后增加肩主动屈伸及外展练习,并逐步增大运动幅度。早期,伸展型股骨髁上骨折可开始做肱二头肌、旋前圆肌静力性抗阻练习,暂缓肱三头肌和旋后肌的主动收缩练习,屈曲型骨折患者则应做肱三头肌静力收缩,暂缓肱二头肌和旋前肌的主动收缩。骨折愈合后进行必要的关节活动度练习,做全面的肩和肘屈伸、前臂旋转练习。

训练及护理中需严密观察患肢远端有无血运障碍以及感觉异常,及早发现血管损伤并发症,并及时处理,避免前臂肌肉缺血性坏死。

(4)尺桡骨骨折　治疗较为复杂,预后差,常引起肘屈伸和前臂旋转功能障碍。

复位固定后早期,练习肩和手部活动。用力握拳,充分屈伸手指,减少前臂肌群的粘连,上臂和前臂肌肉做等长收缩练习;站立位前臂用三角巾悬吊胸前,做肩前、后、左、右摆动和水平方向的画圈运动。2周后开始行肘关节屈伸运动,频率和范围逐渐增加,但禁忌做前臂旋转运动。骨折临床愈合后开始全面进行肩、肘、腕关节的屈伸训练,着重做前臂旋转的活动度和肌力练习。也可行用手推墙动作,对骨折断端间产生纵向挤压的应力刺激,促进骨折愈合。

(5)桡骨远端骨折　常见类型有 Colles 骨折和 Smith 骨折,前者较多见,骨折远端向背侧移位;后者,骨折远端向掌侧移位。复位固定后即指导患者进行用力握拳、充分伸展五指等手指、掌指关节的主动屈伸运动和前臂肌群的等长收缩练习,全面活动肩、肘关节。2 周后,开始腕关节屈伸和桡侧偏斜活动及前臂旋转活动的练习。先轻度活动,若无不适,再逐渐增加活动范围和强度。解除外固定后,充分练习腕关节的屈伸、尺侧偏斜和桡侧偏斜以及前臂旋转的活动度和肌力练习。

2. 下肢

下肢的主要功能是负重和步行,要求关节充分的稳定和肌肉强大有力。行走、上下楼梯、下蹲等动作中髋、膝关节屈伸活动度需达到一定范围才能使各项动作正常完成,这也为康复治疗中设定关节活动度的康复目标提供参考。

与上肢骨折相比,下肢骨折后需要更长时间的卧床休息,为了促进骨折愈合和消除长期卧床对身体的不良影响,应尽量缩短卧床时间,尽早采用坐位,尽早进行患肢不负重、部分负重及全负重的站立和步行练习,何时开始负重需根据骨折的类型、内固定手术的方式及骨科医生的随访情况决定。卧床期间每天进行床上运动,包括未受伤肢体的主动及抗阻运动、适当的腹背肌练习和深呼吸锻炼,以防止持续卧床引起的全身并发症。

(1)股骨颈骨折　多见于老年人,骨折不愈合率高,且有可能发生股骨头缺血坏死及塌陷的不良后果。

加压螺纹钉内固定手术者,原则上术后第 1 天做患肢各肌群的等长收缩练习,第 2 ~ 3 天即可起床活动,并允许患肢负重。1 周以后进行髋部肌群的等张练习、髋及膝关节的屈伸运动,动作轻柔,幅度逐步增多,避免引起疼痛。3 ~ 4 周后可完全恢复原有的社会生活。

对于有轻度移位的股骨颈骨折,为减少股骨头坏死的可能性,应给予患侧股骨头 8 ~ 12 周的不负重休息,可扶双拐早期下地不负重行走。

做牵引治疗的患者,早期床上练习与内固定者相同,但负重要晚,伤后 4 周解除牵引,开始练习在床边坐,患肢不负重步行,伤后 3 个月逐步增加患肢内收、外展、直腿抬高等肌力及关节活动度练习,逐步开始负重练习。

(2)股骨干骨折　多见于青壮年和儿童,多由强大的直接或间接暴力造成。由于肌肉附着后的牵拉作用,很少有无移位的股骨干骨折,上 1/3 骨折时,骨折近端因髂腰肌、臀中肌及外旋肌牵拉而屈曲、外展、外旋,骨折远端内收并向后上方移位;中 1/3 骨折时,骨折近端除前屈外旋外无其他方向移位,远端往往有重叠移位,并易向外成角;下 1/3 骨折时,骨折远端受腓肠肌牵拉向后倾斜移位,可损伤腘窝部血管和神经。非手术治疗难以复位固定,多行内固定手术。

股骨干骨折内固定术后,第 1 天即可开始肌肉等长练习及踝、足部运动,术后第 3 天,疼痛反应减轻后,开始床上足跟滑动练习以屈伸髋、膝关节,并给予髌骨松动技术,膝下垫枕增加膝屈曲姿势体位下做主动伸膝练习,可逐步增加垫枕的高度。术后 5 ~ 6 d 可扶双拐或助行器患肢不负重行走,术后 2 ~ 3 周内逐渐负重,根据患者的耐受程度而定。

术后2个月左右可进展至单手杖完全负重行走。

(3)胫腓骨骨折　以青壮年和儿童居多,多由直接暴力引起,常合并神经、血管损伤,临床上应注意观察足背动脉搏动及足背、足趾的感觉和运动情况。骨折部接近踝关节时,更易后遗踝关节功能障碍。胫腓骨中下段血液供应差,骨折愈合慢,固定期较长,功能影响也大。

术后当天开始足、踝、髋的主动活动度练习,股四头肌、胫前肌、腓肠肌的等长练习。膝关节保持中立位,防止旋转。术后3～5 d,可带外固定物做直腿抬高练习和屈膝位主动伸膝练习,术后1周,增加踝屈伸和内、外翻抗阻练习,并可增大踝屈伸活动度的功能牵引,同时开始下肢部分负重的站立和步行练习。早期负重可促使骨痂生长,较快地恢复行走功能。

(4)踝部骨折　多因间接暴力造成,是最常见的关节内骨折,易引起顽固性踝关节功能障碍,在关节面不平整和复位欠佳时,极易发生踝关节创伤性关节炎,这就要求良好的复位固定和及时的康复治疗。

踝部骨折早期康复锻炼与胫腓骨下段骨折大致相同,但要专门指导跖趾关节屈曲和踝内翻的静力收缩练习,以预防这些肌肉萎缩而引起扁平足。固定第2周起可加大踝关节主动屈伸活动度练习,但应禁止做旋转及内外翻运动。3周后开始扶双拐部分负重活动,4～5周后解除固定,逐渐增加负重,并做踝关节主动、被动活动度练习及踝部肌力练习。骨折愈合后,可训练患者站在底面为球面形的平衡板上做平衡练习,积极恢复平衡反射,有助于预防踝反复扭伤。

3. 脊柱

脊柱骨折是一种比较严重的骨折,占全身骨折的5%～6%,多发于坠落伤、交通伤和运动伤。临床上常根据脊柱稳定性将脊柱骨折分为稳定性骨折和不稳定性骨折两大类。脊柱骨折治疗的原则与四肢骨折一样需予以复位、固定、功能锻炼。

(1)单纯稳定性骨折　让患者仰卧木板床上,骨折部位垫高约10 cm的软垫,3～5 d后开始仰卧位躯干肌肌力训练,训练中避免脊柱前屈和旋转,2周后让患者做仰卧位腰部过伸和翻身练习,翻身时,腰部保持伸展位,躯干同时翻转,避免脊柱扭转。6周后可起床活动,并进行脊柱后伸、侧弯和旋转练习,避免脊柱前屈的动作。待骨折愈合后加强脊柱活动度和腰背肌肌力训练。护理中,搬动患者时应保持动作一致,平抬平放,避免脊柱屈曲扭转,并密切观察患者生命体征及肢体的感觉和运动功能,及时发现有无合并脊髓损伤或马尾神经损伤。

(2)单纯不稳定性骨折　多需行手术内固定,术后即可行躯干肌等长收缩练习,术后约1周开始起床活动(需根据手术方式及手术医生的意见而定)。骨折愈合后,逐步增加关节活动度练习和腰背肌肌力训练。

脊柱骨折合并脊髓损伤:伤后应及时手术,消除脊髓滞压物,彻底减压,给予牢固的内固定。

六、康复护理指导

1. 心理调适

患者因意外受伤，担忧骨折预后，易产生焦虑、恐惧心理，常寄希望于有最好的药或最好的康复方法，在最短的时间内，恢复至最佳状况。应给予耐心开导，介绍骨折的治疗和康复训练方法、可能的预后等，并给予悉心的照顾，以减轻或消除患者心理问题。鼓励患者调适好心理状态，积极参与康复训练，但也不能急于求成，正确地按指导进行康复训练。

2. 饮食

绝大部分骨折患者食欲下降，易便秘，所以需给予易消化的食物，鼓励其多吃蔬菜和水果。老年人常伴有骨质疏松，骨折后也易引起失用性骨质疏松，宜给予高钙饮食，必要时补充维生素 D 和钙剂。骨折后患者体内的锌、铁、锰等微量元素的血清浓度均明显降低，动物肝脏、海产品、黄豆、蘑菇等含锌较多；动物肝脏、鸡蛋、豆类、绿叶蔬菜等含铁较多；麦片、芥菜、蛋黄等含锰较多，可指导患者适当补充。

3. 自我观察病情

指导患者自我观察病情，特别是观察远端皮肤有无发绀、发凉，有无疼痛和感觉异常等，及早发现潜在的并发症，尽早就医。

4. 自我护理

指导患者进行日常生活活动的自我护理，尽早生活独立。皮肤的清洁护理非常重要，以避免局部感染的发生，尤其是带有外固定者，并需注意避免外固定引起的压疮。

5. 准确进行功能锻炼

指导患者进行相关的活动度、肌力、坐位、站立位、步行等功能训练，训练时需遵循循序渐进的原则，运动范围由小到大，次数由少到多，时间由短到长，强度由弱到强，锻炼以不感到很疲劳、骨折部位无疼痛为度。

6. 指导患者定期随访

一般患者术后 1 个月、3 个月、6 个月骨科随访 X 射线摄片，了解骨折愈合情况。若有石膏外固定者，术后 1 周复诊，确定是否需更换石膏，调整石膏的松紧度。进行功能锻炼者，需每 1 ~ 2 周至康复科随访，由专业人员给予功能训练的指导，了解当前的训练状况及功能恢复情况，及时调整训练方案。

（河南医学高等专科学校　杨亚平）

第五节　手外伤

【引导案例】

患者，男，28 岁，工作时不慎将左手示指割伤，导致左手示指指骨开放性骨折，指屈肌腱损伤。现场急救应如何处理？术后对其进行的康复处理措施有哪些？

一、概述

手外伤是常见的外伤，是复合性的骨骼损伤与软组织损伤同时存在，制动后失用性变化和瘢痕挛缩而导致手部功能损害，占创伤总数的1/3以上。手外伤的常见原因有：

(1)刺伤　特点是伤口小，损伤深，并可将污物带入，导致异物存留及腱鞘深部组织感染。如小木片、小玻片、竹尖等刺伤。

(2)切割伤　伤口一般较整齐，污染较轻，伤口出血较多。伤口的深浅不一，常造成深部组织如神经、肌腱、血管的切断伤，严重者导致指断端缺损、断指或断肢。如刀、玻璃及电锯伤等。

(3)钝器伤　钝器砸伤引起组织挫伤。可致皮肤裂伤，重者可导致皮肤撕脱，肌腱、神经损伤和骨折。

(4)其他　如挤压伤、火器伤均可造成手部不同程度的损伤。

二、主要功能障碍

手外伤后留有的功能障碍与创伤的类型和程度有密切的关系，创伤较轻的切割伤，早期的功能障碍较轻，而压砸、撕脱等创伤可使神经肌腱扭转牵拉，肌肉、血管大量破坏，骨折严重，愈合后会留有较大的功能障碍。

手外伤的功能障碍主要是运动和感觉功能丧失或异常，主要因瘢痕挛缩、肌腱粘连、肿胀、关节僵硬、肌萎缩和瘫痪、组织缺损、伤口长期不愈等造成。

三、康复护理评估

(一)局部状况和手的位置

1. 局部状况

评估皮肤的营养情况，色泽、有无瘢痕、伤口，皮肤有无红肿、溃疡及窦道，手及手指有无畸形等。

触诊皮肤的温度、弹性以及检查皮肤毛细血管反应，判断手指的血液循环的情况；检查是否有神经、肌腱的损伤及程度；肢体周径、长度和容积的测定。

2. 手的位置

手的体位有休息位、功能位和保护位。

(1)休息位　在正常情况下，手在自然静止状态为半握拳姿势，手的内在肌和外在肌张力处于相对平衡状态。手的休息位是腕关节背伸10°～15°，并有轻度尺侧偏；手指的掌指关节及指间关节呈半屈曲状态，从示指到小指，越向尺侧屈曲越多(图7-9)。

(2)功能位　腕背伸20°～25°，拇指处于对掌位，掌指及指间关节微屈。其他手指略为分开，掌指关节及近侧指间关节半屈曲，远侧指间关节微屈曲。处理手外伤，特别是骨折固定、包扎伤手时应尽可能使手处于功能位,否则将常会影响手的功能恢复(图7-10)。

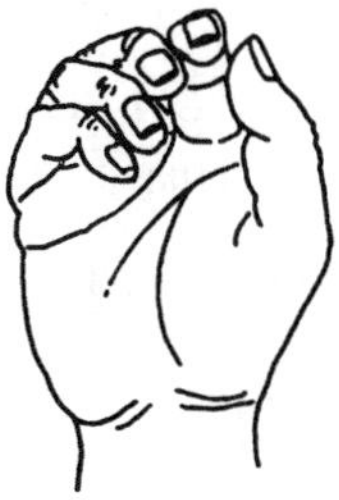

图 7-9　手的休息位

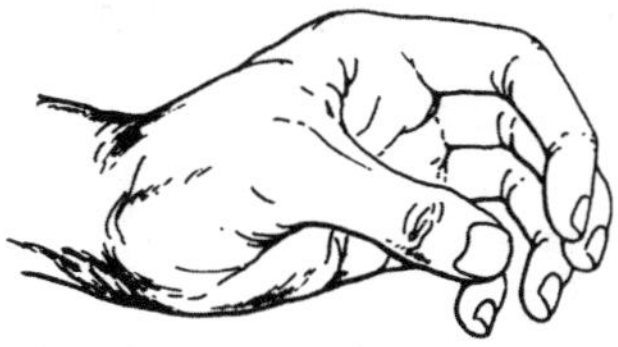

图 7-10　手的功能位

(3)保护位　是为了保护和维持手部功能而设的体位。如掌指关节整复手术后宜将掌指关节固定在屈曲 90°体位,以防侧副韧带挛缩。

(二)手的功能

1. 运动功能

主要是关节活动、肌力和灵活性 3 个方面。

(1)关节活动度的测量　通过关节活动度测量了解关节在主动运动和被动运动时的角度。进行关节被动活动范围(passive range of motion,PROM)和主动活动范围(active range of motion,AROM)的等级评定。优:指关节总活动范围为:200°~260°;良:指关节总活动范围为:130°~200°;中:指关节总活动范围为:100°~130°;差:指关节总活动范围<100°。

(2)肌力评估　徒手肌力检查,握力计、捏力计检查手的握力、捏力等。

(3)灵巧活性测定　有赖于感觉和运动功能的健全。评定的基本原则是令受试者拾起指定物品并放于指定的地方,记录完成操作的时间。

2. 感觉功能

①手指触觉、痛觉、温度觉和实体觉测定。②两点辨别试验:正常人手指末节掌侧皮肤的两点区分试验距离为 2~3 mm,中节 4~5 mm,近节为 5~6 mm。两点辨别试验的距离越小,越接近正常值范围,说明该神经的感觉恢复越好。

四、康复护理原则与目标

1. 康复护理原则

指导患者运动功能主要是肌力、关节活动度的锻炼及感觉功能的恢复,减少手功能恢复缓慢的因素,训练日常生活活动能力。

2. 康复护理目标

①短期目标:消炎、消肿止痛,促进创面愈合,预防挛缩和关节粘连。②长期目标:增加运动功能,训练日常生活活动能力,重返工作岗位,回归社会。

五、康复护理措施

早期彻底清创,一般争取在伤后 6 ~8 h 内进行,对于时间较长的伤口,应根据污染程度而决定手术方式。对于深部组织的损伤须正确的处理,清创时应尽可能地修复深部组织,恢复重要组织如肌腱、神经、骨关节的连续性,以便尽早恢复功能。

(一)心理护理

由于损伤,可造成患者的生活及工作的不便,再加上社会的偏见、歧视,对患者造成很大压力,出现孤独、自卑等情绪,应协助患者渡过失落感与哀伤情绪。

(二)肌腱修复术后的康复护理措施

术后 1 ~3 周:开始手指的被动运动,并了解手术创口情况,消肿、止痛、抬高患肢,屈肌腱修补后做被动屈指,伸肌腱修补后做被动伸指运动,其余手指做各种主动练习。

第 3 周:做患指的主动运动并逐步增加用力的程度和幅度,以扩大肌腱的滑移幅度,但在运动时要限制腕与掌指关节的姿势,如屈肌修复后腕与掌指关节应保持被动屈曲位,而伸肌修复后则与此相反。

第 4 周:不再限制腕与掌指关节的姿势,继续做主动运动,并开始肌腱的主动运动。并可采用微波、热疗、频谱治疗。

第 5 周:增加关节功能和抗阻练习。

第 6 ~12 周:强化肌力,增加肌腱的滑动性,双手协调性训练,矫正关节挛缩,也可用矫形支架进行被动训练。

术后 12 周以后:利用不同的握法和握力进行功能训练,帮助患者恢复动态工作能力。

(三)肌腱粘连松解术

实施肌腱松解术前:应根据病情对僵硬的关节做被动活动,使僵硬的关节尽量达到满意的活动后再进行松解术。否则术后会因关节活动不好而易再次发生粘连。

术后 1 ~2 d:去除敷料后即可练习手指的屈伸动作,此时,患者因为局部的肿胀,疼痛而不敢充分的练习,医护应鼓励患者忍住疼痛的同时,并给予对症处理,尽可能用最大力量伸屈手指,反复练习,防止发生术后粘连丧失恢复功能的时机。

术后 3 ~5 d:可开始做被松解肌主动收缩和拮抗肌动力性收缩练习,尽量加大幅度。

术后 2 周:应在医护人员的指导下,开始抗阻肌力练习和增大关节活动幅度的被动运动及功能牵引,不应因锻炼而加重肿胀。

术后 2 ~3 周:轻微的 ADL 活动。

术后 4 ~6 周:开始抓握力量练习。

术后 6 ~8 周:开始抗阻练习。

术后 8 ~12 周:恢复工作。

（四）感觉训练

手的感觉恢复顺序是痛觉（保护觉）、温度觉、32 Hz 振动觉、移动性触觉、恒定性触觉，256 Hz 振动觉、辨别觉。

当压觉或振动觉恢复后即开始感觉训练，感觉训练分为早期和后期阶段。早期主要是痛、温、触觉和定位、定向的训练。后期主要时辨别觉训练。腕部正中神经和尺神经修复术后 8 周，可以开始早期阶段的感觉训练。若存在感觉过敏，则脱敏治疗应放在感觉训练之前。当保护觉恢复时，感觉训练程序即可开始；感觉训练后的评定，每月一次：训练时间不宜过长、过多，每日 3 次，每次 10 ~ 15 min 为宜。训练方法：

1. 保护觉训练

目的不是恢复保护觉，而是为了教会患者代偿的能力。包括针刺觉、深压觉、冷热觉等。在安静的室内进行，让患者闭眼，护士用各种尖锐物品轻刺病认人的手部或给予冷热刺激，然后让患者睁眼看清刚才所给予的刺激是针刺、冷或热，如此反复进行。

2. 定位觉训练

时间是在患者恢复针刺觉和深压觉后。在安静的房间里训练。用 32 Hz 的音叉让患者知道什么时候和部位开始的移动性触觉。然后用橡皮沿需要在训练的区域，由近到远触及患者。患者先睁眼观察训练过程，然后闭眼，将注意力集中于他所觉察到感受，而后睁眼确认，再闭眼练习。这样反复学习，直至患者能够较准确地判断刺激部位。

3. 辨别觉训练

当患者有了定位觉以后，便可开始辨别觉训练。刚开始时让患者辨别粗细差别较大物体表面，逐渐进展到差别较小的物体表面。每项训练采用闭眼—睁眼—闭眼方法。利用反馈，重复地强化训练，再过渡到辨别生活中的实物。

4. 织物觉训练

织物觉训练是利用粗糙程度大小不同的织物，训练感觉让患者先触摸粗细相差极大的砂纸，再触摸粗细差别较小的砂纸，进而过渡到不同的织物如毛皮、丝织品、羊毛、塑料等。

5. 脱敏训练

适用于手外伤后因神经病变等而触觉过敏者，可采用脱敏疗法。先用较轻柔的物品，如毛、棉等轻轻摩擦 10 min 或至皮肤麻木无感觉，1 h 后重复此项操作，适应该刺激后再增加刺激物的粗糙程度，可用绒布麻布等，最后用叩击和震动刺激。

（五）ADL 和作业训练

根据实际情况给予适当的日常生活活动能力的训练，如梳洗、书写、编织、剪纸、打结等训练灵活性、协调性，使患手恢复实用能力当感觉功能不良时，应指导患者在生活和工作中如何保护；并可利用本体觉、温度觉与触觉的组合进行代偿性训练。

六、康复护理指导

1. 早期进行功能训练

在不影响创伤愈合的情况下，患者应早期进行功能训练。手外伤康复的关键是正确进行手指活动，训练时注意循序渐进，具体的训练方法和时间视不同的手外伤类型而定，通常早期可进行适当的被动活动，后期主动训练为主，患者应在医护人员指导下进行训练，以保证既不影响手外伤愈合，又能尽快恢复手的功能。

2. 按摩患肢

对患肢从指尖开始向心脏方向推按。注意手法应由轻到重，循序渐进。如有瘢痕增生，更可在瘢痕处揉捏按摩，以促进瘢痕转化，松解粘连。

3. ADL 训练

术后 3 ~4 周进行，此时，缝合肌腱或神经的吻合已较牢固，创伤愈合较好；要坚持不懈地训练 3 个月，或更长时间，逐步恢复手功能。

4. 物理治疗

除用红外线、超短波等物理疗法外，也可鼓励患者进行热水浴，将手放在 40 ~50 ℃热水中浸泡，每日 1 ~3 次，每次 10 ~20 min。

5. 安全教育

感觉功能减退或丧失的患者需要进行安全教育，避免接触各种有危害的物品。

6. 其他

手损伤疼痛多比较敏感，此时可与其他人聊天，看有益的电视等，转移对疼痛的注意力，以使疼痛缓解。尽量使自己的生活丰富多彩，使自己从消极的情绪中解脱出来，并嘱患者禁止吸烟。

（河南医学高等专科学校　杨亚平）

第六节　人工关节置换术

【引导案例】

患者，女，65 岁，因下楼梯时不慎扭伤左大腿，当时感左髋关节疼痛，活动受限，入当地医院诊断为“韧带拉伤”，服用药物治疗，效果欠佳，左腹股沟疼痛持续，行走时明显，跛行。近 1 个月以来，患者疼痛加重，跛行症状加重，X 射线片示左股骨头缺血性坏死，建议行全髋关节置换术。

请问：患者术后进行的康复处理措施有哪些？出院后需注意哪些事项？

一、概述

人工关节置换术是指用人工关节替代和置换病伤环节，主要用于因外伤、肿瘤、骨病等引起的关节损伤、破坏、畸形等，以减轻或消除疼痛、矫正畸形、改善关节功能。近年来，随着人工关节假体的材料、设计不断更新以及生物力学研究的不断深入，人工肩关节、肘关节、腕关节、踝关节置换逐步在临床开展。人工髋、膝关节置换术在临床上应用最为普及，本节重点介绍人工全髋关节置换术（total hip arthroplasty，THA）和人工全膝关节置换术（total knee arthroplasty，TKA）后的康复护理。

二、主要功能障碍

1. 疼痛

早期的疼痛多因手术创伤引起，后期可因术后被动活动髋膝关节使得部分挛缩的肌肉被伸展而出现疼痛，也可能因焦虑所致肌紧张和疼痛加剧；另外，局部肿胀、压迫、感染和血栓性静脉炎的发生也会引起疼痛。

2. 关节挛缩

多为屈曲挛缩，常因体位不当或未行早期关节活动使得关节不能有效伸展、长期处于屈曲状态所致，特别是术前已有关节挛缩者术后更易发生。

3. 感染

发生率为3%～5%，发生感染的原因可能有以下几点：①血源性感染；②术中污染；③术后伤口引流管引流不畅，治疗护理时未严格按照无菌操作原则；④伤口脂肪液化；⑤手术或麻醉可对人体免疫系统产生不良影响等。

4. 神经损伤

THA 术后患者神经损伤的发生率为0.08%～3.7%，表现为患肢感觉运动障碍、膝及足背伸展无力。TKA 术后患者腓总神经损伤发生率为0.3%～0.4%，表现为小腿后外侧麻木，足趾背伸肌力下降。

5. 深静脉血检形成（deep venous thrombus，DVT）

由于术中出血、血液成分的改变，术后卧床制动等因素存在，易导致术后深静脉血栓容易形成。

6. 焦虑与恐惧

一方面，由于长期关节功能障碍以及疼痛的折磨，患者日常生活不能自理，导致患者的心理失衡；另一方面，相当一部分患者对手术的期望值很高，但又担心手术效果不理想以及术后可能出现的并发症，从而产生心理上的障碍，如焦虑、恐惧等。

7. 日常生活活动能力受限

疼痛、关节活动度减小等将限制患者步行、上下楼梯、个人卫生、穿脱裤鞋袜等活动能力。

三、康复护理评估

关节置换术后的康复护理评估主要包括疼痛、关节活动度、关节周围肌肉肌力、日常生活活动能力、焦虑和抑郁、生活质量等方面，可各自应用相关量表进行评估。对关节康复功能的评估可采用 Harris 髋关节评分法、膝关节置换术评分法进行评定。

四、康复护理原则与目标

1. 康复护理原则

遵循个体化、渐进性、全面性三大原则。

(1)个体化　关节置换术后康复是很复杂的问题,除需考虑到本身疾病外,还应了解其手术方式、患者的精神状态以及对康复治疗的配合程度等因素,制定个体化的康复护理方案。

(2)渐进性　术后康复训练的手段需根据患者的恢复情况逐渐增加,不同的阶段采取相应的康复护理技术,切忌操之过急。

(3)全面性　康复护理需从术前开始即介入,且需定期进行康复护理评估,了解患者的功能进展情况。

2. 康复护理目标

(1)短期目标　减轻疼痛,恢复患者体力,增强关节周围肌肉的肌力,增加关节活动度,改善关节稳定性。

(2)长期目标　改善平衡协调能力恢复日常活动能力,避免非生理活动模式及疲劳损伤,保护人工关节,延长其使用期。

五、康复护理措施

(一)THA 康复护理措施

1. 术前阶段

内容包括:解释说明住院期间康复治疗的目标;教会患者一套基本的下肢训练程序,如踝泵、股四头肌及臀肌等长练习、仰卧位髋关节屈曲至 45°角、髋关节内旋至中立位;重申髋部禁忌动作、示范利用辅助装置在平地和台阶上进行转移及步行训练;术前 1 周停止吸烟,并学会深呼吸及腹式呼吸运动。

2. 术后第一阶段急性治疗期(第 1 ~4 天)

(1)术后病情观察　除生命体征外,还包括伤口渗血及负压引流情况,引流是否通畅,引流液的量和性质;患肢肿胀程度及肢体远端肤色,了解是否有末梢循环障碍等。正常每天术后伤口引流量为 50 ~400 mL,色淡红,若每天引流量>400 mL,色鲜红,需告知医生给予及时处理,若术后 24 ~72 h 引流量≤50 mL,可考虑拔出引流管。

(2)术后搬动　在护理操作、协助排尿排便时,要小心抬臀,托住髋部,防止假体脱位和伤口出血。术后给予平卧位,并于两腿间置楔型枕以保持患髋外展 15° ~30°。若患者不能自行保持髋中立位,可穿防旋鞋。

(3)术后康复　开始于术后第 1 天,先从仰卧位练习开始,包括踝泵、股四头肌及臀肌等长收缩、足跟滑动使髋屈曲至 45°角、髋关节内旋至中立位。然后逐步过渡到坐位膝关节伸直及髓关节屈曲练习,同时注意髋部禁忌动作,并应告知患者一次坐位时间不得超过 1 h,以免引起髋部不适及僵硬。若患者条件允许,再过渡到站立训练,包括站立位髋关节后伸、外展及膝关节屈曲练习。

(4)忠肢负重的时机　骨水泥固定型患者术后即可早期负重,而使用非骨水泥固定患者传统观念认为患肢需在6周后才能全负重。但随着假体生物材料及设计的不断完善,目前很多学者认为使用非骨水泥固定型患者可与使用骨水泥固定型患者一样在术后即可早期进行负重训练,这需由手术医生依据术中所采用的固定方式具体决定。无论是骨水泥固定型还是非骨水泥固定型,如果同时行转子间截骨术,患者术后负重需严格控制在足尖接触负重或只负重体重的20% ~30%。

3.术后第二阶段早期柔韧性及肌力强化训练(第2~8周)

除继续第一阶段练习外,需加强股四头肌、腓肠肌、腘绳肌等肌群的牵张练习,如俯卧位膝关节屈曲,可增加髋部屈肌及股四头肌长度。

步行训练是这一阶段的重要内容,消除代偿性步态,提高步幅、步速及步行距离。针对肌力缺乏的肌群进行肌力训练,有助于改善步态,其中臀中肌及伸髋肌肌力训练尤为重要。提重练习必须加强,这有助于增强腓肠肌肌力,便于足趾离地。患者一旦获得了正常步态,下肢站立位肌力训练(如髋关节外展、后伸练习)即可过渡到健侧肢体以加强肌力及平衡性。

若患者能在无辅助装置下离床走动,可开始进行向前上台阶练习,当患者能够无痛越过台阶,并保持一定的对线性及控制力,台阶的高度可从10 cm开始逐步提高至20 cm。同时还可进行重力转移训练,由双侧重力转移过渡到单侧重力转移、由矢状面不稳定平面过渡到冠状面,以训练患者的平衡能力。当患者获得了一定的动态稳定性后还可运用平衡系统训练仪进一步提高患者的平衡性。

4.术后第三阶段后期强化训练(第8~14周)

这一阶段可利用器械进行髋部伸肌、外展肌和屈肌渐进性抗阻练习。向前上台阶练习继续进行,当下肢肌力足以越过20 cm高的台阶并保持一定的控制力时,则可从10 cm的高度开始下台阶练习。

本体感觉及平衡训练仍是这一阶段的重点。无上肢支撑下的站立练习、由稳定过渡到不稳定平面的训练、由睁眼站立过渡到闭眼单腿站立训练均可进行。

(二)TKA康复护理措施

TKA术后康复护理目标是:减轻或消除患者的焦虑,减轻疼痛,增加关节活动度,改善步态,提高平衡能力和日常生活活动能力。其康复同样分为四个阶段。

1.术前阶段

术前给予患者宣教,内容包括手术方式、术后总体康复目标、总体康复训练计划、熟悉持续被动活动(CPM)机的使用、早期练习方案以及助行器的使用,以期消除患者的心理负担,使患者有接受术后严格康复训练的思想准备,从而取得患者的配合,有利于术后康复疗效、患者满意和手术成功。

2.术后第一阶段急性期(第1~5天)

本阶段主要是控制疼痛、肿胀、预防感染及血栓形成。争取达到无辅助转移,利用适当器械在平地行走,膝主动屈曲≥80°,伸直≤10°。

术后病情观察的内容与人工髋关节置换术后大致相同。术后给予平卧位，患肢抬高至略高于右心房水平，患肢用弹力长袜。

术后当日即开始进行股四头肌、臀肌、腘绳肌等长练习，踝与足趾关节的主动屈伸活动。

术后2～3 d，可逐步加强治疗性练习，包括卧位、坐位、站立位之间的转换训练，主动屈伸髋、膝关节训练，直腿抬高练习，坐位主动伸膝、被动屈膝练习，以及髌骨的主动和被动活动。

3. 术后第二阶段（第2～8周）

本阶段重点尽量恢复关节活动度，主动辅助屈膝≥105°，主动辅助伸膝＝0°。在此阶段还需减轻患肢水肿、改善下肢力量、减轻步态和平衡障碍、增强独立进行各种日常生活活动能力。

膝关节主动、被动屈伸运动结合髌骨关节的活动技术能防止关节纤维粘连，使关节屈伸活动范围最大化。治疗师将髌骨在伸膝位沿纵轴方向由近端轻柔推向远端，然后患者主动收缩股四头肌，使髌骨移向近端，能促进髌骨在股骨上的活动，这对恢复膝关节的屈伸是非常必要的。水肿、软组织粘连、疼痛和股四头肌力量减弱等使得膝关节活动度的改善显得非常困难，若关节活动度改善缓慢则需寻找原因，做相应处理，必要时可在麻醉下进行手法松解。

髋膝关节周围肌肉力量练习可采取多平面开展直腿抬高练习，当力量和对疼痛的耐受允许做对称性负重时，可进行患肢单腿站立和双膝半蹲等闭链运动。当股四头肌力量提高且膝关节活动度超过83°时可进行上下台阶训练（起始5 cm后增至10 cm）。电刺激和生物反馈治疗能有助于股四头肌肌力改善。

为恢复正常步态及独立进行日常生活活动，需改善平衡能力，重新建立神经肌肉和本体感觉的控制。利用平衡训练仪或单平面平衡训练板，先行双侧静态平衡训练，逐步过渡到单侧静态平衡和双侧动态平衡训练。

4. 术后第三阶段（第9～16周）

本阶段重点是最大限度地恢复关节活动度，使患者能完成更高级的功能活动，如上下更高的台阶和正常完成日常生活活动。膝关节至少需要屈曲117°才能下蹲举起物品，因此这被定为本阶段康复目标。关节活动度训练除上述的膝关节主动屈伸练习和髌骨滑动技术外，还可进行股四头肌牵拉练习和腘绳肌牵拉练习。

六、康复护理指导

1. THA术后康复护理指导

（1）禁忌动作　应告知患者术后8周内不能做的动作：髋关节屈曲超过90°、髋关节内收超过中线、髋关节内旋超过中立位（图7-11）。这些动作均易引起假体脱位。术后8周，经手术医生随访评估后，可逐步解除这些禁忌。

（2）离床训练　早期离床训练中，对单侧THA患者，指导其从患侧离床，同时避免髋部禁忌动作，这有助于维持患肢外展位，避免内收内旋。对双侧同时行THA患者，可从人一侧离床，但应避免双下肢交叉或沿床边转动时内旋下肢。

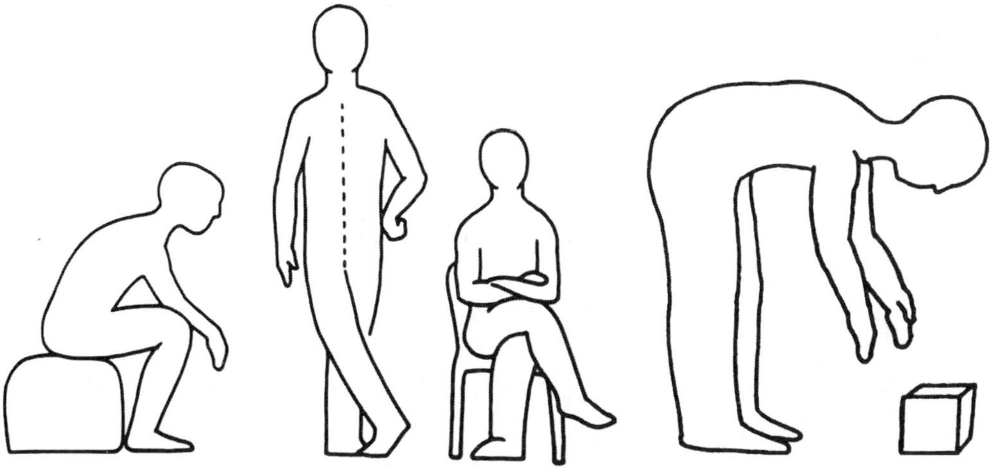

图 7-11　THA 术后禁忌动作

(3)循序渐进　肌力训练、关节活动度训练、平衡训练、患肢负重练习均需遵循循序渐进原则。

(4)预防下肢水肿　活动量的增加可引起下肢水肿,加压弹力袜可最大限度地减轻下肢水肿并预防 DVT 的发生。

(5)脱拐　何时由助行器过渡到双拐,到单拐或手杖,甚至脱拐均需根据患者的耐受程度及手术医生和康复医生随访评估后决定。

(6)下肢不等长感　患者自感双下肢不等长十分常见。术前肌肉短缩和关节高度丧失以及术后肿胀,均会影响患者术后对患肢的感受,一般术后 12 周将逐渐消退。

(7)驾车　对于左侧 THA 患者,停用麻醉药品后即可恢复驾驶自动挡汽车,但有研究表明,术后至少 6 周内驾车反应能力均存在不同程度的损害,故建议患者在解除了髋部禁忌动作后再开始驾车。

(8)文体活动　可允许患者恢复部分体育和娱乐活动,但不鼓励 THA 患者恢复高冲击性的运动项目如单打网球、跑步等。

(9)家居活动　THA 术后患者需进行必要的家居改造,预防跌倒,减少假体脱位和骨折的风险。

2. TKA 术后康复护理指导

(1)负重训练　何时患肢负重及负重的程度需根据患者的身体反应和主观耐受程度而定,如负重后是否膝关节肿胀,积液或疼痛加重等。

(2)站立与行走　站立、行走时间过长、行走距离和频率增加过快均可引起患肢过度水肿和疼痛,不利于患者功能恢复。

(3)上下楼梯训练　上楼梯动作次序是健侧腿先上,患侧腿后上,最后跟上手杖;下楼梯动作次序是手杖先下,体重移于健侧,然后下患侧腿,最后下健侧腿。

(4)适宜运动　可建议患者骑固定式自行车及水中运动,这些运动可减轻运动中患膝的负荷,减少因运动而引起的关节肿胀和疼痛。

(5)体育活动　根据医生的评估和患者的能力,患者可重返工作和体育运动,但不建议进行高强度的运动。

(河南医学高等专科学校　杨亚平)

第七节　截　肢

【引导案例】

患者,男,34 岁,工作时不慎将右上肢卷入造纸机,导致右前臂粉碎性骨折,肌肉、血管、神经等组织严重损伤,无法修复。

请问:现场急救应如何处理? 术后对其进行的康复处理措施有哪些?

一、概述

截肢(amputation)是指通过手术将失去生存能力、没有生理功能、威胁人体生命的部分或全部肢体切除,包括截骨(将肢体截除)和关节离断(从关节处分离)两种。造成截肢的原因主要有严重的创伤、肿瘤、周围血管疾患和感染等。

二、主要功能障碍

1. 残端出血和血肿

术中止血不彻底、组织处理不当、血管结扎线脱落等均可造成残端大出血或血肿。

2. 残端感染

多见于开放性损伤、糖尿病患者,术后伤口延迟愈合或手术过程中发生污染以及佩带假肢后残端皮肤没及时清洁等也可引起残端感染。

3. 残端窦道和溃疡

残端血液循环不佳、佩带假肢时局部受压过久或压力过大、伤口愈合不良、局部瘢痕组织过多、伤口局部残留异物等是造成残端窦道和溃疡的主要原因。

4. 残端骨突出、外形不良

多由于术中骨残端处理不当所致。

5. 残肢关节挛缩主要原因

术后残肢长期处于不合适的体位、忽视了进行残留关节的功能训练、术后残肢关节没有合理固定、术后疼痛、瘢痕、肌肉痉挛、手术后残肢原动肌和拮抗肌肌力不平衡等。

6. 残肢疼痛

早期可能与局部出血、感染、包扎过紧有关,后期则主要由骨质增生、瘢痕形成、神经残端组织再生形成神经瘤等引起。

7. 幻肢痛和幻肢觉

主观感觉已切除的肢体仍然存在,并有不同程度、不同性质疼痛的幻觉现象,该幻肢发生的疼痛称为幻肢痛。截肢平面愈高,幻肢痛发生率愈高,上肢截肢幻肢痛的发生率比下肢截肢高,6 岁之前的儿童截肢未见术后幻肢痛。

三、康复护理评估

评估是截肢后康复的核心,须贯穿于截肢康复程序的全过程,但在不同的阶段有其各自的重点。

(一)全身状况的评估

首先了解患者的一般情况,如姓名、性别、年龄、身高、体重、职业、截肢的日期、截肢的原因、截肢部位、是否安装假肢及其时间等。

其次评估造成截肢的原发病的状况,如肢体末端血液循环障碍是否仍然存在、肢体肿瘤、感染的情况、若外伤后患者是否伴有其他严重外伤等。

使用假肢的患者行走与正常人相比,需消耗更多的能量,因此要评估患者的心肺功能是否适应佩带假肢;评估神经系统功能,了解患者是否有学习和记忆能力以便学习使用假肢;评估有无足够的视力来看清自己肢体的位置,从而能够正确训练残肢并能正确使用假肢。

(二)残肢的评估

包括残肢外形、皮肤、长度、周径、关节活动度、肌力、疼痛、有无畸形等。

1. 残肢外形

目前提倡以圆柱形残端代替传统的圆锥形残端,使其能与假肢的接受腔全面接触,残端广泛负重。

2. 残肢皮肤检查

皮肤的颜色、亮度、感觉、松紧度、弹性等,观察有无感染、溃疡、窦道、瘢痕、水肿、是否植皮等,这些皮肤情况都影响假肢的佩带。

3. 残肢长度

残肢的长度与假肢的选择、残肢对假肢的控制能力、悬吊能力、稳定性和代偿功能等有直接的影响。上臂残肢长度测量点从腋窝前缘到残肢末端;前臂残肢长度测量点从尺骨鹰嘴沿尺骨到残肢末端;大腿残肢长度测量点从坐骨结节沿大腿后面到残肢末端;小腿残肢长度测量点从膝关节外侧关节间隙到残肢末端。

4. 残肢周径

为了了解残端水肿的情况,判定残肢是否定型以及与接受腔的合适程度,尽量每周测量残肢周径 1 次。残肢周径连续 2 周无变化即可判定为残肢定型,这意味着可穿戴永久性假肢。

5. 关节活动度

上肢包括肩、肘关节,下肢包括髋、膝关节,判定是否有关节挛缩、关节活动度受限。

6. 肌力

包括全身各肌群及患肢的肌力，若主要肌力小于3级，则不适宜安装假肢。

7. 疼痛

对于有幻肢痛或残肢痛者可运用相关量表评估疼痛的程度、性质、诱因等。

8. 残肢的畸形情况

观察残端有无骨突出、外形不良、残留关节有无挛缩畸形、残肢负重力线以及残端与接受腔的匹配情况等。

（三）临时假肢的评估

临时假肢的评估包括临时假肢接受腔适应程度、假肢悬吊情况、假肢对线、穿戴假肢后的残肢情况、佩带假肢后的步态等。

（四）正式假肢的评估

包括假肢佩带后残肢情况及日常生活活动完成能力等。对上肢假肢应观察其协助正常手动作的能力，而对下肢假肢主要评估站立、上下楼梯、平地行走（前进与后退）、手杖或拐杖的使用情况等。

四、康复护理原则与目标

1. 康复护理原则

以尽可能防止和减轻截肢对患者身体健康和心理活动造成的不良影响为原则。

（1）重建或代偿已丧失的功能　截肢后不可避免会影响患者的肢体活动、日常生活活动等能力，尽快重建或代偿已丧失的功能以减轻截肢对生理功能的不良影响。

（2）重视心理康复　心理康复可以减轻截肢对患者心理活动的不良影响，在康复护理中应重视。

2. 康复护理目标

（1）短期目标　穿戴假肢前，需改善残肢关节活动度、增强残肢肌力，增强残端皮肤弹性和耐磨性，消除残端肿胀，增强全身体能，增强健侧肢体和躯干的肌力；穿戴临时假肢后，需掌握穿戴假肢的正确方法，假肢侧单腿站立，不使用辅助具独立行走，能上下台阶、左右转身。

（2）长期目标　穿戴正式假肢提高步行能力，减少异常步态，日常生活活动自理，提高对突然的意外做出反应的能力，跌到后能站立。

五、康复护理措施

截肢康复护理是指从截肢手术前到术后处理、假肢的安装和使用，最终重返社会全过程的康复训练与护理。

（一）心理护理

截肢使患者失去了身体的完整性，导致外形和功能的损害，造成了终身的残疾，患者的心理创伤是巨大的,对家属及其家庭造成的影响也是深远的。截肢初期,帮助患者走出沮丧和痛苦,甚至自杀的念头,防止自杀的行为。后期帮助其走出在家庭、婚姻、生活和工作方面的焦虑和困扰。

(二)术前护理

1. 术前心理准备

介绍手术方法及术后可能产生的后果,共同讨论手术前后需进行的功能训练以及假肢的安装,取得患者的理解和合作。

2. 术前皮肤准备

对于有开放性损伤伤口、窦道、感染病灶者应加强换药,以防止术后残肢感染。对皮肤进行适当的牵伸,以增加术后残端皮肤的耐磨性,从而适应假肢的穿戴。

3. 术前患肢训练

对下肢截肢者,如全身状态允许,要进行单足站立持拐训练,以便术后早日进行康复训练。为更好地使用拐杖,可进行俯卧撑、健肢肌力训练,使上下肢有足够的肌力,同时教会患者持拐行走的技术。对于上肢截肢者,如截肢侧为利手,则需进行“利手交换训练”,将利手改变到对侧。

4. 治疗原发病及并发症

对于外伤等患者,需注意有无休克、出血、感染、循环血量不足等,以维持生命体征的稳定。对血管闭塞性疾病患者需积极进行治疗,以避免术后残肢再次发生缺血坏死。

(三)装配假肢前期的康复护理

装配假肢前期是指从截肢术后到患者接受永久性假肢这段时间,是患者的情感和身体愈合的准备期。通过训练,促进残肢定型,增强肌力,防止肌肉萎缩、关节僵直和畸形,改善关节活动度,为装配假肢后更好地发挥代偿功能做准备。

1. 保持合理的残肢体位

由于残端肌肉力量不平衡,患者往往不自觉地采取不良体位,很容易导致关节屈曲位挛缩。同时由于肢体失平衡,往往会引起骨盆倾斜和脊柱侧弯。这些变形一经固定,将对其假肢的设计、安装以及步态、步行能力带来严重影响。因此,早期保持患肢的功能位,避免容易出现的错误体位是非常重要的。

2. 术后即装临时假肢

在截肢 1 周后,即开始安装临时假肢,这对残肢定型、早期离床功能训练、减少幻肢痛,防止肌肉萎缩和关节挛缩等有积极作用。

3. 残肢的皱缩和定型

为了改善远端的静脉回流,减轻肿胀及皱缩的软组织,拆除缝合线后即用弹力绷带包扎,预防和减少过多的脂肪组织,促进残肢成熟定型。

4. 残肢训练

包括关节活动度训练和增强肌力训练两方面。遵循尽早进行、循序渐进的原则。

5. 残端卫生与脱敏

残端皮肤应经常保持清洁和干燥，预防水疱，防止感染。通过残端在不同的表面负重和按摩、拍打等方法消除残端痛觉过敏，为安装假肢的接受腔做准备。

6. 平衡训练

对于下肢截肢者，需进行坐位平衡、跪位平衡、佩带假肢后站立位平衡训练。

7. 日常生活活动能力训练

根据单侧利手截肢、单侧非利手截肢、双上肢截肢、下肢截肢的不同特点选择不同的作业治疗方法。

(四)假肢佩带后的康复护理

1. 穿脱假肢的训练

不同部位的假肢以及不同类型的假肢有各自的基本操作技术，在此不做详述。

2. 使用假肢的训练

上肢假肢所需要的最基本的训练是假手在身体各部位的开闭动作，熟练掌握后开始进行日常生活活动能力训练和利手交换的训练。下肢假肢的训练强调对各种异常步态的矫正。

3. 站立位平衡训练

佩带假肢后，让患者站立在平衡杠内，手扶双杠，反复练习重心转移，体会假肢承重的感觉和利用假肢支撑体重的控制方法。然后练习离开平衡杠后患肢单腿负重平衡练习。

4. 步行训练

首先可在平衡杠内进行，后逐步进行使用助行器、双拐、单拐、双手杖、单杖步行训练，最终脱离拐杖。

(五)幻肢痛的康复护理

目前尚没有通用的、非常有效的治疗方法。①手术前做好宣传解释工作，使患者建立充分的思想准备。②心理治疗是预防幻肢痛的有效方法，可进行心理支持技术、放松技术、催眠术等。③对疼痛病史较长者，可采用经皮神经电刺激、超声波、热敷、离子导入、蜡疗等物理因子治疗。④对顽固性疼痛，可行神经阻滞治疗、神经毁损手术治疗。⑤早期装配假肢，对残肢间隙性加压刺激，患肢和健肢同时尽力做双侧操练能缓解症状。

(六)佩带假肢后的残端护理

每次佩带残肢训练尽量不超过 1 h，训练后脱下假肢，需注意观察残端情况，有无皮肤磨损、颜色的变化、感觉的改变等。训练后需做好患肢的卫生清洁工作，保持残端干燥、清洁。

六、康复护理指导

1. 保持适当体重

现代假肢的接受腔形状、容量十分精确，体重每增减 3 kg 就会引起接受腔的过紧或过松，所以需保持适当的体重。

2. 需持续进行肌肉力量训练

残留肌肉力量训练可防止肌肉萎缩，避免残端周径变小而导致的残端与接受腔不匹配，同时残肢肌肉力量的增强，也使得残肢的操控更准确、灵便。

3. 防止残肢肿胀和脂肪沉积

脱掉假肢后，残肢就应用弹力绷带包扎，防止残肢肿胀、脂肪沉积，促进残端定型。

4. 保持残肢皮肤清洁

防止残肢皮肤发生红肿、溃疡、毛囊炎、皮炎、过敏等。

5. 假肢需定期保养

脱下假肢后需注意观察接受腔的完整性，有无破损和裂缝，以免皮肤损伤。同时定期保养假肢包括连接部件和外装饰套等。

6. 注意安全

合理安排训练和休息的时间，既要积极投入到康复训练中去，又要不急于求成，循序渐进，训练中避免跌倒等意外事件的发生。

（河南医学高等专科学校　杨亚平）

小 结

- 骨骼肌肉常见疾病患者的康复护理
  - 颈椎病
    - 概述
    - 主要功能障碍
      - 软组织型颈椎病
      - 神经根型颈椎病
      - 脊髓型颈椎病
      - 交感型颈椎病
      - 椎动型颈椎病
    - 康复护理评估
    - 康复护理原则与目标
    - 康复护理措施
    - 康复护理指导
  - 肩周炎
    - 概述
    - 主要功能障碍
      - 关节疼痛
      - 关节活动障碍
    - 康复护理评估
    - 康复护理原则与目标
    - 康复护理措施
    - 康复护理指导
  - 腰椎间盘突出症
    - 概述
    - 主要功能障碍
      - 疼痛
      - 神经功能障碍
      - 日常生活活动障碍
      - 腰部活动障碍
      - 步态和姿势异常
      - 心理障碍
    - 康复护理评估
    - 康复护理原则与目标
    - 康复护理措施
    - 康复护理指导
  - 截肢
  - 骨折
  - 人工关节置换术
  - 手外伤

练习题

一、名词解释

1. 颈椎病　2. 肩周炎　3. 腰椎间盘突出

二、选择题

1. 踝部骨折患者应避免　（　　）

A. 足内翻　　B. 足外翻

C. 足趾屈　　D. 足背伸

E. 足内弯

2. 下列哪项不是骨折后制动引起的功能障碍　(　　)

A. 肌肉萎缩　B. 肢体肿胀
C. 关节粘连　D. 骨质疏松
E. 肌力下降

3. 手的运动功能评定不包括　(　　)

A. 手的感觉　B. 手的肌力
C. 关节活动度　D. 手的灵巧性
E. 手的握力

4. THA 术后为防止髋关节脱位,在日常生活中应避免　(　　)

A. 盘腿坐位　B. 跷二郎腿
C. 坐矮凳　D. 坐高凳
E. 术后 6 ~ 8 周内性生活

5. THA 术后保持病侧正确的体位是　(　　)

A. 外展外旋位　B. 外展中立位
C. 内展中立位　D. 外展内旋位
E. 内展内旋位

6. 截肢后病人出院要保持适当的体重,体重增减应控制在　(　　)

A. $\geqslant 3$ kg　B. >3 kg
C. <3 kg　D. $\leqslant 3$ kg
E. <2 kg

7. 下列哪项不是截肢前的康复护理措施　(　　)

A. 心理疏导　B. 下肢截肢者训练拐杖使用
C. 上肢截肢者进行利手交换训练　D. 弹力绷带包扎塑形
E. 肌力训练

8. 腰椎间盘突出好发部位以(　　)发病率最高。

A. L_1,L_2　B. L_5 ~ S_1
C. L_4 ~ L_5,S_1　D. L_1 ~ L_3
E. L_3 ~ L_5

9. 一位女性肩周炎患者,在不同时期对其康复护理措施不同,以下错误的是　(　　)

A. 急性期:消炎止痛、缓解肌肉痉挛、改善血液循环
B. 粘连期:防止肌肉萎缩、肌力减退、松解关节粘连
C. 缓解期:恢复关节功能、继续运动疗法
D. 各期均可配合物理治疗
E. 恢复期:防止患肩过多活动、改善血液循环

10. 颈椎病最常见的类型是　(　　)

A. 神经根型　B. 脊髓型
C. 交感神经型　D. 椎动脉型
E. 软组织型

11. 脊髓型颈椎病慎用 ( )

A. 超短波治疗
B. 超声治疗
C. 药物离子导入
D. 颈椎牵引
E. 红外线治疗

三、简答题

1. 患者,女,65 岁,因摔倒后右肩痛 1 d 入院。病人因路滑不慎摔倒,右肩着地后出现右肩疼痛,就诊我院急诊,X 射线片显示右肱骨外科颈骨折,入院当日即行切开复位内固定术,术后病人生命体征稳定,拟行康复治疗。

请问:

(1)该患者可能出现哪些功能障碍?

(2)对该患者康复护理的原则是什么?

2. 患者,男,37 岁,在工厂里不慎将左手掌切割伤 2 h,检查:示指可主动屈伸,固定示指中指,远侧指间关节无关节运动。诊断:示指指深屈肌腱断裂。

请分析:

(1)肌腱修复术后的康复护理措施是什么?

(2)如何对病人进行康复护理指导?

3. 患者,男,35 岁,因车祸后右小腿碾压伤 1 d 收住入院,入院后经各项辅 助检查发现小腿部软组织损伤严重,胫腓骨粉碎性骨折,难以保留肢体,经与病人家属谈话后决定行右膝下截肢术。

请问:

(1)截肢后可能会有哪些功能障碍?

(2)佩带假肢前期的康复护理措施有哪些?

(河南医学高等专科学校 范成香 杨亚平)

第八章

常见心肺疾病的康复护理

学习目标

【知识目标】

1. 了解常见心肺疾病的主要功能障碍。
2. 熟悉常见心肺疾病的发病机制,常见心肺疾病康复护理评估。
3. 掌握常见心肺疾病的康复护理措施。

【能力目标】

学会常见心肺疾病患者的康复护理评估,学会常见心肺疾病患者的康复护理措施。

【素质目标】

1. 通过所学的常见心肺疾病的发病机制及评估,使学生能够对常见心肺疾病患者产生共情。
2. 运用所学知识,能够有效改善常见心肺疾病患者病情,促进康复。

第一节　慢性阻塞性肺疾病

【引导案例】

李某,男,65 岁。胸部 X 射线检查显示双肺纹理增粗、紊乱。吸烟 30 余年,每天 1 ~ 2 包。间断咳嗽、咳痰 10 年左右,口唇发绀,桶状胸,双肺闻及哮鸣音及湿啰音。

请问:

1. 李某所患何种疾病?
2. 如何进行康复护理评估?
3. 对患者李某采用怎样的康复护理措施?

一、概述

(一)概念

慢性阻塞性肺疾病(chronic obstructive pulmonary disease,COPD),简称慢阻肺。是一种以气流受阻为特征的破坏性的肺部疾病,气流受限不完全可逆,呈进行性发展。以气道阻塞为其特征,活动后出现呼吸困难的临床综合征。包括慢性支气管哮喘、慢性支气管炎、阻塞性肺气肿。临床常表现为胸闷、气急、咳嗽、咳痰、进行性呼吸困难等症状,甚至呼吸衰竭、慢性肺源性心脏病。慢性支气管炎(chronic bronchitis)和阻塞性肺气肿(obstructive pulmonary emphysema)是 COPD 最常见的疾病。

慢性支气管炎是指气管、支气管黏膜及其周围组织的慢性非特异性炎症。以咳痰、咳嗽或(和)喘息及反复发作的慢性过程为特征。可并发慢性阻塞性肺气肿、肺源性心脏病,甚至导致呼吸或(和)心力衰竭。

慢性阻塞性肺气肿,简称肺气肿,是由于感染、吸烟、大气污染等因素刺激,导致终末细支气管远端(呼吸细支气管、肺泡管、肺泡、肺泡囊)的气道弹性减退,过度充气、膨胀和肺容积增大,并伴有气道壁的破坏。进行性呼吸困难是困扰肺气肿患者生存质量的主要问题。

COPD 的病理改变主要为慢性支气管炎、肺气肿的病理变化。各级支气管壁均有多种炎症细胞,其中以淋巴细胞、中性粒细胞为主。炎症导致气管壁的损伤、修复过程的不断循环,使气管结构重塑、胶原含量增加及瘢痕形成,进而管腔狭窄。此病理改变是 COPD 气流受阻的主要病理基础之一。肺气肿的病理改变可见肺过度膨胀、弹性减退。镜下可见终末细支气管以及远端肺组织(包括细支气管、肺泡囊、肺泡、肺泡管等)扩张,从而使肺泡壁变薄,肺泡间隔变窄或断裂,肺泡孔扩大,扩张破裂的肺泡相互融合形成较大的囊腔,肺毛细血管明显减少。气流受阻和气道阻塞是 COPD 最重要的病理生理改变,导致阻塞性通气功能障碍。

临床上 COPD 按病程分为:①急性加重期,咳嗽、咳痰、气短,痰量增多,呈脓性或黏性脓液,可伴发热等症状加重的表现。②稳定期,指患者咳嗽、咳痰、气短等症状稳定或症状轻微的表现。

(二)病因及流行病学

COPD 是呼吸系统的常见病和多发病,与有害气体及有害颗粒的异常炎症反应有关,患病率、病死率很高。大气污染、吸烟、病毒感染、遗传等是其主要原因。在我国 COPD 的死亡率有逐年增加的趋势。长期缺氧、呼吸不畅严重影响患者的日常生活及工作,甚至会出现抑郁、焦虑等心理问题,给患者及家人带来极大的痛苦,同时也给家庭带来严重的经济负担。

COPD 的病因还不确切,但与慢性支气管炎、阻塞性肺气肿发生有关的因素均可能参与了 COPD 的发病过程。大致可以分为外因(环境因素)与内因(个体易患因素)两类。吸烟是目前公认的 COPD 已知危险因素中最重要的一种。因此烟龄越大,吸烟量越大,

COPD的患病率越高。呼吸道感染是导致COPD急性发作的一个重要因素。吸入化学物质、职业粉尘可促进COPD疾病的发生发展。社会经济地位、营养状况、居室大小与COPD疾病的发展之间具有负相关关系。研究结果显示，COPD易患性与基因有关，而且涉及多个基因，即与遗传有关。气道高反应者，COPD的发病率明显增高。肺生长发育不良者在成人后也易患COPD。近年来的大气污染也会增加COPD的发病率。

2007年发表的COPD流行病学调查显示，中国40岁以上的人群中慢阻肺的患病率为8.2%，73%的慢阻肺患者日常生活（如穿衣、洗衣、做家务、上楼梯等）存在困难，已严重影响患者的生活质量。

二、主要功能障碍

1. 病理式呼吸模式

慢性阻塞性肺气肿的患者，肺组织弹性逐渐减退，平静呼吸过程中膈肌的上下移动减弱，导致最大通气量降低，生理无效腔气量增大。肺泡通气不良，不能参与气体交换及肺泡毛细血管大量丧失，弥散面积减少，影响气体交换。患者膈肌活动受限，在安静状态下也用肋间肌进行呼吸，甚至用辅助呼吸肌，如以胸式呼吸代替。最终形成病理式呼吸模式。这种病理性呼吸模式使正常的腹式呼吸模式无法建立，进一步限制了有效呼吸。

2. 活动能力减退

病理式呼吸模式中，许多不该参与呼吸运动的肌群参与了呼吸运动，气短、气急使患者精神和颈背部肌肉紧张，能量消耗增加。患者因心理因素紧张惧怕出现劳力性呼吸困难，从而限制自己的活动，甚至长期卧床，致使日常活动和社会工作能力下降。

3. 呼吸肌无力

患者呼吸困难，病理性呼吸模式的产生，有效呼吸减少，影响了胸大肌、膈肌、肋间肌等的活动，辅助呼吸肌过度疲劳导致呼吸肌无力。

4. 有效通气量降低

肺气肿使肺组织弹性回缩力减低，呼气时将肺内气体驱赶到肺外的动力减低，气流速度减慢，同时肺组织弹性回缩力减低后，失去了对小气道的牵拉作用，呼气末残留在肺部的气体增加，造成肺气体交换障碍，表现为咳嗽、咳痰伴劳累性气短、气促等，影响了气体交换功能；由于支气管炎症、水肿、痉挛、分泌物增多等反复发生，管壁增厚，管腔狭窄，引流不畅，加重了换气功能障碍；不少慢性支气管炎患者年龄偏大，肋软骨有不同程度的钙化，胸廓的活动受限。以上均可导致有效通气量下降。

5. 心理障碍

患者病程较长，机体供氧不足，易致气短、乏力、精神紧张，影响其睡眠、休息等。反而增加了患者能量消耗，形成了恶性循环，患者常常伴有精神负担、心理压力，产生抑郁、焦虑、紧张、烦躁等心理问题。

6. 日常生活能力障碍

患者缺氧、呼吸困难、心理压力等因素的发生，致使其长期卧床，丧失了日常活动、工作的能力。

三、康复护理评估

(一)病史、体征、体格检查

1. 病史

患者多有长期、大量吸烟或长期在有害环境的工作史。

2. 临床表现

慢性咳嗽、咳痰,劳力性气急、呼吸困难。部分患者可有胸闷、食欲减退、体重下降、精神焦虑、抑郁等症状。

3. 体格检查

早期体征不明显,病情加重时呼吸浅快。视诊有桶状胸(胸廓前后径增大,剑突下胸骨下角增宽),严重者可有缩唇呼吸等;触诊语音震颤减弱;叩诊过清音、心浊音界缩小、肝肺界下降;听诊呼吸音减弱、两肺散在干啰音或(和)湿啰音、呼吸延长、心音遥远。

4. 实验室检查

并发感染时痰涂片可见大量中性粒细胞、痰培养可检出病原菌。COPD 患者是否发生低氧血症、高碳酸血症、酸碱平衡失调以及呼吸衰竭可通过血气分析进行判断。

(二)影像学检查

胸部 X 射线检查早期可无变化,以后肋间隙增宽,肺纹理增多,肺透明度增强,膈肌下降,膈穹窿扁平,心脏垂直位、狭长,肺动脉增宽,心脏常扩大。肺纹理外带纤细、稀疏、变直。X 射线胸片改变对 COPD 诊断特异性不高,主要作为确定肺部并发症及与其他肺疾病鉴别之用。高分辨 CT,对 COPD 的鉴别诊断也有一定意义。

心电图通常并无特异性,若合并有肺心病时,常可出现心电轴右偏,P 波高尖,右心室肥厚等变化。

(三)运动能力评估

目的是评估患者运动能力的大小,并为患者制定适宜、安全、个体化的运动治疗方案。通过运动功能试验可获得最大耗氧量、定量运动耗氧量等资料。主要的测定方法有以下几种。

1. 运动负荷试验

让患者在运动仪(活动平板、功率车)上进行运动,运动量按一定程序递增的运动,通过心电图仪和血气分析仪,对运动中的心肺功能和体力情况进行动态分析。平板或功率车运动试验也称为渐进运动试验(incremental exercise testing)。常用的指标有:最大吸氧量(VO_2max)、最大代谢当量(METs)值、最大心率、运动时间等相关量化指标来评估患者心肺功能。50% ~85% VO_2max 是增加有氧能力取得运动效果的最合适范围。

代谢当量判断体力活动能力和预后,关键的最高 METs 值为:

<5METs:65 岁以下的患者预后不良。

5METs:日常活动受限,相当于急性心肌梗死恢复期的功能储备。

10METs：正常健康水平，药物治疗预后与其他手术或介入治疗效果相当。

13METs：即使运动试验异常，预后仍然良好。

18METs：有氧运动员水平。

22METs：高水平运动员。

代谢当量："梅脱"（metabolic equivalents，METs），是运动中氧耗量和安静时氧耗量之比，指每千克体重，从事 1 min 活动，消耗 3.5 mL 的氧。即 1MET = 3.5 mLO_2/(kg·min)，其活动强度称为 1 MET，相当于健康成年人安静坐位时的代谢水平。所以它是以安静、坐位时的能量消耗为基础，表达各种活动时相对能量代谢水平的常用指标。世界卫生组织曾对各种日常的家务劳动、生活自理活动、职业活动、娱乐活动等进行能量消耗测定，取得平均值。

2. 耐力运动试验

为了使康复计划更加有效，应于训练计划开始前和完成时，用一些运动耐力的标准测量进行评估，如在固定自行车上或步行器上，用最大负荷（由开始的渐进练习试验测得）测定耐力，选用的固定负荷为最大负荷的 75% ~85%，并记录其速度和时间。

3. 呼吸肌力测定

呼吸肌是肺通气功能的动力泵，主要由肋间肌、膈肌和腹肌组成。呼吸肌功能评定 3 项指标中最重要的一项是呼吸肌测定，包括最大吸气压（MIP 或 PIMAX）、最大呼气压（MEP 或 PEMAX）以及跨膈压的测定。它反应吸气和呼气期间可产生的最大能力，代表全部吸气和呼气肌肉的最大功能，是咳嗽和排痰能力的一个指标。患者仰卧，在腹部放适当重物，测试腹式呼吸时能抬起的重量。粗略评估膈肌肌力，测口腔内压亦可以判断吸气肌的力量，分级标准见表 8-1。

表 8-1　呼吸肌力分级标准

分级	最大口腔内压	可隆起的重量
Ⅰ重度低下	22.2±8.5 cmH_2O	0 ~ 5 kg
Ⅱ中度低下	40.2±7.7 cmH_2O	5 ~ 10 kg
Ⅲ轻度低下	57.3±14.0 cmH_2O	10 ~ 15 kg
Ⅳ正常	87.4±17.0 cmH_2O	15 kg 以上

4. 步行运动评定

步行 6 min 或 12 min 的距离是呼吸康复中最常用的评定运动功能的方法。要求在规定的时间内尽可能快地行走，记录其所能行走的最长距离来衡量运动能力。这种方法容易掌握，不需要特殊仪器。一般用于体能低下、身体状况差或不具备运动负荷试验条件的患者。试验结束后，记录患者行走总距离，以及暂停和吸氧的次数及时间，以判断其运动能力及运动中发生低氧血症的可能性。

(四)COPD严重程度评估

(1)自觉气短、气急分级法见表8-2。

表8-2 根据呼吸短促程度

分级	表现
1级	无气短、气急
2级	稍感气短、气急
3级	轻度气短、气急
4级	明显气短、气急
5级	严重气短、气急,不能耐受

(2)根据呼吸功能改善或恶化程度可以用以下分值半定量化(图8-1)。

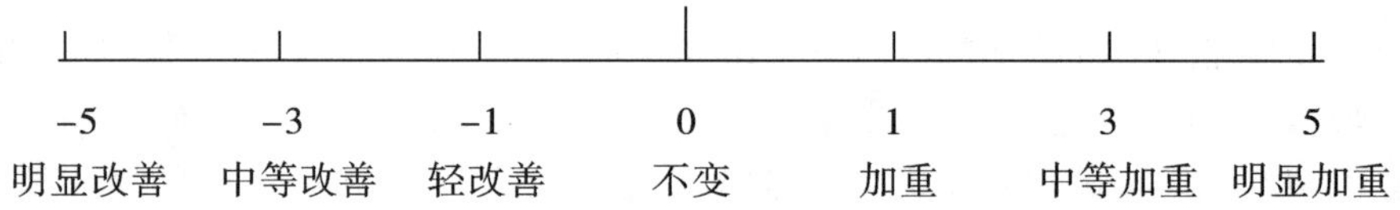

图8-1 呼吸功能改善或恶化程度

(3)根据美国医学会《永久损伤评定指南》(GEPI)见表8-3。

表8-3 呼吸困难分级

分级	特点
轻度	在平地行走时,步行速度可与同年龄、同体格的健全人相同,但在上缓坡或上楼梯时则落后
中度	与同年龄、同体格的健康人一起在平地走时或爬一段楼梯时有呼吸困难
重度	在平地上按自己的速度行走超过4~5 min后出现呼吸困难,患者稍用力即出现气短,或在休息时也有气短

(4)根据日常生活能力分为0~5级六级,见表8-4。

表 8-4　日常生活能力分级

分级	特点
0 级	虽存在不同程度的肺气肿,但活动如常人,对日常生活无影响,活动时无气短
1 级	一般劳动时出现气短
2 级	平地步行无气短,较快行走、上坡或上下楼梯时气短
3 级	慢走不及百步(米)即有气短
4 级	讲话或穿衣等轻微动作时即有气短
5 级	安静时出现气短、无法平卧

(五)肺功能测试

1. 静态肺容量评定

潮气量(TV)、补吸气量(IRV)、补呼气量(ERV)、深吸气量(IC)、肺活量(VC)、功能残气量(FRC)及残气量(RV)、肺总量(TLC)等。

(1)肺活量　最大吸气后,再做最大呼气所能呼出的气量,相当于潮气量、补吸气量与补呼气量三者之和。

参考值:男性 3 470 mL 左右,女性 2 440 mL 左右。

(2)潮气量　安静呼吸状态下,每次呼出或吸入的气量。潮气量易受体内代谢率、运动、情绪变化的影响而增大或减小。

参考值:男性 500 mL 左右,女性 350 mL 左右。

(3)补吸气量　安静吸气后,再做最大吸气可吸入的气量。可反映呼吸肌肌力和肺、胸弹性。

参考值:男性 2 100 mL 左右,女性 1 550 mL 左右。

(4)补呼气量　安静呼气后,再做最大呼气可呼出的气量。可反映肺、胸弹性和呼吸肌肌力。

参考值:男性 910 mL 左右,女性 560 mL 左右。

(5)深吸气量　做最大吸气时可吸入的最大气量,相当于潮气量与补吸气量之和。可反映呼吸肌肌力及胸腹壁或隔的活动度。

参考值:男性 2 600 mL 左右,女性 1 900 mL 左右。

(6)残气量　最大呼气后残留在肺内仍不能呼出的气量。残气量可随年龄的增加而增加。临床常以残气容积占肺总量的百分比(RV/TIC%)作为判断指标,正常为 20% ~ 30%。高于 35% 为异常,见于肺气肿疾病。

参考值:男性 1 530 mL 左右,女性 1 020 mL 左右。

2. 动态肺容量评定

最大通气量(MVV),用力肺活量(FEV),最大呼气流速-容量曲线等。

(1)最大通气量　限定时间内每分钟内用最大速度和幅度进行呼吸,呼出或吸人的气量。一般以 1 min 来计量。一般是以实测值占预计值的百分比作为判断指标,降低超过20%为异常。

参考值：男性104 L左右，女性82 L左右。

(2)用力肺活量　用力吸气后，再用力最快呼出，至完全呼出，其总的呼出气量即为用力肺活量。以第一秒用力呼气容积(FEV_1)百分比预计值和第一秒用力呼气容积占用力肺活量(FVC)之比(FEV_1/FVC)%两个指标反应肺气道阻力和呼气流速的变化最实用，它与COPD严重程度及预后相关。当COPD发展到有小气道阻塞时，表现为最大呼气流量-容量曲线降低，此指标比FEV_1更为敏感(表8-5)。COPD严重程度评估还需根据患者的临床症状、肺功能异常、是否存在合并症(呼吸衰竭、心力衰竭)等情况来确定。

表8-5　慢性阻塞性肺疾病的临床严重程度分级

分级	肺功能特征
0级：高危	有罹患COPD的危险因素，肺功能在正常范围，有慢性咳嗽、咳痰症状
Ⅰ级：轻度	FEV_1/FVC<70%，FEV_1≥80%预计值，有或无慢性咳嗽、咳痰症状
Ⅱ级：中度	FEV_1/FVC<70%，50%≤FEV_1<80%预计值，有或无慢性咳嗽、咳痰症状
Ⅲ级：重度	FEV_1/FVC<70%，30%≤FEV_1<50%预计值，有或无慢性咳嗽、咳痰症状
Ⅳ级：极重度	FEV_1/FVC<70%，FEV_1<30%预计值，或FEV_1预计值伴有慢性呼吸衰竭

(3)最大呼气流速-容量曲线(流速容量曲线)　用力吸气后，再用力最快呼气，至完全呼尽的过程中，连续监测不同流量下肺容量与相应的压力改变，绘制而得的曲线称为流速-容量曲线。在不同肺容量下，流速、压力的关系存在一些差别。可任意选择肺容量中的某一容量值来确定，在此容量时产生某一流速所需的压力(表8-6)。临床上多用于小气道疾病的检查。

表8-6　COPD肺功能分级参考标准

	正常	轻度	中度	重度	极重度
VC(推断%)	>80	>80	>80	↓	↓↓
FEV_1/FVC(%)	>75	60～75	40～60	<40	<40
MVV(推断%)	>80	65～80	45～65	30～45	<30
RV(推断%)	80～120	120～150	150～175	>200	>200
PaO_2	N	↓E	↓	↓	↓↓
$PaCO_2$	N	N	↓	↑E	↑R
呼吸闲难(严重性)	0	1+	2+	3+	4+

N：正常；R：静息时；E：活动时

3. 气道阻力与肺顺应性

(1)气道阻力　呼吸时气体在气道内流动所产生的阻力。其大小与气道内径、气流速度及气体密度有关。阻力增加提示有气道阻塞，见于阻塞性肺部疾病。

(2)肺顺应性(CL)　单位压力改变时肺容量的改变率，即 $CL = \Delta V / \Delta P$ (L/kPa)。分为静态肺顺应性和动态肺顺应性，分别是指在呼吸周期中，气流暂时阻断和未阻断时测得的顺应性。动态肺顺应性易受气道阻力的影响，当动态顺应性随呼吸频率改变而变化时，为频率依赖顺应性。小气道阻塞患者，动态肺顺应性随呼吸频率增加而降低。

4. 肺换气功能评定

(1)肺泡通气量　即有效通气量：为(潮气量-无效腔气量)×呼吸频率。参考值为 4 200 mL/min。>5 000 mL/min 为通气过度，<2 000 mL/min 为通气不足。无效腔气量是指有参与通气，但不与血管中血液进行气体交换的部分气量。

(2)通气与血流比率　肺泡内气体与肺泡周围毛细血管血流气体交换时，要有足够的通气和充足的血流量。当有通气无血流时为无效腔通气；当有血流而无通气时，则进行无气体的交换，相当于动静脉分流。通气与血流比率=每分钟肺泡通气量/每分钟肺血流量。正常值约为 4 000 mL/5 000 mL=0.8。

5. 其他肺功能试验

(1)屏气试验　计算屏气时间的长短。方法为患者吸气后平静屏气法、屏气法、呼气后屏气法。

(2)吹火试验　吹一口气，测量能吹灭蜡烛的最大距离。

以上两试验因个体差异及缺少量化指标，目前一般较少应用，但可初步了解患者呼吸功能。

(六)日常生活活动与生存质量评定

1. 日常生活能力评定

COPD 患者常常有日常生活或活动方面的障碍。评定主要包括日常活动、自我照顾、家务劳动、购物、交通(活动性)以及人际关系等。

2. 生存质量评定

针对呼吸系统疾病的生活质量评估量表，常用圣·乔治呼吸问卷。在我国的卫健委项目“慢性阻塞性肺疾病缓解期康复治疗”的研究成果中，提出了我国 COPD 患者生活质量评价量表，结果具有很好的可靠性和有效性。全表共有 35 项，每项分为 4 个等级，质量由高到低评为 1 ~4 分。通常在康复治疗前后，由患者在医务人员的指导下完成。

(七)营养状况评估

理想的营养状况有利于患者促进健康，改善呼吸肌功能，从而提高健康水平。反之，COPD 患者营养不良，使其疾病恶化，降低健康状态，增加死亡率。用体重指数(body mass index，BMI)作为营养状况指标。最简便的方法是查看皮下脂肪的充实程度。通常前臂曲侧或上臂伸侧下 1/3 部位脂肪分布个体差异较小，所以被作为判断皮下脂肪充实程度最方便、最适宜的部位。体重指数(BMI)是世界卫生组织(WHO)于 1990 年公布的、反映成人体重与身高关系、判断人胖瘦程度的一项重要指标。BMI＝体重(kg)/身高$(m)^2$,正常值为18.5～23.9。

(八)生活质量评估

生活质量不但受健康因素的影响,还受其他因素的影响,如经济、娱乐、工作满意度、心理状态等。而与健康相关的生活质量(health related quality of life,HRQOL)主要用于评估受健康状况影响的个人总体生活质量。HRQOL评定的目的是测试患者疾病过程或症状对个人及日常生活的影响。常用的生活质量评估方法有圣·乔治呼吸问卷(SGRQ)和治疗结果研究(SF-36)等。

(九)心理社会评估

护士应详细了解患者及家属对疾病的态度。COPD患者由于长期治疗、病程长、疗效差,极易出现抑郁、焦虑、烦躁等心理问题。若家属对患者的支持、关心不足,再加上缺少医疗费用等的因素,会使患者产生绝望、悲观的心理。COPD患者慢性缺氧,会引起器质性的脑损害,可出现认知、运动、心理等障碍。因此,应对COPD患者进行心理评估。

四、康复护理原则与目标

1. 康复护理原则

COPD患者的康复护理应遵循整体化、个体化、持之以恒、循序渐进的原则。

(1)整体化　要结合呼吸功能、心脏功能、心理功能、环境因素进行全面康复护理。

(2)个体化　依据COPD患者不同阶段、全身状态、并发症、康复要求、家庭情况、职业情况等,制定符合个体的康复护理方案。

(3)持之以恒　COPD患者的整体康复是长期的康复过程。患者坚持一段时间的康复训练之后,要根据评价结果及时调整康复护理方案,不能间断。

(4)循序渐进　COPD患者在实施康复护理时,程度由易到难,内容应由少到多,训练量由小到大,使患者逐渐适应。密切观察运动时间、强度及运动后反应,防止不良反应发生。

2. 康复护理目标

分为短期目标和长期目标。

(1)短期目标　①提高机体能量储备,维持或改善体力,提高患者对运动耐受力,扩大活动范围;②改善胸廓功能,改善通气功能延缓肺泡病理改变过程,形成有效的呼吸模式,获得正常的呼吸运动,提高心肺功能;③改善心理状态,建立“控制呼吸能力”的信心,缓解抑郁、焦虑、烦躁等心理情绪障碍。

(2)长期目标　①提高机体免疫力,改善生理功能,提高其生活质量;②开展积极的运动、呼吸训练,发挥呼吸功能潜力,控制症状,延缓病情进展,预防并发症,延长患者生存时间。

五、康复护理措施

(一)呼吸道通畅康复护理措施

(1)合适的体位　易采用坐位或半坐位,有利于肺扩张,改善呼吸困难。

(2)勤翻身　定时翻身有助于痰液排出,还可防止肺不张、肺泡萎缩。每 1 ~ 2 h 翻身 1 次,若痰量过多,应每 10 ~ 20 min 翻身 1 次,方可起到促进痰液排出的作用。切忌翻身动作过猛、过快,应当缓慢进行,逐步翻至所需体位。翻身时应配合拍背,深呼吸及有效排痰。

(3)湿化呼吸道　适用于痰液黏稠难以咳出者。需要多饮水,每天保持 1 500 ~ 2 000 mL的液体摄入量,最佳方法为每次少量饮水 30 ~ 50 mL,每 10 ~ 20 min 饮水 1 次。此外还要增加室内环境湿度,达到 50% ~60% 最佳。可通过在地上洒水来增加空气中的水分。在临床治疗上要注意氧气的湿化,即氧气通过盛有 60 ~ 80 ℃温水的湿化瓶后再吸入。也可雾化吸入,促进恢复或保持支气管内黏液层纤毛功能,包括蒸汽吸入法和超声雾化吸入法。常用的湿化剂有生理盐水、蒸馏水、低渗盐水(0.45%,较常用)。

注意事项:①控制湿化温度。湿化温度宜 35 ~ 37 ℃。过低可能诱发哮喘、寒战反应,过高可引起呼吸道灼伤。②防止窒息。吸入时帮助患者翻身拍背,进行有效咳嗽,及时排出痰液以防窒息。③合理用药。有严重肝脏疾病和凝血功能异常者,禁用糜蛋白酶,防止药物过量出现中毒。④密切观察病情。尽早发现痉挛的支气管。⑤防止交叉感染。做好口腔护理,严格无菌操作,定期进行湿化装置、病房环境的消毒。雾化吸入的抗生素尽量与全身用药一致。雾化吸入时的同时进行深呼吸、腹式呼吸,同时必要的咳嗽可加强雾化吸入的效应。

(4)指导患者进行有效咳嗽　具体方法见第五章。

(5)体位引流　具体方法见第五章。

(6)胸部叩击　具体方法见第五章。

(二)呼吸训练康复护理措施

1. 生理呼吸模式即腹式呼吸

腹式呼吸又称为膈式呼吸,主要靠腹肌和膈肌的收缩进行的一种呼吸,是一种低消耗且高效的呼吸模式,是 COPD 患者康复的重要措施。腹式呼吸的关键在于协调腹肌、膈肌的呼吸运动。它通过增加膈肌活动度提高通气功能,降低呼吸肌耗氧量。吸气时,膈肌收缩下降,腹肌松弛,保证最大的吸气量。呼气时,腹肌收缩帮助膈肌松弛,并随腹腔内压增加而上抬,增加呼气潮气量。腹式呼吸训练可增加膈肌运动,使浅快呼吸转为深慢呼吸,呼吸频率减少,呼吸量增加,提高呼吸效率(图 8-2)。

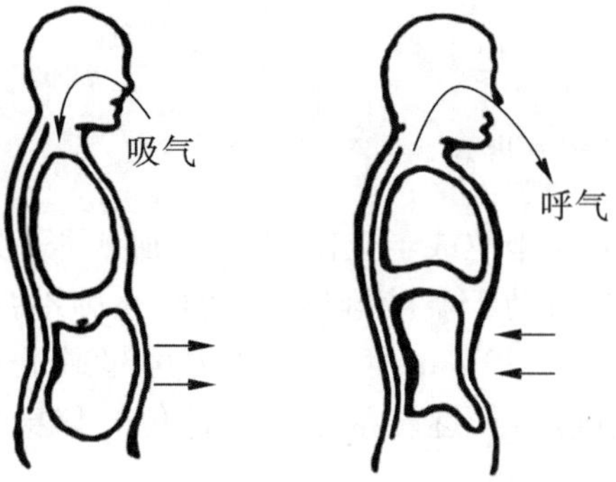

图 8–2　腹式呼吸

呼吸运动时,尽可能减少辅助呼吸肌的无效劳动,可采用腹部加压暗示呼吸法,暗示呼吸法为诱导进行横膈(腹式)呼吸,而横膈活动必定伴随腹腔容量的改变而鼓起和陷下。腹部加压呼气时,可进一步抬高横膈,有助于膈肌收缩。暗示呼吸法还可起到诱导呼吸方向的作用。

患者取仰卧位,半卧位或坐位,一只手按压在上腹部,另一只手放在胸部感知胸廓活动。先闭嘴,经鼻腔做深吸气,上腹部对抗该手的压力,腹部隆起,而放在胸上的手使胸廓运动保持最小。呼气时,患者腹部下沉,此时该手再稍加压用力,使腹内压进一步增高,迫使膈肌上抬。也可在腹部放一个小重物以进行对抗阻力呼吸训练。该压力既可吸引患者的注意力,又可诱导呼吸的方向和部位。每日 2 ~ 3 次,每次 10 ~ 15 min,持续 6 ~ 8 周,以后逐渐增加次数和时间,争取成为自然呼吸习惯。横膈活动范围每增加 2 ~ 3 cm,有效地增加通气量达 500 mL 以上。

诱导腹式呼吸,常用方法有以下几种。①抬臀呼气法:仰卧位,双足置于床架上,呼气时抬高臀部,吸气时还原。利用腹内脏器的重力使膈肌上抬,将膈肌推向胸腔,从而增加潮气量。②双手加压法:患者可坐位或卧位,双手置于腹部,呼气时手随腹部下沉并施加压力,以增加腹压,从而使膈肌上抬;吸气时腹部对抗施压的手,缓缓隆起。反复锻炼,即可逐渐增加、改善膈肌的活动能力,还可纠正不正确的腹式呼吸方法。③下胸布带束胸法:患者取坐位。用一宽布带交叉束于下胸部,患者双手抓住布带两头,呼气时收紧布带以增加腹压,吸气时逐渐放松,反复进行。④下腹部重物加压法:患者取仰卧位,沙袋或其他重物置于下腹部,以 1.5 ~ 2.5 kg 重量的沙袋逐步增加至 5 ~ 10 kg,训练从 5 min 逐渐增加至 30 min,2 次/d;也可仰卧位反复进行双下肢向胸部的屈膝动作,以增强腹肌肌力。

2. 吸气训练

用抗阻呼吸器(可用不同粗细内径的直管代替)训练吸气,吸气时产生阻力。呼气时没有阻力,开始练习每次 5 min,3 ~ 5 次/d,逐渐增加至 20 ~ 30 min,以增加吸气肌耐力,还可减少吸气管内径以增强吸气肌肌力。

3. 呼气训练

增强呼气肌练习:腹肌练习、吹瓶法、吹蜡烛法等。

(1)腹肌练习　包括下腹部重物加压呼吸训练法(同上),采取仰卧位,双下肢同时做空中屈伸动作法,仰卧起坐训练法等。

(2)吹瓶法　将两个瓶装有 1 000 mL 水的计量瓶(或有刻度的玻璃瓶)用胶管或玻璃管连接,在其中的一个瓶内插入吹气用的玻璃管或胶管,另一个瓶内再插入一个排气管。患者对呼气管用力吹气,使另一瓶液面提高 30 mm 左右。休息片刻后重复此动作。液面上升的高度作为呼气阻力的标志。每日可以逐渐增加训练时的呼气阻力,直到达到满意程度为止。

(3)吹蜡烛法　将点燃的蜡烛放在口前 10 ~ 20 cm 处,吸气后用力吹蜡烛,使蜡烛火焰倾斜而不熄灭为度,一般吸气 2 s,呼气 4 ~ 6 s,呼吸频率<20 次/min。每次训练 3 ~ 5 min,休息数分钟,反复进行,每 1 ~ 2 d 将蜡烛与患者的距离加大,直到距离增加到 80 ~ 90 cm,并逐渐延长时间。膈肌呼吸配合缩唇呼气时,吸、呼时间比例为 1 ∶ 2。吸气时,让患者默数“1,2”,呼气时,默数“1、2、3、4”。

4. 缩唇呼吸

缩唇呼吸又称吹笛样呼气法,可采取“吹笛状”呼气法,将嘴唇缩成吹笛状。使气体通过缩窄的口形徐徐呼出,延长呼气时间,增加气道压力,延缓气道塌陷,改善肺内气体交换,提高动脉血氧饱和度。

具体方法:患者取坐位、立位或卧位全身放松,先均匀呼吸 3 min,然后一手放于胸部,另一手放于腹部,鼻子吸气、尽量挺腹,手感到腹部向上抬起、胸部不动,吸气结束开始由口徐徐缩唇呼气、同时收腹,手感到腹部下降。呼气完毕再用鼻孔吸气,如此反复,如图 8-3。

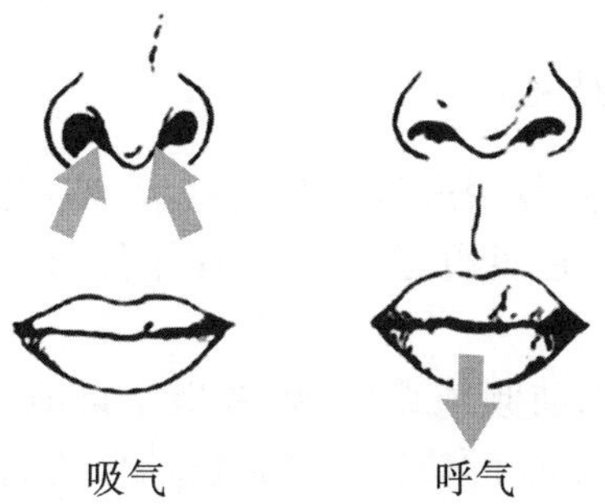

图 8-3　缩唇呼吸

注意事项:①吸气时,避免背部过伸位。②避免单纯活动腹部。③患者应放松上胸部。④避免过度换气。⑤缩唇呼气时,应避免用力呼气,否则胸腔内压力增高,易致气道的过早闭合。⑥鼓励患者将膈肌呼吸方式作为常用呼吸模式,在站位、卧位、坐位、行走及上下楼时练习使用,形成良好的习惯。⑦对于极度严重的 COPD 患者,膈肌呼吸方式应慎用,因为有可能干扰胸壁的协调运动,使呼吸困难进一步加重。

5. 吞咽呼吸法

对呼吸肌非常无力者,可采用张口将气包在口腔内,紧闭口唇,用舌将气推送到咽喉部,然后进行轻轻吸气,该气通过打开的会厌进入肺部,可增加潮气量,最终增加肺活量。

6. 膈肌起搏(体外膈神经电刺激)治疗法

通过功能性电刺激膈神经引起膈肌收缩。分植入式膈肌起搏器和体外膈肌起搏器两种。因前者具有创伤性及其他医源性因素,目前难以被患者接受。体外膈肌起搏器常使用低频(常规40 Hz)通电装置或体外膈肌起搏仪,将刺激电极置于颈部胸锁乳突肌外侧中下1/3处。给予低强度电刺激,当确定刺激部位正确后。即可用脉冲电流进行刺激治疗。每次40 min,1~2次/d。

7. 胸背畸形的姿势矫正练习

病程持续时间长的患者可合并驼背、桶状胸等胸部畸形。可采取下列康复治疗措施矫正姿势。

(1)一侧胸廓活动训练　患者坐位,以扩展左侧胸为例,先向右体侧屈,同时吸气,然后用握拳的手顶住左侧胸部,做左侧屈,同时吸气。如此重复3~5次,稍做休息再继续。每天可多次重复练习。

(2)上胸运动及胸大肌牵张训练　两肩向前、低头含胸呼气,转为吸气时用力挺胸两手向后。亦可取卧位练习。

(3)上胸及肩带舒展训练　患者取坐位或站位,吸气时两上臂上举过头,呼气时弯腰屈膝,双手向下触地,无法触地者双手尽量向下伸。该动作重复5~10次,每日可练习多次。

(4)头前倾和驼背姿势矫正训练　练习者面对墙壁站于墙角,两臂外展90°,手扶于两侧墙面(牵张锁骨部)或两臂外上举扶于墙(牵张胸小、大肌),同时身体前倾,做扩胸练习,或两手持体操棒置于后颈部以牵伸胸大肌及做挺胸练习。以上练习每次2~3 min,每日多次。

(三)放松训练康复护理措施

放松练习有利于缓解气急、气短所致的肌肉痉挛、精神紧张等症状,也有利于提高呼吸效率,为以后的康复治疗创造良好条件。患者体位可有坐位、站立、卧位,放松全身肌肉。

具体方法为以下几种。①前倾依靠位:患者坐于桌前或床前,肩带固定臂并放松肩带肌群。头靠于枕上放松颈肌,前倾位还可降低腹肌张力,使腹肌在吸气时容易降低,增加腹压,有助于腹式呼吸模式的建立。②椅后依靠位:患者坐于有扶手的椅,头稍后靠于椅背,完全放松坐5~15 min。③前倾站位:自由站立、两手手指互握置于身后,并稍向下拉以固定肩带。同时身体稍前倾以放松腹肌,也可前倾站立、两手支撑于前方的低桌上以固定肩带,此体位不仅起到放松肩部和腹部肌群的作用,而且是腹式呼吸的有利体位。④肌肉放松训练。依次将颈、肩、胸、腹部的肌肉交替完成紧张与放松,放松时间尽量延长。

注意事项:在颈、肩、胸、腹部及膝关节处等垫棉被、软枕等,放松相关部位的肌肉。

（四）提高活动能力的训练康复护理措施

1. 有氧训练，也可称为耐力训练

COPD 患者尤其是肺气肿患者，肺功能呈进行性减退，呼吸困难逐渐加重而惧怕运动，活动量明显减少导致全身各系统功能进一步下降，称之为失健状态（deconditioning）。有氧运动可以打破这种恶性循环，即所谓复健状态（reconditioning）。步行是最简单易行又高效的一种方法。慢跑、爬山、家务、游泳、广播体操、呼吸操、踏车、登梯、气功等也是有效的锻炼方法。通常先做最简单的 12 min 行走距离测试，了解患者的活动能力。然后采用亚极量行走和登梯练习，改善患者的耐力。开始进行 5 min 活动，休息适应后逐渐增加活动时间。当患者能耐受 20 min/次运动后，即可增加运动量。每次运动后心率应至少增加 20% ~30%，并在停止运动后 5 ~10 min 恢复到安静值的状态。一次运动训练必须有准备、训练、结束三部分活动。

注意事项：呼吸时不应用力。运动中应达到靶心率，除以心率控制外，还应增加呼吸症状控制，即运动后不应出现明显气短、气促（即以仅有轻至中度气短、气急为宜）或剧烈咳嗽的现象。

2. 氧疗

COPD 患者由于换气、通气功能障碍导致缺氧及二氧化碳潴留。如 PaO_2 持续 <6.67 kPa（50 mmHg）或（和）氧饱和度 SaO_2<90%，应该氧疗。家庭氧疗是一种经济适用且可以长期应用的方法，可减轻肺源性心脏病、肺动脉高压，提高活动耐力，延长生命。但是，吸入任何高于大气氧浓度的氧气（在海平面为 21%），均应在医师指导下进行。

适应证：①配合其他治疗，增加机体的氧储备，如在体位引流、叩击、摇震、吸痰时可进行氧疗。②运动训练时，如果 SaO_2<90%，可给予氧疗。③持续低氧血症治疗。在面罩、鼻导管、机械通气给氧，SaO_2上升至>90%或 PaO_2>8.0 kPa（60 mmHg），而 $PaCO_2$上升≤1.3 kPa（10 mmHg）。每天持续低流量（一般以 25% ~30% 为宜）吸氧 10 ~15 h。

注意事项：①鼻导管一般每日清洗 1 次，通常先使用家庭用的清洁剂洗涤，再用清水洗干净后晾干。湿化瓶每日用清水清洗，湿化瓶冷开水一般每天换 1 次。鼻导管和湿化瓶每周更换 1 次。②安全用氧：压缩氧气筒、液氧灌要注意远离高温和火源，搬运时要轻拿轻放，在吸氧过程中禁止吸烟，以防止火灾及爆炸。

3. 肢体锻炼

（1）上肢锻炼　上肢锻炼可以加强辅助呼吸肌群的力量，如胸大肌、胸小肌、背阔肌、前锯肌、斜方肌等。可以让患者用体操棒作高度超过肩部的各个方向的练习或高过头的上肢套圈练习，还可让患者手持重物（0.5 ~3 kg）做高过肩部的活动，每次活动 1 ~2 min，休息 2 ~3 min，2 次/d。

还有手摇车训练、提重物训练和掷球训练等方法。手摇车训练：无阻力摇车开始，逐渐增加，运动时间约 30 min，速度约 50 rpm（rpm：每分钟转数），以运动时出现轻度气促、气急为宜。提重物训练：患者手持重物（重量由轻到重）向各个方向活动，每次活动 1 ~2 min，间隔休息 2 ~3 min，每天 2 次。掷球训练：选择适当重量的实心球与操作者对掷训练。后两种均以训练后手臂不出现酸痛为度。

(2)下肢训练　下肢训练目的可以增加 COPD 患者的活动耐力、减轻呼吸困难、改善心理精神状态。常用慢跑、骑车、步行、登山、上下楼梯等方法。以步行锻炼、骑车为常见的训练方法。步行时全身应放松,速度适宜,每次 30 min 左右。患者可根据自身情况适当增减。定量步行时可选择定速度或定距离的方式,根据患者现有的条件调整运动量,一定速度、逐渐增加锻炼距离或一定距离、逐渐减少所需时间。在训练中和训练后以不产生疲劳感为宜。待患者耐力进一步加强时可采用慢跑的训练方法。如出现轻微气喘,应稍做休息数分钟后可恢复为宜。

(3)全身性呼吸体操锻炼　是在上述呼吸功能锻炼的基础上,进行的全身性呼吸体操、广播体操等锻炼。如弯腰、扩胸、下蹲等运动结合在一起。通过颈、肩、脊柱、各肢体等主要部位的运动,增加各关节活动度,促进肌肉放松。常与呼吸运动相结合进一步改善肺功能和增强体力的作用。锻炼次数和时间应根据患者具体情况,由易到难、由慢到快的原则进行。重症患者可在卧位或坐位下进行。轻症患者可采用自行车、划船、健身跑、游泳训练等方法。

(五)作业治疗康复护理措施

医务人员应该根据患者的身心状态制定合适的训练方法,比如患者心理紧张、焦虑、烦躁、恐惧,可给予娱乐消遣类的训练:园艺、舞蹈、弹琴、绘画等;为了使患者能够尽快重返社会工作,可进行生产性训练:缝纫、木工、剪窗花、编织等;患者因为疾病影响其日常生活的自理能力时,可对日常生活活动能力方面进行训练:烹饪、穿衣、洗漱、清洁等;功能性训练还有读书、打字、写字等。必要时对家庭、周围环境进行改造,使患者发挥最大潜能。

(六)营养支持康复护理措施

COPD 患者营养状态良好,可以提高其机体抵抗力,减轻病情。因此,应该应用科学的食物搭配和烹调方法,饮食应规律、合理膳食。约 25% COPD 患者营养不良,它是导致 COPD 患者死亡的危险因素。然而营养过剩表现为肥胖,是由于患者体力活动不足、饮食过度等造成的。肥胖可增加呼吸系统负担,加剧患者病情,因此对于营养过剩的患者应控制饮食,增加活动量。

医务人员与营养师共同参与 COPD 患者的饮食搭配,提供合理的膳食。胃肠外营养的患者,必须严格进行无菌操作,密切观察病情,预防外周静脉炎、输液反应的发生。同时也要预防吸入性肺炎、食管反流等并发症的发生。

(七)心理康复护理措施

COPD 患者经常发生胸闷、咳痰、咳嗽、气短等症状,影响其生活、学习与工作。患者就会出现不同程度的心理问题,如愤怒、否认、焦虑、抑郁、恐惧、失望、孤独等。针对病情及心理特征及时给予心理疏导,鼓励其参加一些力所能及的社交、工作等活动,同时调动各种社会关系给予物质、精神关怀,介绍类似疾病治疗成功的病例,增强其信心。强调坚持康复锻炼的重要性,以取得患者的主动配合,争取早日康复。

对于新入院患者，护理人员应热情接待；详细介绍病室环境、规章制度及注意事项，尽快使患者熟悉；建立良好的沟通技巧，使患者感到医务人员的热情与关怀，使其有亲切感；特别是了解患者的需求，努力帮助患者认识疾病。使患者产生信任感和安全感。根据患者心理特点，给予最大的支持与帮助，患者帮助建立信心，使之能够自主生活、自主行动。鼓励其参加一些力所能及的生活、学习、工作活动，也可参加有利于身心健康的娱乐爱好，如听音乐、唱歌、钓鱼、养花、习画等。

（八）中国传统的康复护理措施

中国传统的康复方法强调身心调节，其共同之处在于调身、调心、调息。能够使身心放松自然，呼吸柔和匀畅，达到横膈呼吸为主。传统的康复措施有气功、太极拳、八段锦、五禽戏等，按摩、针灸、艾灸等也有一定的作用。防感按摩操现已得到普遍的应用，基本方法有揉捏风池穴、按揉迎香穴、按压太渊穴、擦鼻两侧、浴面拉耳。

六、康复护理指导

1. 用药指导

在使用药物的过程中，护理人员应严格掌握药物的疗效及副作用，密切观察病情变化。在应用雾化吸入的过程中，时刻观察患者的面部表情、生命体征，如体温、脉搏、血压、呼吸、神志、口唇、尿量等。指导患者多饮水，稀释痰液。

2. 疾病知识指导

①向患者及其家属解释本病的发生、发展过程、导致疾病加重的因素。②告知患者吸烟的危害性，鼓励患者参加娱乐等感兴趣的项目，转移注意力，使其自觉主动地戒烟。③指导患者注意防寒、保暖，预防呼吸道感染。④在流行病传染期间，嘱患者尽量少去公共场所。一旦患者感冒，可食醋熏蒸、及时就医缩短感冒病程。⑤改善环境条件，避免有害气体、粉尘等对呼吸道的刺激。室内定时通风换气，保持空气清新，控制室内合适的温度和湿度。

3. 家庭氧疗指导

长期家庭氧疗的患者，若出现慢性低氧血症，可每日长时间低浓度吸氧，吸氧浓度 1 ~2 L/min，可提高患者的生活质量，使患者生存率提高 2 倍。一般采用鼻导管持续低流量吸氧，每日至少 15 h，维持 PaO_2 在 60 mmHg 以上。

氧疗的有效指标：呼吸困难减轻、患者发绀减轻、心率和呼吸频率减慢、活动耐力增加。告知患者吸氧时注意安全，远离火源、高温，搬运时要轻拿轻放，防止火灾和爆炸。吸氧过程中禁止吸烟。氧疗装置要定期更换、清洁和消毒。

4. 康复训练指导

在制定合理的康复措施中，鼓励患者及其家属的主动参与、积极配合。根据患者心肺功能、体力程度，为患者制订合适的训练计划，如快走、慢跑、打太极拳等，提高机体抵抗力。指导患者进行缩唇呼吸、腹式呼吸、放松练习、以主动呼气的习惯代替主动吸气的习惯等呼吸训练。鼓励患者进行耐寒训练，如洗鼻、冷水洗脸等。告知患者在训练中若感到不适，应及时与医生取得联系。循序渐进、量力而行、持之以恒，才能恢复健康。

5. 饮食、作息指导

指导患者保持良好的营养状态，体重控制在正常范围内。宜吃高热量、高蛋白、高维生素、易消化的食物，如鱼、蛋、肉、豆制品等。同时注意维生素、微量元素的摄入，如青菜、水果、干果等。及时补充足够的水分，每日至少为 2 500 mL 的液体量。饮食要少食多餐。

慢阻肺患者仅有通气障碍时可适当运动，如慢跑、散步、气功、打太极拳等，提高机体抵抗力；若有缺氧或（和）二氧化碳潴留时，应卧床休息，必要时吸氧治疗；呼吸困难时，应取半卧位或端坐位，做床上活动或被动床边活动为宜。病情缓解后根据病情适当活动，循序渐进的原则，避免加重心肺负担。

第二节 冠心病

【引导案例】

范某，男，50 岁。因长时间走路突然心悸、胸闷、气短，无胸痛，休息 1 h 可稍缓解。1 周前因受凉感冒可出现上述症状，服用药物病情未见好转，来院进一步诊治。既往史：既往体健，无传染病及外伤史，无药物、食物过敏史。

请问：

1. 范某患什么疾病？
2. 如何进行康复护理评估？
3. 对范某怎样进行康复护理措施？

一、概述

冠状动脉粥样硬化性心脏病（coronary atherosclerotic heart disease，CAHD），指冠状动脉粥样硬化使血管腔狭窄或阻塞，和（或）冠状动脉功能改变（或痉挛）导致血肌缺血、缺氧或坏死引起心脏病，统称冠状动脉性心脏病（coronary heart disease，CHD），又称缺血性心脏病（ischemic heart disease，IHD），其简称冠心病。基本病变为心肌供血不足，病理生理核心是心肌耗氧和供氧失衡。

冠状动脉粥样硬化性心脏病是严重危害患者健康的常见病，多发生于 40 岁以后，男性较女性多见，脑力劳动者多见，女性 60 岁以后发病较为迅速。2009 年中国城市居民冠心病死亡率为 94.96/10 万，农村为 71.27/10 万，城市高于农村。住院心脏病患者中此病所占比例也在不断增加。近年来发病呈递增趋势，根据世界卫生组织 2011 年的报告，中国冠心病死亡人数已列世界第二位，2000 年其死亡率居我国城市第 3 位、乡镇第 4 位。我国城乡心血管病总病死率高于日本、英国和美国。

1979 年，世界卫生组织（WHO）将冠心病分为 5 型。①无症状性心肌缺血：患者无症状，但动态、静息或负荷试验心电图有 ST 段压低，T 波减低、倒置或变平等心肌缺血的客观证据;或心肌灌溉不足的核素心肌显像表现。②心绞痛:有发作性胸骨后疼痛,为一过性心肌供血不足引起。③心肌梗死:症状严重,由冠状动脉闭塞致心肌急性缺血性坏死所致。④缺血性心肌病:为心脏增大,心律失常、心力衰竭,为长期心肌缺血或坏死导致心肌纤维化引起;⑤猝死:因原发性心搏骤停而猝然死亡,多为缺血心肌局部发生电生理紊乱,引起严重的室性心律失常所致。

根据大量临床经验总结,上述分型偏重于回顾性分型,目前适合当前诊疗工作的是根据病理变化特点的分型,主要分为稳定性(慢性)冠状动脉疾病(stable coronary artery disease,SCAD)和急性冠状动脉综合征(acute coronary syndrome,ACS)。前者包括冠状粥样硬化性狭窄、微血管功能失调、冠脉痉挛;后者包括不稳定型心绞痛、非 ST 段抬高心肌梗死、ST 段抬高心肌梗死以及冠心病猝死。

临床表现为胸腔中央发生一种压榨性的疼痛,并可迁延至颈、颌、手臂、后背及胃部。常伴有眩晕、气促、出汗、寒战、恶心及昏厥。严重患者可能因为心力衰竭而死亡。

主要危险因素:高脂血症,脂质代谢异常是动脉粥样硬化最重要的危险因素;吸烟;年龄与性别,多见于40 岁以上的中、老年人,男性发病较高;高血压,原发性高血压者患冠心病的概率比血压正常者高 4 倍;糖尿病和(或)糖耐量异常;其他如肥胖、工作压力大、不健康的饮食和生活方式、A 型性格等。

冠心病康复指综合采用主动积极的生理、社会活动、心理、行为等训练与再训练,改善心血管功能,帮助患者缓解症状,提高生活质量和工作能力,回归社会。通过积极干预,延缓或阻止疾病发展,减轻和降低再次发作的危险,不仅促进了患者的康复,同时也影响着患者周围的健康人群,提高了他们对冠心病危险因素的认识,从而有利于其改变不良的饮食习惯和生活方式,达到预防疾病的目的。

二、主要功能障碍

由于冠状动脉狭窄导致的心肌缺血缺氧引起的一系列继发性生理、心理、行为等功能障碍。

1. 心肺功能障碍

冠心病患者发作时常有心率增快、血压增高、肺毛细血管压增高、肺动脉压的变化,反映心脏和肺的顺应性降低,常伴有胸痛、心悸、胸闷等症状。心血管功能衰退使肺循环淤血,机体换气功能障碍;横膈活动降低,机体通气功能障碍,机体缺氧,导致呼吸困难、气促等症状。以下介绍心功能分级及心绞痛诱因分级。

(1)心脏病学会将心功能分为4 级　1 级:患有心脏病,体力活动不受限。2 级:患有心脏病,体力活动稍受限。3 级:患有心脏病,体力活动明显受限。4 级:患有心脏病,体力活动完全丧失。

(2)心绞痛　又称劳累性心绞痛,因活动诱发的心绞痛分为4 级。1 级:重体力活动后诱发。2 级:中等日常体力活动后诱发。3 级:较轻的日常体力活动后诱发。4 级:轻微体力活动后诱发。

2. 代谢功能障碍

缺乏运动可导致胰岛素抵抗、高胰岛素血症、血糖、血脂代谢障碍。血液实验室检查可出现三酰甘油、血胆固醇增高,高密度脂蛋白降低的症状。

3. 疼痛

心肌负荷增加,冠状动脉血供急剧中断或减少,使相应的心肌严重而持久地急性缺血或心肌坏死。

4. 行为、心理障碍

患者经常出现的心律失常、心绞痛等症状,使其常有焦虑、急躁、恐惧等心理压力和精神负担,不良的饮食习惯和生活方式,如酗酒、吸烟、缺乏运动等。

5. 机体运动耐力减退

患者为了避免发病,降低或减少体力活动,使其引起机体吸氧力降低、氧代谢能力下降,骨骼肌氧化代谢能力障碍,肌肉萎缩,进一步限制了全身的运动能力。

三、康复护理评估

1. 患者的一般信息

姓名、年龄、性别、体重、体力活动、饮食习惯、婚姻、文化程度、职业、工作环境、经济收入、信仰等。

2. 家族史与发病史

高脂血症、糖尿病、高血压家族史,吸烟史(吸烟的持续时间),心血管病发病的诱因、强度、性质、持续时间、部位、缓解方式、近期服用的药物等,药物的疗效、不良反应等。以下介绍心绞痛稳定型与不稳定型的严重程度分级。

(1)稳定型心绞痛　加拿大心血管病学会(Canadian Cardiovascular Society,CCS)分级　Ⅰ级:一般体力活动不受限,但是长时间的体力活动、速度快、费力可引起发作;Ⅱ级:一般体力活动轻度受限制,在醒后数小时、刮风、快步、饭后、寒冷、精神刺激、步行或登楼时受限制;平地步行2个街区以上、登楼一层以上或登山受限;Ⅲ级:日常体力活动明显受限制,步行1~2个街区,登楼一层即可引起心绞痛发作;Ⅳ级:轻微活动即可引起心绞痛,甚至静息时也可发作。

(2)不稳定型心绞痛　严重程度 Braunwald 分级　Ⅰ级:为低危组,严重的初发心绞痛或恶化型心绞痛,无静息疼痛;Ⅱ级:为中危组,亚急性静息型心绞痛(1个月内发生过1次或数次,但48 h内无发作);Ⅲ级:高危组,急性静息型心绞痛,48 h内反复发作。

3. 活动能力障碍评定

(1)运动负荷试验　是制订运动处方,进行运动疗法的基础。目前多采用功率自行车、活动平板等方法进行测定。首先要介绍3个基本概念。①代谢当量:“梅脱”(metabolic equivalents,METs),同本章第一节。②双倍乘积(double product)或称“血压心率乘积”(pressure rate product,PRP):因最大心肌耗氧量≈动脉收缩压×心率,故以此为指标,评价心脏功能。在临床应用中,心率监测十分重要。在运动负荷试验过程中每分钟记录一次心率,每2 min记录1次血压。③自觉劳累程度分级(RPE):是持续运动中用力水平的可靠指标,与心肺和代谢指标以及分级运动高度相关,可作康复训练或运动实验的参考(表8-7),11~13之间是较为适宜的运动量,并掌握其训练方法。

表 8-7　自觉劳累程度分级表

Borg 计分	自我感觉
6 7 8	非常轻
9 10	很轻
11 12	轻
13 14	稍累
15 16	累
17 18	很累
19 20	非常累

(2)超声心动图运动试验　超声心动图可以直接反映心肌活动功能,有利于提供运动心电图所不能显示的重要信息。该项检查,运动时比安静时检查更有利揭示潜在的异常,从而提高试验的敏感性。检查方式一般采用活动平板法,或卧位踏车运动。①活动平板方法:应用渐进的 Bruce 运动试验方案。即通过增加活动平板的速度和坡度增加负荷。②卧位踏车运动:患者卧位在固定的自行车上进行运动。通过对轮子不断增加摩擦力的大小控制运动量。

(3)心电运动实验　心电运动实验是一种实用、可靠、简便的诊断检查方法。心电运动实验(ECG exercise testing)通过逐步增加运动负荷,以心电图为主要检测的手段,并通过试验前、中、后心电图、症状、体征的反应来判断心肺功能。制订运动处方一般采用分级症状限制型心电图运动试验。出院前评估则采用低水平运动试验或 6 min 步行。该试验在心血管疾病康复方面已被广泛使用。许多学者认为试验不仅安全。而且提供了心功能容量(cardiac functional capacity)的客观指标。

可提供以下依据:①诊断冠心病,筛查有无隐性冠心病;②测定冠心病患者心脏功能和运动耐量,以便客观地安排患者的活动范围和劳动强度;③估计冠状动脉病变的严重程度,并筛选高危患者以行手术治疗;④观察冠心病患者对治疗如手术、药物、运动锻炼的效果;⑤评估心肌梗死患者的预后,以便安排和指导以后的体育锻炼与日常生活。

4. 冠状动脉造影

用特制的心导管经肱动脉、股动脉、桡动脉送到主动脉根部,分别插入左、右冠状动脉口,注入少量造影剂,使左、右冠状动脉及其主要分支得到清楚的显影。并可进行快速连续摄片、光盘记录、电影摄影。可发现各支动脉狭窄性病变的部位并估计其程度。一般认为，管腔直径减少70% ~75%者以上会严重影响血供，50% ~70%者也有一定意义。

冠状动脉造影的主要指征：①在内科治疗中，心绞痛仍较严重者，冠状动脉造影以明确动脉病变情况选择介入性治疗或旁路移植；②胸痛像心绞痛而不能确诊者；③中老年患者心律失常、心脏增大、心力衰竭、疑有冠心病而无创性检查未能确诊者。

冠状动脉造影评估冠脉狭窄程度，一般用TIMI分级指标：0级，无血流灌注，闭塞血管远端无血流；Ⅰ级，造影剂部分通过，冠状动脉狭窄远端不能完全充盈；Ⅱ级，冠状动脉狭窄远端可完全充盈，但显影慢，造影剂消除也慢；Ⅲ级，冠状动脉远端造影剂完全且快速充盈和消除，同正常冠状动脉血流。

5. 心理社会评估

冠心病属于身心疾病，A型性格容易发病；而且病情反复，由于频繁发作使患者容易产生抑郁、焦虑等心理反应。在急性心肌梗死时剧烈的心前区疼痛，往往会产生濒死感而出现恐惧心理，此外，由于心肌缺血患者的心理功能、活动耐力、自理能力和社会角色等受到限制，常使其自尊受到威胁而出现一系列心理反应。评估患者和亲属对疾病的心理承受能力，对相关康复知识的认知程度，以及社会支持状况，使患者获得心理、社会的帮助与支持。

6. 其他

高危人群的心电图、血脂、血压、血糖检查等；患者在急性期住院康复期间，主要通过血常规、血沉、心肌酶谱检查、血压监测等；康复人员的日常生活能力评定（ADL），作为判断患者活动能力的指标。自ADL提出至今，已经出现大量的评定方法。介绍几种常用的评估量表。

（1）Barthel指数　详见第三章。

（2）Katz指数评定　由Katz等在20世纪60年代提出，后经过修订，发现ADL能力下降或丧失的顺序与儿童功能发育顺序相反，其中复杂的功能最先受到影响。Katz评定方法将ADL由难到易分为6项，包括转移、洗澡、如厕、穿着、尿便控制和进食，并将功能状态分为A、B、C、D、E、F、G 7个等级，A级为完全自理，G级为完全依赖，B ~ F级自理能力逐渐下降，依赖程度不断增加。

链接Katz指数评定日常生活活动能力的分级标准如下。

A级：全部项目均能独立完成。

B级：只有1项依赖。

C级：只有洗澡和其余5项之一依赖。

D级：洗澡、穿着和其余4项之一依赖。

E级：洗澡、穿着、如厕和其余3项之一依赖。

F级：洗澡、穿着、如厕、转移和其余2项之一依赖。

G级：所有项目均依赖。

（3）PULSES评定　该评定方法由Moskowitz和Mclann发表，是一种总体功能评定方法。内容分6项：身体状况（P）；上肢功能（U）；下肢功能（L）；感觉功能（S）；排泄功能（E）；精神和情感状况（S）；简称为PULSES。

(4)功能活动问卷(FAQ)　FAQ 原用于社区老人独立性和轻症老年性痴呆的评定。FAQ 评定分数越高表示障碍程度越严重,正常标准为<5 分,≥5 分为异常。

(5)功能独立性评定(FIM)　详见第三章。

四、康复护理原则与目标

1. 康复护理原则

对冠心病患者的危险因素进行康复护理干预,改变患者不良的饮食、作息、生活行为方式,及时给予心理疏导,防止或延缓疾病的发展进程;进行主动、积极的生理、心理及社会适应能力训练,改善心血管功能,增强机体耐力,提高生活质量。

2. 康复护理目标分为短期目标和长期目标。

(1)短期目标　①能运用缓解心前区疼痛的方法并控制疼痛;②能运用正确的康复护理措施预防心绞痛的发作;③在确保患者安全的情况下,进行运动能力 2 ~ 3 METs 的日常生活活动并逐步恢复一般日常生活活动能力;④创造良好的生活和训练环境,稳定患者的情绪,促进患者身心的全面发展,提高康复疗效。

(2)长期目标　通过综合康复护理,使患者自觉改变不良的饮食和生活习惯;控制危险因素,改善或提高体力活动能力和心血管功能,恢复发病前的生活和工作。

五、康复护理措施

(一)临床康复分期

根据冠心病康复治疗的特征,国际上将康复治疗分为三期。

Ⅰ期:指急性心肌梗死或急性冠脉综合征住院期康复,冠状动脉分流术(CABG)或经皮冠状动脉腔内成形术(PTCA)术后早期康复阶段。一般为发病后 1 ~2 周开始,发达国家此期已经缩短到 3 ~7 d。因此,Ⅰ期康复的实际时间应是发病后的住院期间。

此期中,绝对卧床休息的不利影响包括:①血容量减少,每搏量和心输出量降低,代偿性心率加快。②血流较缓慢,血液黏滞性相对增加,增加发生静脉血栓和栓塞的机会。③回心血量增加,心脏前负荷增加,心脏射血阻力相对增高,心肌耗氧量相对增加。④横膈活动性降低,通气及换气功能障碍,排痰功能障碍,易发生肺栓塞、肺炎等并发症。⑤运动耐力降低,最大吸氧量每天降低约 0.9%。⑥胰岛素受体敏感度降低,糖耐量降低。⑦患者恐惧和焦虑情绪增加,肾上腺皮质激素分泌增高。

Ⅱ期:自患者出院开始,至病情完全稳定为止,时间 5 ~6 周。由于急性阶段缩短,Ⅱ期的时间也趋于逐渐缩短。

设立Ⅱ期康复是基于心脏梗死瘢痕形成需要 6 周左右的时间,而在心肌瘢痕形成之前,患者病情仍然有恶化的可能性,进行较大强度的运动的危险性较大。

Ⅲ期:经危险分组确定为中危或高危患者,在医学监护下进行康复,时间一般为 4 ~6 个月,也可长至 1 年。

此类患者心肌损害较大,心脏功能降低或心脏功能容量也降低,而康复后的悉心照顾,对提高患者日常生活活动能力或改善预后很大帮助,虽然康复活动已很安全,特别是高危患者仍有可能发生意外,特别是高危患者仍需医学监护。

(二)临床应用

1. 适应证

(1)Ⅰ期　患者生命体征如心率、血压、体温、呼吸基本稳定,无明显心绞痛,安静心率<110 次/min,无严重心力衰竭、严重心律失常、心源性休克,体温、血压基本正常。

康复目标是通过适当活动,达到按正常节奏连续行走 200 m 或上、下 1 ~2 层楼而无症状和体征,运动能力达到 2 ~3 METs。

(2)Ⅱ期　与Ⅰ期相似,患者病情稳定,运动能力达到 3 个代谢当量(METs)以上,进行一般家务活动时无明显不适感。

康复目标是逐步恢复一般日常生活活动能力,包括娱乐活动、轻度家务活动等,可通过医疗体操、散步、气功、厨房活动、家庭卫生、园艺活动等康复方案进行。

(3)Ⅲ期　病情处于较长期稳定状态,临床病情稳定者,包括稳定型劳力性心绞痛、隐性冠心病、陈旧性心肌梗死、冠状动脉搭桥术、腔内成形术、安装起搏器、心脏移植术后。过去被列为禁忌证的有病情稳定的室壁痛、心功能减退等,现已被逐步列入适应证的范畴。

康复目标是全面的康复方案,包括有氧训练、柔韧性训练、循环抗阻训练、作业训练、医疗体操、行为治疗、放松训练、心理治疗等。其中有氧训练为治疗的核心。

2. 禁忌证

凡是康复训练过程中可诱发临床病情恶化的情况都列为禁忌证,包括原发病病情不稳定或出现新的临床并发症,且不合作、不理解或不宜进行康复治疗者。

(三)康复护理措施

1. Ⅰ、Ⅱ期康复护理措施

主要对患者进行心理康复,安定患者情绪,通过适当活动,减少或消除绝对卧床休息所带来的不利影响。早期活动,并逐步恢复至一般日常生活活动能力,可以参加轻度家务劳动,减少出院后早期死亡率。运动能力达到Ⅰ期康复为 2 ~3 METs、Ⅱ期康复为 4 ~6 METs。

(1)活动　一般从床上的肢体活动开始,先活动远端肢体的小关节,如床上肢体助力运动或主动运动、床边坐位、床边坐位等。肢体活动从下肢开始,逐渐过渡到上肢,从肢体远端过渡到近端,运动量一般为各关节各方向活动 5 ~10 次;做抗阻力活动可以采用捏气球、皮球或拉皮筋等,一般不需要专用器械;日常活动能力训练(ADL)如吃饭、洗脸、刷牙、穿衣等日常生活活动也可以早期进行。训练师要注意保持一定的活动量,但日常活动和工作时应采用能量节约策略,比如制定合理的工作或日常活动程序,减少不必要的动作和体力消耗等,以尽可能提高工作和体能效率。避免举重,攀高,挖掘等剧烈活动;避免各种竞技性活动。

(2)呼吸训练　呼吸训练主要指腹式呼吸。腹式呼吸的要点是在吸气时腹部隆起,让膈肌尽量下降;呼气时腹部收缩、把肺的气体尽量排出。呼气与吸气之间要均匀连贯,可以比较缓慢,但不可憋气,呼气与吸气之比为2∶1。

(3)坐位训练　坐位是重要的康复起始点,应该从第1日就开始。开始时可将床头抬高,把枕头或被子放在背后,这样有依托情况下的坐位的能量消耗与卧位相同,但心脏负荷实际上低于卧位,因上身直立体位使回心血量减少,同时射血阻力降低。床上、床边坐位训练5~10 min,每日2次。应让患者逐步过渡到无依托独立坐位。

(4)步行训练　步行训练从床边站立开始,先克服体位性低血压。在站立无问题之后,开始床上休息,开始床边步行一般强度为1.5~3.5 METs,运动时的心率比安静时增加15~20次/min,服用β受体阻滞剂的患者,心率增加10~15次/min,每日2次,每次记录运动量。注意每次训练前、中、后都需检测心率、血压及其他症状、体征等。此阶段患者的活动范围明显增大,因此监护需要加强。避免高强度运动,有上肢超过心脏平面的活动均为高强度运动,应该避免或减少此类运动。例如患者自己手举补液盐水瓶上厕所。此类活动的心脏负荷增加很大,常常是诱发意外的原因。

(5)大便　患者务必保持大便通畅,如果出现便秘,应该使用通便剂;患者有腹泻时也需要注意密切观察,因为过多的肠道活动可以诱发迷走神经反射,导致心律失常或心电不稳。提倡坐位大便,禁忌蹲位大便或在大便时过分用力。因为卧位大便时由于臀部位置提高,回心血量增加,使心脏负荷增加,同时由于排便时必须克服体位所造成的重力,所以需要额外用力(4METs)。

(6)上下楼　可以缓慢上下楼,下楼的运动负荷不大,而上楼的运动负荷主要取决于上楼的速度;必须保持非常缓慢的上楼速度,一般每上一级台阶可以稍事休息,以保证没有任何症状。可以自己洗澡,但要注意洗澡水的温度和避免在过热、过冷的环境中洗;可以做一些家务劳动及外出购物,但要循序渐进,逐步提高。每次20~30 min,频率为每日1~2次。活动强度为40%~50% HRmax,为确保安全性,应在进行较大强度活动时采用远程心电图监护系统监测,或在有经验的康复治疗人员的指导下进行。

(7)娱乐　可以进行有轻微体力活动的娱乐,但要避免气喘和疲劳,如室内外散步、医疗体操(如降压舒心操、太极拳等)、气功(以静功为主)、园艺活动等。

(8)康复方案调整与监护　如果患者在训练过程中没有不良反应,运动时心率增加<10次/min,次日训练可以进入下一阶段。运动中心率增加约20次/min,则需要继续同一级别的运动。心率增加超过20次/min或出现任何不良反应,则必须退回到前一阶段的运动级别,甚至暂时停止运动训练。为了保证活动的安全性,所有的新活动要在医生或心电监护下开始。在无任何异常的情况下,重复性的活动可以不连续监护。一般患者主张3~5 d出院,但要确保患者可持续步行200 m无症状和心电图无异常。

注意事项:康复治疗过程中应注意循序渐进,禁止过分用力,活动时不可有气喘和疲劳。所有上肢超过头顶的活动均为高强度的活动,应尽量避免或减少。训练时要注意保持一定的活动量,但日常生活和工作时应采用能量节约策略。比如制定合理的工作或日常活动程序,减少不必要的动作和体力消耗等,以尽可能提高工作和体能效率。如果心脏功能容量达到6 METs或以上时,脑力劳动和轻、中度体力劳动者即可恢复工作,这些患者可先做轻工作,只要运动实验合格(第8周)后,就可恢复原来的工作,否则就应调换工种。出院后每周需要门诊随访一次。任何不适均应暂停运动,及时就诊。

不能进行运动试验者,可通过步行或上楼时心脏情况来判断是否能恢复工作,例如15 min内走完1 600 m,如无异常,即表示其心脏功能容量已达到4～5 METs或5～6 METs;或能上2楼或3楼者即心脏功能容量达到5(或6)METs。见表8-11。

表8-11　冠心病Ⅱ期康复

活动内容	第1周	第2周	第3周	第4周
门诊宣教	1次	1次	1次	1次
散步	15 min	20 min	30 min	30 min×2次
厨房工作	5 min	10 min	10 min×2次	10 min×3次
看书或电视	15 min×2次	20 min×2次	30 min×2次	30 min×3次
降压舒心操	保健按摩学习	保健按摩×1次	保健按摩×2次	保健按摩×2次
缓慢上下楼	1层×2次	2层×2次	3层×1次	3层×2次

2. Ⅲ期康复护理

巩固Ⅰ、Ⅱ期康复成果,控制危险因素,改善或提高体力活动能力和心血管功能,恢复发病前的生活和工作。因人而异地制定康复方案,遵循学习适应和训练适应机制,达到量变到质变的过程,提高患者参与并坚持康复的主动性。

注意事项:咽喉部、胸部、心悸、肩背部疼痛或压迫感、脉律不整或突然减慢、面色苍白、气短、口唇发紫、头昏、眩晕、大汗等,应停止运动训练;若出现呕吐、恶心,失眠,疲劳恢复缓慢,心率过快(或恢复正常心率慢),呼吸快且持续10 min以上,肌肉、关节酸痛持续至次日,则说明强度过大,需适当降低运动强度。

(1)有氧运动　机体通过有氧代谢途径提供能量的运动称为有氧运动,这种运动通常为低、中等强度且持续时间较长的耐力运动,每周3次,每次至少30 min。运动形式常为肢体大肌群参与且具有节律性、重复性质的运动,如步行、踏车、登山、游泳、中国传统形式的拳操等。慢跑曾经是推荐的运动,但是其运动强度较大,下肢关节承受的冲击力显著,运动损伤较为常见,因此近年来已经不主动进行慢跑运动训练。

运动方式:分为间断性和连续性运动。间断性运动指基本训练期有若干次高峰靶强度,高峰强度之间强度降低。其优点是可以获得较强的运动刺激,同时时间较短,不至于引起不可逆转的病理性改变。主要缺点是需要不断调节运动强度,操作比较麻烦。连续性运动是指训练的靶强度持续不变,这是传统的操作方式,主要优点是简便,患者比较容易适应。

运动量:运动量是康复护理的核心,要达到一定阈值才能产生训练效应。合理的每周总运动量为700～2 000 cal(相当于步行10～32 km)。运动量<700 cal/周,只能维持身体活动水平,而不能提高运动能力。运动量>2 000 cal/周,则不增加训练效应。运动总量无明显性别差异。运动量的基本要素为:①运动强度,运动训练所必须达到的基本训练强度称之为靶强度,可用最大心率(HRmax)、心率储备、最大吸氧量(VO_2max)、METs等方式表达。靶强度与最大强度的差值是训练的安全系数。靶强度一般为40%～85% VO_2max 或METs，或60%～80% HRmax，或70%～85% Hrmax。靶强度越高，产生心脏中心训练效应的可能性就越大。②运动时间：即每次遇到锻炼的时间。靶强度运动一般持续10～60 min。在额定运动总量的前提下训练时间与强度成反比。准备活动和结束活动时间另外计算。③训练频率，指每周训练的次数。国际上多采用每周3～5 d的频率。合适运动量的主要标志运动是稍出汗，轻度呼吸加快但不影响对话，早晨起床时感觉舒适，无持续的疲劳感和其他不适感。

训练实施：每次训练都必须包括以下几种。①准备活动，主要目的是预热，即让肌肉、关节韧带和心血管系统逐步适应训练期的运动应激。运动强度较小，运动方式包括牵伸运动及大肌群活动，要确保全身主要关节和肌肉都有所活动，一般采用医疗体操、太极拳等，也可附加小强度步行。②训练活动，指达到靶训练强度的活动，中、低强度训练的主要机制是外周适应作用，高强度训练的机制是中心训练效应。③结束活动，主要目的是冷却，即让高强度兴奋的心血管应激逐步降低，适应运动停止后血流动力学改变。运动方式可以与训练方式相同，但强度逐步减小。

充分的准备与结束活动是防止训练意外的重要环节（75%心血管意外均发生在这两个时期），对预防运动损伤也有积极的作用。对于步行、踏车、循环训练的详细方法分别见表8-9～表8-11。

1）20周步行程序　见下表。

表8-9　20周步行（心脏功能容量<7 METs）

周	距离（km）	时间（min）	速度（m/min）	运动强度最大心率（%）	频率（次/周）
1	2.4	30	80	60～65	5
2	2.4	30	80	60～65	5
3	2.8	35	80	60～65	5
4	2.8	35	80	60～65	5
5	3.2	40	80	60～65	5
6	3.2	40	80	60～65	5
7	3.2	34	94	65～70	5
8	3.6	38	95	65～70	5
9	3.6	38	95	65～70	5
10	4	43	93	65～70	5
11	4	43	93	65～70	5
12	4	43	93	65～70	5
13	4.4	47	94	65～70	5
14	4.4	47	94	65～70	5

续表 8-9

周	距离(km)	时间(min)	速度(m/min)	运动强度最大心率(%)	频率(次/周)
15	4.8	45	107	70~80	5
16	4.8	45	107	70~80	5
17	4.8	45	107	70~80	5
18	4.8	45	107	70~80	5
19	4.8	45	107	70~80	5
20	4.8	45	107	70~80	5

2)踏车训练　运动试验结果:600 KPM/min 因出现症状而中止运动的第一次运动处方运动强度最大量的75%,第1周反复6次,每次12 min;第2周反复7次,每次14 min;第3周反复8次,每次16 min。

表 8-10　间歇踏车训练

运动分期	累计时间(min)	强度(KPM)	时间(min) 运动:休息	频率(次)
热身期	0~3	150	2:1	1
	4~6	300	2:1	1
运动期	7~21	450	2:1	6
	25~27	300	2:1	1
冷却期	28~30	150	2:1	1

3)循环训练程序　轮流应用多种设备,如划船、踏车、手摇功率车、二阶梯、肩关节运动器等,在热身运动后,在一种设备上运动数分钟后休息数分钟。再到另一种设备上运动,如此循环地进行训练,结束后做冷却活动,循环训练既训练下肢,也训练上肢,即进行动态的等张运动,也进行静态的等长运动。这对体力劳动者的职业康复很有帮助,但容易引起高血压反应,因此高血压病患者甚用。此期康复进行2~3个月后,进行运动试验的复查,心脏功能容量≥7 METs者可转入下一步。如无特殊情况,用每一号处方持续训练1个月,再换用下级处方。

表 8-11　以后的运动处方

处方号	(强度 KPM)	时间(min) 运动:休息	频率(次)
1	450	2:1	6~9
2	450	2:1	7~10
3	450	3:2	6~9
4	450	3:2	7~10
5	450	4:2	6~9
6	450	4:2	7~10
7	600	2:1	6~9

(2)性功能障碍及健康　Ⅲ期康复应该将恢复性生活作为目标(除非患者没有需求)。判断患者是否可以进行性生活的简易实验有以下几种。①上二层楼实验(同时做心电监测):通常性生活心脏射血量约比安静时高 50%,这和快速上二层楼的心血管反应相似;②观察患者能否完成 5~6 METs 的活动,因为采用放松体位的性生活最高能耗 4~5 METs。日常生活中看精彩球赛时的心率可能会超过性生活。在恢复性生活前应该经过充分的康复训练,并得到经治医师的认可。应该教育患者采用放松姿势和方式,避免大量进食后进行。必要时在开始恢复性生活时采用心电检测。

冠心病康复的分期和急性心肌梗死康复中的危险分组见表 8-12,表 8-13。

表 8-12　冠心病康复的分期

康复分期	患者情况	地点	内容	大致时间
Ⅰ	急性心肌梗死后 冠状动脉手术后	医院	住院期	6~14 d
Ⅱ	同上,出院后	家庭	恢复期	8~12 周
Ⅲ	同上,出院后 中、高危患者	康复中心	维持期 监护阶段	4~6 个月(或 12 个月)
Ⅳ	同上,维持康复 疗效,预防冠心病	家庭	维持期 非监护阶段	不定

表 8-13　急性心肌梗死康复中的危险分组指南

危险组别	特点
Ⅰ:低危	住院时无临床并发症 无心肌缺血迹象 心脏功能容量>7 个代谢当量(METs) 正常左室功能(LVEF>50%) 无严重室性异位心律
Ⅱ:中危	ST 段水平或下斜型降低≥2 mV 左室功能中等或较佳(LVEF 35%～49%) 心绞痛发作形式改变或新近发生的心绞痛
Ⅲ:高危	以前或近期心肌梗死波及左室≥35% 休息时 LVEF<35% 运动负荷测验时收缩压不升或上升<10 mmHg 入院后缺血性胸痛持续或反复发作历时 24 h 以上 心脏功能容量<5 METs,测验时伴有低血压反应或 ST 段下降 0.1 mV 住院中有充血性心力衰竭,或运动测验心率 135 次/min 时 ST 段下降≥0.2 mV 严重室性异位心律

六、康复护理指导

1. 疾病常识宣教

向患者及家属介绍心脏结构、功能、冠状动脉病变,药物治疗的作用及运用的重要性;避免竞技性活动。

2. 危险因素宣教

向患者及家属介绍冠心病的危险因素,生活行为与冠心病的影响关系。定时监测空腹血脂水平、体重指数,以及近期降脂药物治疗情况,预防糖尿病、高血压、高脂血症。

3. 饮食指导

估测每天热量摄入,给予低脂、易消化饮食,避免摄入酸、辣、刺激性食物;勿食或少食脂肪、胆固醇含量高的食物;戒烟酒,同时注意避免被动吸烟;维持适当的钾、钙、镁的摄入,多吃水果、蔬菜、大豆及豆制品。测定体重指数,防止肥胖。

4. 了解心理障碍程度

如抑郁、焦虑、孤独、生气、情绪易激动等。通过个人或小组形式进行咨询和教育,使患者改变不正确的生活方式和树立健康行为的自信心,教会患者处理应激的技巧和放松方法等。

5. 注意周围环境因素对运动反应的影响

包括寒冷和炎热气候要相对降低运动量和运动强度,避免在阳光下和炎热气温时剧烈运动(理想环境:温度 4～28 ℃,风速<7 m/s);穿戴宽松、舒适、透气的衣服和鞋子;上坡时要减慢速度;饭后不作剧烈运动;感冒或发热症状和体征消失 2 d 以上再恢复运动。

训练必须持之以恒，如间隔 4 ~7 d 以上，再开始运动时易稍降低强度，避免过度训练。

6. 药物应用

识别心绞痛、心肌梗死临床表现，熟悉硝酸甘油的使用注意事项：随身携带，保证药物有效，避光保存；如发生心绞痛立即舌下含服，如无效可连服 3 次；服用后应取坐位或卧坐；若服用 3 次仍无效则高度怀疑心肌梗死，应立即送医院诊治；硝酸甘油不要与酒精、咖啡、浓茶同时服用。应定期到医院做身体检查。

7. 自我预防

要求能识别运动过程中出现的症状和体征。做任何运动以心率作为监护标准，教会患者测量脉搏的方法，一般比安静心率增加 20 次/min 来控制；若有气短、头晕、不寻常的心悸等症状，应及时到医院就诊；预防便秘，食用高纤维素的食物及含果胶多的水果，高纤维素蔬菜，如金针菜、芹菜、竹笋、豆芽等，含果胶多的水果有苹果、梨等

小　结

- COPD 患者康复护理措施
  - 中国传统的康复护理措施
  - 心理康复护理措施
  - 营养支持
  - 作业治疗
  - 提高活动能力的训练
    - 肢体锻炼
    - 氧疗
    - 有氧训练
  - 放松练习
  - 呼吸训练
    - 胸背畸形的姿势矫正练习
    - 膈肌起搏治疗法
    - 吞咽呼吸法
    - 缩唇呼吸
    - 呼气训练
    - 吸气训练
    - 腹式呼吸训练
  - 呼吸道通畅护理
    - 胸部叩击
    - 体位引流
    - 指导患者进行有效咳嗽
    - 湿化呼吸道
    - 勤翻身
    - 合适的体位

- 冠心病护理康复护理措施
  - Ⅰ、Ⅱ期康复护理措施
    - 活动
    - 呼吸训练
    - 坐位训练
    - 步行训练
    - 大便
    - 上下楼
    - 娱乐
    - 康复方案调整与监护
  - Ⅲ期康复护理
    - 有氧运动
    - 性功能障碍及健康

练习题

一、名词解释

1. 慢性阻塞性肺疾病　2. 冠状动脉粥样硬化性心脏病

二、选择题

1. 以下有关慢性阻塞性肺疾病患者氧疗的目的描述错误的　(　　)

A. 增加可利用氧　B. 提高血氧饱和度

C. 提高动脉血氧分压　D. 提高肺泡内氧分压

E. 使肺功能恢复正常

2. 慢性阻塞性肺疾病患者家庭氧疗的流量(L/min)是　(　　)

A. 1 ~2　B. 2 ~3

C. 3 ~4　D. 4 ~5

E. 5 ~6

3. 协助慢性阻塞性肺疾病患者训练腹式呼吸时,护士一手放在患者的　(　　)

A. 腹部　B. 腰部

C. 背部　D. 膝部

E. 下胸部

4. 慢性阻塞性肺疾病患者在日常生活活动中的呼吸方式采取正确的是　(　　)

A. 加快呼吸频率　B. 摒住吸气

C. 摒住呼气　D. 胸式呼吸

E. 腹式呼吸

5. 冠状动脉粥样硬化性心脏病的饮食　(　　)

A. 低胆固醇、高纤维素、低盐、少饮酒

B. 低动物蛋白、低胆固醇、少糖少盐、适量蛋白

C. 低盐、低脂肪、高蛋白、高糖

D. 低盐、低脂肪、低蛋白、高维生素

E. 高糖、高脂肪、高维生素、适量蛋白质

6. 下列不属于冠心病的危险因素 （　　）

A. 高血压　　B. 高血脂

C. 高血糖　　D. 高体重

E. 高身长

三、简答题

1. 如何判定冠心病?

2. 慢性阻塞性肺疾病的康复护理措施有哪些?

3. 冠心病的康复护理措施有哪些?

（河南医学高等专科学校　巩金培）

第九章

其他常见疾病的康复护理

学习目标

【知识目标】

1. 能够准确复述烧伤、糖尿病、恶性肿瘤、骨质疏松的概念;对烧伤、糖尿病、恶性肿瘤、骨质疏松的患者进行康复护理指导;准确对糖尿病进行诊断和分类。

2. 能够识别烧伤的面积及深度,能够准确进行烧伤分度,正确对烧伤病程分期。

3. 能够说出烧伤患者瘢痕皮肤护理的注意事项;糖尿病足的护理措施。

4. 学会对烧伤患者加压治疗的方法。

5. 能简述糖尿病患者运动训练的实施方法;骨质疏松患者的运动治疗方法。

【能力目标】

1. 能够制定糖尿病患者的运动处方。

2. 能够准确对糖尿病患者制定食谱;对癌痛进行评定。

3. 能够采用 Barthel 指数测定肿瘤患者日常生活活动能力。

【素质目标】

1. 尊重患者主观感受,注意发挥患者的主观能动性。

2. 具有良好的职业道德和行为规范。

3. 培养团队意识、合作精神以及高度的责任感。

4. 树立整体康复护理思想。

第一节 烧 伤

【引导案例】

患者,男,27 岁,10 kV 电压电烧伤右上肢、左上肢及双足,其中查体见右腕屈侧 5.0 cm×5.0 cm 大小创面,屈指浅肌腱外露,周围皮肤焦煳部分肌肉外翻烧焦,左肩部及前臂创面局限皮肤色为“黑皮革”样,双足外侧不规则创面存在,伤后 1 h 入院。

请问：

1. 该患者创面应如何修复？

2. 该患者可能会出现哪些功能障碍？

一、概述

烧伤在日常的生活中很常见，一般是指热力，包括热液（水、汤、油等）、蒸汽、高温气体、火焰、炽热金属液体或固体（如钢水、钢锭）等所引起的组织损害，主要指皮肤和或黏膜，严重者也可伤及皮下和（或）黏膜下组织，如肌肉、骨、关节甚至内脏。其年龄组的分布年少到年老皆有，高危人群则在 20～30 岁。烧伤对患者所产生的不仅是身体外观的损伤，而且也会造成情绪极大的波动和心灵的创伤，烧伤的康复显然是提高最终疗效的一个十分重要的课题。

二、主要功能障碍

1. 凝血功能障碍

由于大面积烧伤患者的休克、组织创伤、全身感染等原因，打破了机体凝血-抗凝血动态平衡，患者常常伴有不同程度的凝血功能障碍。

2. 心功能障碍

烧伤后心脏并发症与休克、应激、电解质紊乱及侵袭性感染有关，常见的有心律失常、心力衰竭、心肌梗死、心肌炎等。心律失常有窦性心动过速、阵发性室上性心动过速、室性心动过速、窦性心动过缓、心房纤颤等，其中窦性心动过速最常见。

3. 多器官功能障碍综合征

重度烧伤患者常合并多器官功能障碍综合征。对于此类患者采取尽早纠正休克，预防和控制感染，维持通气效能，早期肠道喂养及重要器官功能的维护等治疗及综合护理措施。

4. 呼吸功能障碍

烧伤时吸入高热空气或强烈化学毒性的烟雾，直接损害肺组织，是烧伤早期并发呼吸功能衰竭最重要的原因。

5. 心理障碍

烧伤不仅可引起生理功能上的改变，而且可引起心理上的改变，这一改变可归入悲伤反应的范畴。针对烧伤患者不同时期病情特点及心理状态、思想活动，积极做好心理护理。

6. 精神障碍

患者自烧伤发生开始经历一个遭受生理、心理和社会等多种因素干扰的漫长历程，在这一历程的不同阶段，精神障碍的发生及其诱因各有其特点。精神障碍可分为 3 个时期，即生理反应期、心理反应期和社会反应期。

三、康复护理评估

(一)烧伤面积的评估

通常评估烧伤面积大小的方法为“九分法”,即:
(1)头部　9%体表面积。
(2)一侧上肢　9%体表面积。
(3)一侧下肢　18%体表面积。
(4)前躯干　18%体表面积。
(5)后躯干　18%体表面积。
(6)会阴　1%体表面积。

手掌法常用于小面积烧伤的评估,以伤者本人的一个手掌(指并拢)占体表面积1%计算。

(二)烧伤深度的评估

(1)表层烧伤　表皮和真皮上部损伤。
(2)深层烧伤　表皮及大部分真皮损伤。
(3)全层烧伤　全层皮肤损伤。

(三)烧伤程度的评估

根据临床表现,烧伤可以分为:

1. Ⅰ度烧伤

Ⅰ度烧伤又称红斑性烧伤,仅伤及表皮的一部分,但生发层健在,因而增殖再生能力活跃,常于3~5 d内愈合,不留瘢痕。

2. 浅Ⅱ度烧伤

伤及整个表皮和部分乳头层。由于生发层部分受损,上皮的再生有赖于残存的生发层及皮肤附件,如汗腺及毛囊的上皮增殖。如无继发感染,一般经1~2周左右愈合,亦不留瘢痕。

3. 深Ⅱ度烧伤

烧伤深及真皮乳头层以下,但仍残留部分真皮及皮肤附件,愈合依赖于皮肤附件上皮,特别是毛囊突出部内的表皮祖细胞的增殖。如无感染,一般需3~4周自行愈合,常留有瘢痕。

4. Ⅲ度烧伤

Ⅲ度烧伤又称焦痂性烧伤。一般指全程皮肤的烧伤,表皮、真皮及皮肤附件全部毁损,创面修复依赖于手术植皮或皮瓣修复。

根据烧伤的严重性,又可分为:
(1)轻度烧伤　Ⅱ度以下烧伤总面积在9%以下。
(2)中度烧伤　Ⅱ度烧伤面积10%~29%或Ⅲ度烧伤面积不足10%。

(3)重度烧伤　总面积30% ~49%或Ⅲ度烧伤面积10% ~19%或Ⅱ度、Ⅲ度烧伤面积虽不达上述百分比,但已发生休克等并发症、呼吸道烧伤或有较重的复合伤。

(4)特重烧伤　总面积50%以上或Ⅲ度烧伤20%以上或已有严重并发症。

(四)烧伤临床分期

1. 急性期

自烧伤时起至部分烧伤皮层上皮化或全层烧伤扩创时止,表层烧伤于两周内痊愈康复。

2. 制动期

自植皮起至移植物血管化止。

3. 恢复后期

稳定的上皮覆盖部分烧伤区或植皮创面及皮肤深面有瘢痕形成。此期的成熟可延续至2年或数年。

烧伤护理评定除了烧伤的面积和深度以外,还要评定以下项目:①过去的疾病史,社会关系和职业史;②合并伤;③心理状态;④关节活动范围;⑤活动能力;⑥行走能力;⑦各种感觉能力;⑧日常生活活动能力。烧伤常见后遗症之一是肥厚性瘢痕,它即影响美观,又影响关节活动和发汗散热等功能,造成严重的心理障碍。护理评定时除应考虑肥厚性瘢痕的大小和部位外,还要考虑其厚度、弹性和成熟程度。

四、康复护理原则与目标

(1)通过良好的康复护理措施尽量控制和减少瘢痕的形成。

(2)通过运动、物理因子、药物等康复手段,患者的瘢痕尽量得到恢复。

(3)通过正确的体位摆放,及时进行功能锻炼、物理治疗等,患者关节不发生或少发生挛缩、畸形、僵硬等导致的功能障碍。

(4)通过作业疗法尽可能恢复患者ADL能力。

(5)通过康复治疗、训练、心理支持,患者能重建自信、回归社会。

五、康复护理措施

(一)一般护理

1. 呼吸道护理

保持呼吸道通畅、吸氧、吸痰,必要时做气管插管或气管切开。

2. 补充血容量

经静脉导管输液。

3. 监护

调整补液速度以维持正常血压,观察脉搏、血压、静脉扩张情况或中心静脉压。预防水肿和充血性心力衰竭。定期检查血常规、血球压积、尿比重及血生化指标。注意低蛋白、低钠、低钾、酸中毒发生、经常测定体温。

4. 预防感染

肌肉或静脉注射广谱抗生素,注射破伤风疫苗,加强创面护理。

5. 创面处理

用无菌水和肥皂水清洗创面,剪去水疱,清除表面污物,用无菌压舌板将一层磺胺嘧啶银霜涂抹创面,然后用绷带覆盖,每日更换。

6. 焦痂切开

四肢Ⅲ度烧伤后组织水肿,可致血循环障碍。若脉搏减弱至消失,肢体发凉,毛细血管再充盈时间长,确定为周缘性缺血,应将紧束的焦痂切开减压。

7. 焦痂切除及植皮

伤后 1 ~4 d 病情稳定后,切除焦痂可避免组织坏死、感染及愈合延迟。

8. 姿势处理

大面积烧伤患者每隔 2 h 换体位一次,以防压疮和肺部感染。可采用翻身床或波浪床。安置好身体各部位的姿势,舒服姿势常常是挛缩姿势,必须用绷带、布垫、夹板、矫形器等维持肢体在适当位置上。

(二)治疗护理

1. 瘢痕皮肤

皮肤护理是烧伤瘢痕处理和功能恢复的重要组成部分,创面新生皮肤脆弱、弹性低、皮脂腺和汗腺少。新生皮肤在最初几个月内与深部真皮层未牢固附着,加在皮肤上的切力会使表皮与真皮间的纤维折断,形成水疱。手和臂最易发生水疱,需穿戴上合适的手套、袜或压力背心,以保护皮肤免受切力损伤。若形成水疱,应穿刺抽液,用轻加压敷料压迫数天,使皮肤愈合,以免再形成创面。

烧伤愈合后因皮脂腺减少,皮肤常干燥而薄、易裂、发痒。按摩会使脆弱的表皮和皮床分离,应禁止施行,1 年内避免暴晒移植的皮肤,在保护皮肤的同时,要鼓励患者进行功能活动。

2. 运动疗法

病情许可者应早期离床活动,从坐椅到辅助行走,逐渐增至全部主动活动。应用高扶手助行器行走架帮助上肢高举及握物。拟定离床活动程序,避免太痛苦的反复锻炼。不合作者每日 2 次做受累关节最大范围的被动运动。创面基本愈合,移植皮肤生长良好,已有瘢痕挛缩,功能有不同程度障碍时,应采用下列运动疗法。

(1)按摩　按摩可帮助瘢痕软化,开始用轻手法、按压法。随着瘢痕的老化,手法可逐渐加重。按压频率要慢,手法柔和,不断变换部位,以免损伤新生皮肤。

(2)徒手体操　有针对性地编出体操程序,做主动练习,逐渐扩大关节活动范围。

(3)牵引　对已发生挛缩的关节,采用牵引及按摩配合主动运动,牵伸至一定程度才放松,逐渐扩大范围。按具体情况同时采用压力衣或矫形器。

(4)器械运动　对挛缩的瘢痕可用器械协助运动。伸指障碍在分指板上运动;屈指、握拳障碍用握力练习器或捏橡皮球;肘关节功能障碍用体操棒、滑轮、重锤、哑铃、划船浆运动;髋、膝关节功能障碍用固定自行车运动等。

3. 作业治疗

作业治疗包括日常生活能力的锻炼和上肢功能的锻炼。

(1)日常生活锻炼　大面积烧伤长期卧床者在创面愈合后,要学习自己翻身、挺胸、抬臂、向床边移动。当手创伤愈合,肘能伸屈时,可自己洗漱、持碗及匙进食,学会穿衣及个人自理。长期卧床患者先将下肢下垂床边,每日3次,每次15～30 min,使下肢血循环适应站立,几天后原地站立,然后步行、上厕;对下肢、膝、踝关节烧伤者,上厕要专门训练,先用高坐椅,逐步改为低坐椅及下蹲。

(2)上肢功能的锻炼　当烧伤创面愈合比较牢固,经得起碰压后,可开始上肢功能锻炼,包括:手持锤子敲打,手持钳子操作,木工训练锯木,电工训练安装电灯,脑力劳动者训练书写、打算盘、绘画,妇女训练缝衣服、织毛衣等。

4. 加压治疗

一般伤后21 d以上愈合的烧伤不论任何年龄均应行预防性加压治疗。烧伤后10～21 d,尤其是21 d以上愈合的创面,持续施加与毛细血管压力(25 mmHg)相近的压力,可使胶原纤维束重新排列,瘢痕相对缺血,阻碍胶原纤维合成。加压治疗必须持续进行,除了洗涤、涂润滑剂、进食等外,每日需加压治疗23 h,持续半年至3年,直到瘢痕成熟、变白、柔软、平坦。

(1)弹力绷带　在四肢的包扎应从远到近行8字形缠绕,从紧到松,在腋部应借助半圆形海绵垫置于腋下,创面未完全愈合时即可用弹力绷带包扎,但压力应<1.33 kPa,逐渐增加至患者可忍受的程度,以肢端无发绀或水肿为原则。

(2)压力衣　为弹性较好的尼龙织物制成。压力均匀、规格齐,并可根据患者量体裁衣,效果较好,这种方法必须在医护人员指导下进行才能取得最佳疗效。应告诉患者必须24 h持续穿戴,12～24 h更换一套,不用失去弹力的压力套,皮肤破溃时处理后暂改弹力绷带,薄的丝、棉织品作衬里。

(3)压力垫　目前主要为聚乙烯树脂海绵和硅酮胶泡沫两种材料,用于某些人体解剖部位为凹面的区域作衬垫以增加压力,需医护人员按照需要裁剪成不同形状,垫在瘢痕与压力垫之间。

(4)热塑夹板　目的是维持关节正常的姿势和功能位置,对抗瘢痕挛缩。已经发生瘢痕挛缩或关节脱位、半脱位时可应用热塑夹板进行矫正。

5. 心理问题

烧伤是一种突发性的,不可预测的意外事件,患者在没有任何征兆的情况下受到伤害,患者情绪易烦躁、恼怒、恐惧、焦虑、失落、悲观、绝望,对生活生存失去信心,有的甚至放弃治疗,放弃生命。因此心理护理对烧伤患者至关重要,只有给予患者良好的心理护理,才能消除或减轻患者的心理障碍,减轻患者痛苦,提高患者的生存质量。

(1)烧伤的早期　由于突然的创伤,患者有恐惧、悔恨、埋怨的心理,表现为烦躁不安,精神恍惚,对疼痛不能忍受等。此期对患者应进行耐心的心理疏导,同时要讲解各种康复治疗措施的意义及作用,给患者介绍治愈的典型病例,树立患者的治疗信心,取得患者的主动配合。

(2)创面愈合期　患者往往会出现瘢痕挛缩、关节畸形,特别是头面部的烧伤,面容遭到毁坏的患者,思想负担很重,甚至有轻生的念头。医护人员要态度热情和蔼,避免刺激性语言,开导患者正确对待伤病残。同时要做好患者家属的思想工作,特别是患者的对象或配偶,应该给予患者无微不至的关怀,使患者得到温暖,看到将来的幸福。

(3)烧伤后期　心理护理着重于对患者以后的生活和工作做出适当的安排,解除患者的后顾之忧。

六、康复护理指导

1. 环境准备指导

指导家属每日室内通风 2 次,每次 15 ~ 30 min,地面用消毒液每日消毒 2 次,室温为 18 ~ 20 ℃、湿度 40% ~ 50%。为患者创造一个安静、整洁、舒适的环境。

2. 饮食指导

忌烟、酒及辛辣刺激性食物,指导患者进食优质高蛋白饮食,如鱼、虾等,避免紫外线强光照射,预防色素沉着及瘢痕增生。良好的饮食习惯对病情康复及减少并发症的发生均有显著作用,是康复护理指导的重要组成部分。

3. 肢体功能锻炼指导

功能锻炼的方法采取主动活动与被动活动相结合,康复训练与日常生活相结合的方法,在主动与被动活动中还可以借助康复器械如铁球、握力器等来促进各关节功能恢复。烧伤早期即应注意保持各部位于功能位,指导并帮助患者进行早期功能锻炼。当患者创面开始愈合时,即可开始进行缓慢的主动与被动运动,每日进行多次,活动度由小到大。创面基本愈合则以恢复肢体功能,增强肌力,预防瘢痕挛缩为主。主动活动过程中,指导患者哪里最紧就活动哪里,活动先从不痛部位开始,活动度由小到大,活动范围逐渐扩至疼痛部位。“疼痛关”往往是主动活动的最大障碍,应鼓励患者战胜疼痛,持之以恒。卧床期间可练习闭眼、张口、双臂上举、外展、屈伸肘、腕、握拳、伸指等活动。双下肢练习肌肉收缩、直腿抬高、屈伸髋、膝、踝关节,尤其注意练习足背屈。各个部位循序活动,每日 2 次,每次 15 ~ 30 min。病情允许后,应鼓励尽早下床活动,可用手扶床栏做下蹲运动,下肢练习膝关节屈曲运动,上肢烧伤患者可鼓励用患肢做日常运动和功能性活动。同时指导患者被动活动,常用于已牵拉挛缩、粘连的各关节,改善关节活动度,使挛缩的瘢痕放松,动作须平稳、轻缓。用力以患者能耐受为度,切忌暴力按摩、推拿、牵拉。

4. 残余创面护理指导

残余创面的处理是烧伤患者治疗中较为困难的问题。在康复期,大部分烧伤创面已愈合,但残余创面及部分新生皮肤未愈合。应加强对残余创面的换药,注意保护新生皮肤。同时加强对病房环境的管理,减少探视人员进出。

5. 压力疗法指导

坚持压力疗法是目前公认的防治瘢痕的有效措施,可给予穿戴医用弹力套或绷带等。坚持一早、二紧、三持久的原则:早即在瘢痕未隆起之前开始加压;紧是指在不影响远端血运的前提下愈紧愈好;久即每天 24 h 连续加压,压迫 6 个月以上。

6. 作业疗法指导

根据烧伤患者全身愈合情况有目的、有针对性日常生活活动、职业劳动中挑选一些作业对患者进行训练，从而改善和恢复患者的日常生活、学习和劳动能力。对能下床活动的患者每日上、下午分别让其在室内活动 1 h，可做力所能及的日常活动，如吃饭、穿衣、如厕、走路、做体操等，从锻炼自己的生活能力开始扩大到参加轻体力劳动，进而达到生活自理。

第二节　糖尿病

【引导案例】

患者，男，40 岁，已婚，职工。患者于 2017 年 8 月无明显诱因出现多尿、口干、多饮、多食伴消瘦，近 1 周左右多饮、多食症状加重，并有全身乏力、眼睑浮肿症状，今为求进一步诊治住院治疗。查体：体温 36.5 ℃，脉搏 86 次/min，呼吸 20 次/min，血压 136/76 mmHg。空腹血糖 11.2 mmol/L，OGTT2 小时血糖 15.3 mmol/L，BUN 18 mmol/L，Crea 310 μmol/L，尿蛋白+，尿葡萄糖 2+。

请问：

1. 如何对该患者进行康复护理评估？
2. 对该患者提出相应的康复护理措施。

一、概述

（一）定义

糖尿病（diabetes mellitus，DM）是一组以高血糖为特征的代谢性疾病。高血糖则是由于胰岛素分泌缺陷或其生物作用受损，或两者兼有引起。糖尿病时长期存在的高血糖，导致各种组织，特别是眼、肾、心脏、血管、神经的慢性损害、功能障碍。病情严重或应激时可能发生急性严重代谢紊乱，如糖尿病酮症酸中毒等。

根据国际糖尿病联盟（International Diabetes Federation，IDF）统计，2011 年全球糖尿病患者人数已达 3.7 亿，其中 80% 在发展中国家，估计到 2030 年全球将有近 5.5 亿糖尿病患者。2011 年全球共有 460 万人死于糖尿病，当年糖尿病的全球医疗花费达 4 650 亿美元。随着我国人口老龄化、城市化进程加快，我国的糖尿病患病率显著增加，近几十年来呈爆炸式增长，2010 年中国国家疾病控制中心和中华医学会内分泌学分会调查了中国 18 岁以上人群糖尿病的患病情况，证实我国糖尿病的患病率从 80 年代的 0.67% 升高到 2010 年的 11.6%，同时我国已经成为世界上糖尿病患者数最多的国家。

（二）危险因素

糖尿病的危险因素分为可控制和不可控制两大类。

1. 不可控制的危险因素

不可控制的危险因素主要包括遗传因素、年龄、先天的子宫内营养环境不良。糖尿病有明显的遗传倾向,2 型糖尿病的遗传倾向更加明显,患者的直系亲属糖尿病的患病率高于无家族史人群的 4 ~ 8 倍。糖尿病的发病率随年龄增长而逐渐增加。子宫内营养不良可致胎儿体重不足,而低体重儿在成年后肥胖,则发生糖尿病和胰岛素抵抗的机会增加。

2. 可控制的危险因素

(1)超重和肥胖　肥胖是 2 型糖尿病最常见的危险因素之一。超重和肥胖人群患 2 型糖尿病的危险分别是体重正常人的 2.4 倍和 3.4 倍。向心性肥胖与 2 型糖尿病的关系更为密切,BMI 相同而腰臀围比值更大者 2 型糖尿病发病率更高。肥胖的时程越长,2 型糖尿病的发病危险也越高。

(2)膳食因素　高热能饮食是 2 型糖尿病明确的重要膳食危险因素。摄取高脂肪、高蛋白、高糖类和缺乏纤维素的膳食也可能与 2 型糖尿病的发生有关。

(3)缺乏运动　体力活动不足增加 2 型糖尿病发生的危险。缺乏运动的人与喜欢运动的人相比,2 型糖尿病的患病率相差 2 ~ 6 倍。

(4)病毒感染　主要引起胰岛炎,导致胰岛素分泌不足而致 1 型糖尿病。

(5)妊娠　在妊娠期间发生的糖尿病为妊娠糖尿病,常随分娩转化为正常,但 5 ~ 10 年后糖尿病的发生率为 33.3%。

(三)诊断

中华医学会糖尿病学分会建议在我国人群中采用 WHO(1999)诊断标准(表 9-1)。

表 9-1　糖尿病诊断标准

诊断标准	静脉血浆葡萄糖水平(mmol/L)
典型糖尿病症状(多饮、多尿、多食、体重下降) 加上随机血糖检测 或	≥11.1
空腹血糖检测 或	≥7.0
葡萄糖负荷后 2 h 血糖检测 无糖尿病症状者,需改日重复检测	≥11.1

空腹状态是指至少 8 h 没有进食热量;随机血糖指不考虑上次用餐时间,一天中任意时间的血糖。所以指标需重复一次确认,诊断才能成立

(四)临床表现

1 型糖尿病患者的典型症状包括多饮、多尿、多食及体重减轻。2 型糖尿病患者上述

的各种症状可能不明显,容易被忽略。糖尿病患者还会有一些不典型的症状,如经常感到疲乏、视力下降、皮肤瘙痒、手足麻木、伤口愈合缓慢、经常或者反复发生感染、容易饥饿等。

(五)分型

糖尿病的分型目前多采用WHO(1999年)的糖尿病病因学分型体系。主要根据病因学证据将糖尿病分四大类,即1型糖尿病、2型糖尿病、妊娠糖尿病和特殊类型糖尿病。1型糖尿病、2型糖尿病以及妊娠糖尿病是临床上常见的类型。1型糖尿病病因和发病机制尚不清楚,其显著的病理生理学特征是胰岛B细胞数量显著减少和消失所导致的胰岛素分泌显著下降或缺失,多见于青少年。2型糖尿病的病因和发病机制目前亦不明确,其显著的病理生理学特征为胰岛素调控葡萄糖代谢能力的下降(胰岛素抵抗)伴随胰岛B细胞功能缺陷所导致的胰岛素分泌减少(或相对减少),多见于40岁以上的中老年。妊娠期糖尿病是在妊娠期间被诊断的糖尿病或糖调节异常,不包括已经被诊断的糖尿病患者妊娠时的高血糖状态。在我国糖尿病患者群中,以1型糖尿病为主,2型糖尿病占90%以上,1型糖尿病约占5%,其他类型糖尿病仅占0.7%。

二、主要功能障碍

(一)生理功能障碍

糖尿病的病程长,长期血糖监测不佳可以导致眼、肾脏、心、脑、血管以及神经等慢性并发症,是糖尿病致残致死的主要原因。

1. 糖尿病性心血管病变

糖尿病微血管病变累及心肌组织,引起心肌广泛性坏死损坏,可诱发心力衰竭、心律失常、心源性休克和猝死。糖尿病大中动脉粥样改变、可引起冠心病,出现胸闷、胸痛、心悸等表现,甚至发生心肌梗死危及生命。

2. 糖尿病视网膜病变

糖尿病视网膜病变是糖尿病高度特异性的微血管并发症,是导致成人失明的主要原因。病程超过10年的糖尿病患者,大部分合并不同程度的视网膜病变,轻者由于血管渗出导致视力模糊,重者发生继发性视网膜脱落进而失明。此外,糖尿病还可引起黄斑病、白内障、青光眼等导致视力障碍乃至失明。

3. 神经功能障碍

糖尿病微血管病变可引起神经组织缺血、缺氧和营养不良。糖尿病大中动脉粥样硬化可侵犯大脑动脉,引起缺血性或出血性脑血管病。临床上有黑矇、失语、偏盲、相应的运动和感觉障碍、意识障碍等表现,甚至危及生命。

4. 泌尿生殖功能障碍

糖尿病微血管病变和大中动脉粥样硬化均可累及肾脏,引起毛细血管间肾小球动脉硬化和肾动脉硬化。临床上出现肾功能减退,伴有高血压、水肿,最终发生氮质血症、肾衰竭。糖尿病也可引起月经失调和性功能障碍。

5. 感觉功能障碍

糖尿病大中动脉粥样硬化可引起肢体动脉硬化,以下肢病变常见,常常表现为下肢疼痛、感觉异常,严重时可导致肢端坏疽。糖尿病神经病变以周围神经病变最常见,通常呈对称性,由远至近发展,下肢病变较上肢严重,感觉功能较易受累,病情进展缓慢。

6. 运动功能障碍

糖尿病皮肤改变可多种多样,常见的有糖尿病性水疱病、糖尿病性皮肤病、糖尿病脂性渐进性坏死等。如果出现踝关节以下部位皮肤溃疡、肢端坏疽或感染,是致残、截肢的主要原因。晚期由于皮肤破损和感染,形成经久不愈的溃疡,深及肌腱,导致骨破坏,引起步行功能障碍。糖尿病可加速骨关节炎发生,根据临床表现分为四类,即神经病变、有软组织溃疡的皮肤病变、关节脱位、关节肿胀和畸形,影响患者的运动功能。

7. 糖尿病足

糖尿病足是糖尿病最严重和治疗费用最高的慢性并发症之一,重者可导致截肢。糖尿病患者下肢截肢的相对风险是非糖尿病患者的 40 倍。近年的调查显示,我国三甲医院非创伤性截肢患者中约有 1/3 为糖尿病所致。大约 85% 的截肢是由于足部溃疡引发的,15% 左右的糖尿病患者会在其一生中发生足溃疡。因此,对糖尿病患者应加强糖尿病足的预防教育,定期检查患者是否存在糖尿病足的危险因素,教育患者及其家属做好足部的保护。

(1) 足部的卫生与护理　每天检查双足,特别是足趾间;有时需要有经验的他人来帮助检查足;定期洗脚,用干布擦干,尤其是擦干足趾间;洗脚时的水温要合适,低于 40 ℃,不宜用热水袋、电热器等物品直接保暖足部;避免赤足行走;避免自行修剪胼胝或用化学制剂来处理胼胝或趾甲;穿鞋前先检查鞋内有无异物或异常;不穿过紧的或有毛边的袜子或鞋;足部皮肤干燥可使用油膏类护肤品;每天换袜子;不穿高过膝盖的袜子;水平地剪趾甲;由专业人员修除胼胝或过度角化的组织;一旦有问题,及时找到专科医师或护士诊治。

(2) 穿着合适的鞋袜　不合适的鞋袜可引起足溃疡。让患者学会选择合适的鞋袜。这类鞋子鞋内应该是有足够的空间,透气良好,鞋底较厚硬而鞋内较柔软,能够使足底压力分布更合理。

(二) 心理功能障碍

糖尿病患者由于要长期注意饮食、运动和药物治疗,患者容易产生厌倦、烦躁、痛苦的心理,尤其是治疗效果不佳或病情反复时。因此,应指导患者及家属了解疾病的性质、防治和保健,教育患者戒怒、戒躁、戒忧、戒悲,喜要适度,知足常乐,自得其乐,自我调节,自我放松,避免紧张超负荷。保持积极乐观的心理状态,解除不必要的思想负担,增强战胜病魔的信心,主动配合治疗,争取早日康复。

(三) 日常生活功能障碍

糖尿病患者可出现的全身症状有乏力、易疲劳等,患者的日常生活活动能力受到一定限制。若发生眼、脑、心、肾脏、大血管和神经系统并发症,则可出现日常生活活动严重受阻。

（四）参与能力障碍

由于糖尿病生理功能障碍或严重的心理功能障碍，不同程度地影响了患者的生活质量、劳动、就业和社会交往等能力。

三、康复护理评估

（一）生理功能评估

1. 血糖及胰岛 B 细胞功能评定

通过血糖、糖化血红蛋白、尿糖、胰岛素、C-肽功能等的监测来评定糖尿病患者的病情。

（1）血糖　血糖升高是目前诊断糖尿病的主要依据，血糖测定是判断糖尿病病情和控制情况的主要指标。

（2）糖化血红蛋白 Alc（GHbAlc）　红细胞在血液循环中寿命约为 120 d，所以，GHbAlc 测定可反映取血前 4～12 周血糖的总水平，成为糖尿病控制的重要监测指标之一，同时也是评价血糖控制方案的金标准。血糖控制未达到标准或治疗方案调整后，患者应每 3 个月检查一次。血糖控制达到标准后，应每年至少检查 2 次。

（3）其他检查　包括糖尿测定、胰岛素测定、C-肽功能测定、糖尿病抗体测定、血脂及水和电解质检测等。

2. 糖尿病慢性病功能评定

主要包括糖尿病眼部并发症、糖尿病肾病、糖尿病多发性神经病变、糖尿病足等的评定。

（1）糖尿病眼部并发症　以糖尿病视网膜病变最为常见，是主要的致盲眼病，糖尿病患者的致盲率是普通人群的 25 倍。糖尿病患者应定期检查眼底，通过眼底检查和荧光血管照影来评估糖尿病视网膜病变。糖尿病视网膜病变分为增殖型、非增殖型和糖尿病性黄斑水肿。非增殖型糖尿病视网膜病变为早期改变，增殖型改变是一种进展型改变，黄斑水肿可以与上述两型同时存在，如果病变已进入增殖期或非增殖性病变出现有临床意义的黄斑水肿时，应及时采取激光治疗，以使绝大多数糖尿病患者免于失明。

（2）糖尿病肾病　糖尿病肾病是糖尿病主要的并发症，也是 1 型糖尿病患者的主要死亡原因。尿微量蛋白（UAER）是诊断早期糖尿病肾病的重要指标，也是判断 DN 预后的重要指标。UAER<20 μg/min 为正常白蛋白尿期；UAER 20～200 μg/min，即微量白蛋白尿期，临床诊断为早期糖尿病肾病；当 UAER 持续>200 μg/min 或常规尿蛋白定量>0.5 g/24 h，即诊断为糖尿病肾病。

（3）糖尿病多发性神经病变　糖尿病对中枢和周围神经均可造成损害，最常见的是糖尿病多发性神经病变，其诊断必须符合下列条件：①糖尿病诊断明确；②四肢（至少双下肢）有持续疼痛和感觉障碍；③双踇趾或至少有一踇趾的振动觉异常-用分度音叉在踇趾末关节处测 3 次振动觉得均值小于正常同年龄组；④双踝反射消失；⑤主侧（按利手测算）腓总神经感觉传导速度低于同年龄组正常值的1个标准差。

（4）糖尿病足 ①神经病变评定：应用Semmes_Weinstein5.07（10 g）的尼龙纤维丝进行检查，将尼龙丝垂直置于皮肤表面，沿着足的周边接触，整个按压尼龙丝，问患者是否有感觉，同一点重复2次，但是至少有1次是假接触，如果患者能在每一处都准确地感受到尼龙丝，能正确地回答3个问题中的2个，那么患者的保护性感觉正常，否则示感觉异常；音叉测试双踇趾末关节3次，3次中有2次答错，示音叉感觉缺失。②血管评估：皮肤血液灌注压的测定，如踝的血流灌注可以采用标杆试验（pole-test）来评估，该方法是将腿部抬高后记录超声波信号点；趾部血压和跨皮肤的氧分压测定；胫后动脉和足背动脉的脉搏触诊；下肢体位试验可以了解静脉充盈时间的长短，为下肢缺血的重要指标之一；踝肱压力指数测定（ABI）=踝动脉收缩压/肱动脉收缩压，正常值为1.0～1.4，<0.9提示轻度缺血，0.5～0.7为中度缺血，<0.5为重度缺血，此时易发生下肢（趾）坏疽。③X射线检查：可见肢端骨质疏松、脱钙、骨髓炎、骨质破坏、骨关节病变和动脉钙化。也可发现气性坏疽感染后肢端软组织变化，对诊断肢端坏疽有重大意义。④糖尿病足溃疡严重程度分级：根据美国Texas大学糖尿病足分级标准可分为0～3级。0级，有足溃疡病史，无感染、缺血；1级，下肢表浅溃疡、感染；2级，下肢深及肌腱溃疡、缺血；3级，坏疽影响下肢骨、关节，感染并缺血。

3.心理功能评定

糖尿病患者的心理改变，主要指由于疾病知识缺乏而产生的焦虑、抑郁、睡眠障碍等。可采用相应的量表测试评定，如Hamilton焦虑量表、Hamilton抑郁量表、简明精神病评定量表、症状自评量表、睡眠自测AIS量表。

（二）日常生活活动评定

糖尿病患者的日常生活活动评定可采用Barthel指数评定。

（三）生活质量评定

糖尿病患者由于慢性并发症导致心理功能和生理功能障碍，不同程度地影响生活质量和职业能力。生活质量评价是对患者进行疾病、体力、心理、情绪、日常生活及社会生活等进行综合评价。目前国际上缺乏统一的生活质量评定量表，常用的量表是诺丁汉健康评定表（Nottingham health profile，NHP）。

四、康复护理原则与目标

1.康复护理原则

糖尿病患者的康复护理遵循早期治疗、综合康复、个体化方案的原则。

（1）早期治疗 明确糖尿病的临床表现、并发症、诊断方法，及早选择正确的治疗方案。

（2）综合康复 糖尿病患者应进行饮食疗法、运动疗法、药物疗法、血糖监测和康复教育的全面康复护理。

（3）个体化方案 依据糖尿病的不同类型、不同并发症设计不同的康复护理方案。

2. 康复护理目标

分为短期目标和长期目标。

(1)短期目标　①控制血糖,纠正各种代谢紊乱,促进糖、蛋白质、脂肪代谢功能的正常化,消除临床症状;②控制病情,防止并发症,减轻各种并发症所致的功能障碍程度,降低患者的致残率和病死率;③保证育龄期妇女的正常妊娠、分娩和生育;④巩固和提高糖尿病患者的饮食治疗和药物治疗效果。

(2)长期目标　①通过糖尿病教育,使患者掌握糖尿病的防治知识、必要的自我保健能力和自我监测技能;②改善糖尿病患者的生活质量,使之正常参与社会劳动和社交活动,享有正常人的心理和体魄状态;③保证儿童、青少年的正常生长、发育;④维持糖尿病患者的基本的体能和运动量,提高他们的生活和工作能力。

五、康复护理措施

迄今为止,糖尿病尚无根治方法。康复护理的任务是:①观察患者进行运动疗法期间的各种反应和效果;②协助康复医师和治疗师执行和调整糖尿病运动处方;③协调好饮食、运动、药物治疗的关系,及时反馈;④加强这类患者的皮肤保护,尤其注意对足的保护;⑤重视对糖尿病患者的心理康复,协助医生开展宣传教育。

(一)运动治疗

1. 适应证和禁忌证

①适应证:轻度和中度的 2 型糖尿病患者;肥胖的 2 型糖尿病患者为最佳适应证;1 型糖尿病患者只有在病情稳定,血糖控制良好时,方能进行适当的运动,以促进健康和正常发育。②禁忌证:急性并发症,如酮症酸中毒及高渗昏迷;合并各种急性感染;心力衰竭或心律失常;严重糖尿病肾病;严重糖尿病足;严重糖尿病视网膜病变;新近发生的血栓;空腹血糖>15.0 mmol/L 或有严重的低血糖倾向。

2. 2 型糖尿病患者的运动处方

2 型糖尿病的发病与环境因素相关,如肥胖、高血脂、高热量饮食结构、运动减少、吸烟等。此型糖尿病患者的治疗应以改善患者生活方式和运动疗法为基础,同时配合药物治疗。

(1)运动方式　适用于糖尿病患者的运动方式是一种中等或中等偏低强度的有氧运动,或称耐力运动,通常是由机体较多肌群参与的持续性运动。这种运动对增强心血管和呼吸功能,改善血糖、血脂代谢都有显著的作用。运动方式有步行、慢跑、登楼、游泳、划船、阻力自行车、中等强度的有氧体操、适当的球类活动、太极拳。原地跑或登楼梯也是一些简单可用的运动方法。

(2)运动量　运动量的大小由运动强度、运动时间和运动频率 3 个因素决定。

1)运动强度　如果运动强度过低、只能起到安慰作用,达不到治疗效果。高强度的运动可在运动中和运动后的一段时间内增高血糖的水平,并有可能造成持续性的高血糖,因此糖尿病患者应采取中等或中等偏低强度的有氧运动。由于在有效的运动范围内,运动强度的大小与心率的快慢呈线性相关,因此常采用运动中的心率作为评定运动强度大小的指标。临床上将能获得较好的运动效果，且能确保安全运动的心率称靶心率。靶心率的确定可以通过运动试验或公式计算，即运动试验中最高心率的60% ~80%作为靶心率。一般先从低强度运动，最大耗氧量（VO_2max）的40%左右开始，当患者感觉良好并能继续适应运动的情况下，可逐渐进入中等强度运动（VO_2max 的 50% ~60%）。中、重度肥胖者可进行中等甚至更强（VO_2max 的 60% ~80%）的运动。如果无条件做运动试验，最高心率可通过下列公式获得，即靶心率=170-年龄（岁）或靶心率=安静心率+安静心率×（50% ~70%）。可用心率检测仪，还可通过自测脉搏的方法来检测。一般是在停止运动后立即测 10 s 脉搏数，然后乘以 6 即为 1 min 脉率，与运动中的心率比较接近。

2）运动时间　运动时间包括准备活动、运动训练和放松活动 3 部分的时间总和。达到靶心率的运动训练时间以 20 ~30 min 为宜。因为运动时间过短达不到体内代谢效应，而运动时间过长，加上劳动强度过大，容易产生疲劳，诱发酮症酸中毒，加重病情。训练时间从 10 min 开始，适当后逐渐增至 30 ~40 min，其中可穿插必要的间歇时间。在运动量一定的情况下，年轻或体力好的糖尿病患者训练强度较大时，训练时间可相应缩短，而老年糖尿病患者训练强度一般较低、可相应延长训练时间。

3）运动频率　运动频率每天 1 次或每周 3 ~4 次为宜。次数过少，运动间歇超过 3 ~4 d，则运动训练的效果及运动蓄积效应减少，已获得改善的胰岛素敏感性将会消失，这样就难以达到运动的效果，故一般认为，每周运动 3 ~5 次是最适宜的。

（3）运动训练的实施　包括 3 个部分，准备活动、运动训练和放松活动。

1）准备活动　通常包括 5 ~10 min 四肢和全身缓和伸展运动，多为缓慢步行或打太极等低强度运动。

2）运动训练　为达到靶心率的中等强度或略低于中等强度的有氧运动。

3）放松活动　包括 5 ~10 min 的慢走、自我按摩或其他低强度活动。合适的运动量应为运动时略感气喘但不影响对话，心率在运动后 5 ~10 min 恢复到运动前水平，运动后轻松愉快，食欲和睡眠良好，即使有疲乏，肌肉酸痛，短时间后也可消失。

3.1 型糖尿病患者的运动处方

1 型糖尿病一旦确诊首先实施胰岛素治疗和饮食控制，待血糖控制良好后再实施运动疗法。

1 型糖尿病患者多见于儿童和青少年，运动可促进患儿的生长发育，增强心血管功能，维持正常的运动功能，还可以提高外周组织对胰岛素的敏感性，有利于血糖的控制。在制定 1 型糖尿病患者的运动处方时，应注意儿童和青少年特点，不断变换运动的方法和内容，提高运动的兴趣性和直观性，并使运动能够长期坚持，达到促进生长发育的目的。

运动方式可根据患者的兴趣爱好及运动能力选择，如游泳、打球、舞蹈等娱乐性运动训练，以提高他们对运动的积极性。强度以 50% ~60% 最高心率为宜，运动时间从 20 min开始，每周运动 3 ~4 次。随着运动能力的提高，逐渐增加运动时间和运动次数，做到每次运动适度，不过度劳累，以免加重病情。

4. 运动注意事项

无论何种类型的糖尿病患者，运动训练时都应注意下列事项。

(1)制定运动方案前，对患者进行全面的检查，详细询问病史及体检检查，并进行血糖、血压、血脂、肝肾功能、心电图、运动负荷试验、胸片、关节和足的检查。

(2)运动训练严格坚持个体化、循序渐进和持之以恒的原则。

(3)运动应适量，如果运动结束后 10～20 min 心率仍未恢复，而且出现心悸、疲劳、睡眠不佳、食欲减退等症状，说明运动量过大，易发生糖尿病酮症酸中毒。如果运动后身体无发热感、无汗，脉搏无明显变化或在 2 min 内迅速恢复，表明运动量过小。

(4)注意运动时的反应，密切监测心率、血压、心电图和自我感觉等，如有不适应及时采取措施，修改运动方案，调整运动方案，调整运动量。

(5)存在糖尿病并发症时，尤其要重视运动可能带来的危险。如：冠心病患者发生心绞痛、心肌梗死或心律失常的危险性增高，最初应在心电图监护及医务人员的指导下进行。增殖性视网膜病变的患者发生晶状体出血的可能性增高，应避免进行剧烈运动、低头动作或闭气动作等。如果自主神经功能紊乱，可能引起汗腺功能障碍，热天时运动出汗多，应注意补充水分。如果患者存在感觉异常，宜穿合适的袜子和软底运动鞋。足底有轻度破损时，应停止运动，及时处理，防止破损扩大。

(6)运动前后必须要有热身运动和放松运动，以避免心脑血管事件发生和肌肉关节的损伤。

(7)胰岛素注射部位应避开运动肌群，以免加快该部位的胰岛素吸收，诱发低血糖，注射部位一般选择腹部为好。运动训练的时间应选择餐后 1～3 h，必要时减少口服降糖药和胰岛素的剂量。如果患者正在接受胰岛素治疗，应避免胰岛素作用高峰期运动，防止发生低血糖。运动中应适当补充糖水或甜饮料，预防低血糖的发生。

(二)饮食疗法

饮食疗法是所有糖尿病治疗的基础，是糖尿病任何阶段预防和控制手段中不可缺少的组成部分。它按照生理需要定出总热量和均衡的营养成分，定时、定量、定餐，以促进胰岛功能的恢复。

1. 控制总热量

糖尿病饮食治疗的首要措施是控制每日的总热量。成人糖尿病患者每天每千克体重所需见表 9-2，标准体重可用格式：标准体重(kg)= 身高(cm)-105 粗略计算。

表 9-2　成人糖尿病每天每千克标准体重所需热量/kJ(kcal)

劳动强度	消瘦	正常	肥胖
轻体力劳动	147(35)	126(30)	84～105(20～25)
中体力劳动	160(38)	147(35)	126(30)
重体力劳动	160～210(38～50)	160(38)	147(35)

2. 营养素的热量分配

糖类应占糖尿病患者的膳食总热量中 50% ~60%，提倡食用粗米、面和一定量的杂粮。一般糖尿病患者（无肾病及特殊需要者）蛋白质的摄入量占膳食总热量的 15% ~20%，其中动物蛋白占 1/3，以保证必需氨基酸的供给。脂肪的摄入量占膳食总热量的 20% ~25%，限制食物中的脂肪量，少食动物脂肪，尽量用植物油代替。

3. 制定食谱

三餐热量分布大概为 1/5、2/5、2/5 或 1/3、1/3、1/3，或分成四餐为 1/7、2/7、2/7、2/7，可按患者的生活习惯、病情及配合治疗的需要来调整。

4. 维生素和无机盐等微量元素的适当补给

健康状况良好且膳食多样化的糖尿病患者很少发生维生素和无机盐等微量元素的缺乏。高纤维素饮食可吸附胆固醇，延缓葡萄糖在肠道的吸收，降低餐后血糖，缓解或减轻胰岛素抵抗，增加胰岛素敏感性，并具有降脂减肥的作用。因此提出糖尿病患者食用荞麦、燕麦、玉米、豆类、海藻类、绿色蔬菜等高纤维素食物。

5. 限制盐和忌酒

糖尿病患者每日的摄盐量不应超过 7 g，伴有肾病者应小于 6 g，有高血压者应小于 3 g。糖尿病患者应忌酒，饮酒可以干扰血糖控制和饮食计划的执行，而且大量饮酒还可诱发酮症酸中毒发生。

（三）药物治疗

糖尿病的饮食治疗和运动治疗是控制 2 型糖尿病的基本措施。在饮食和运动不能使血糖控制达标时应及时采用包括口服药治疗在内的药物治疗。根据作用效果的不同，口服降糖药可分为主要以促进胰岛素分泌为主要作用的药物（磺脲类、格列奈类、DPP-4 抑制剂）和通过其他机制降低血糖的药物（双胍类、TZDs、α-糖苷酶抑制剂）。正确服用降糖药，对于糖尿病患者血糖的控制，糖尿病治疗及安全都有重要意义。指导患者遵医嘱服药，不能自行随意增减剂量，停药，更换药品。用药期间出现不良反应要及时通知医生。

（四）血糖监测

血糖监测是糖尿病管理中的重要组成部分。坚持长期监测对了解病情，掌握控制治疗的主动权，预防或延缓并发症非常重要。近年来糖尿病患者管理方法的主要进展之一是自我监测，为医护人员和糖尿病患者提供了调整治疗方案的依据。监测频率取决于治疗方法、治疗目标、病情和个人的经济条件，监测的基本形式是患者的自我监测。应定期到医院接受医生的检查，每 2 ~3 个月复查 HbAlc，每年 1 ~2 次全面检查，了解血脂、心、肾、眼底和神经功能等情况，以便尽早发现并发症。平时做好自我监测，包括血糖、尿糖、血压及足部等。

（五）康复教育

康复教育是贯穿糖尿病治疗始终的一项重要措施。糖尿病患者及其家属必须接受康复教育，与医护人员密切配合，自己管理自己，长期自觉地执行康复治疗方案，才能取得良好的治疗效果。医护人员可组织各种类型的糖尿病患者学习班，如安排患者集体讨论、交流经验、讲解糖尿病的基础知识。可在集体辅导的基础上开展个别咨询工作。康复教育的目的是使患者了解糖尿病的基本知识，认清并发症的危害，积极应用饮食控制和运动疗法，达到理想体重，少用甚至不用降糖药。血糖控制良好，可延缓和减轻糖尿病慢性并发症。

（六）心理康复

加强护患沟通，及时讲解糖尿病基本知识、治疗的价值，以解除焦虑、紧张心理，提高治疗的依从性。与患者家属共同商讨制订饮食、运动计划，鼓励亲属和朋友多给予亲情和温暖，使其获得感情上的支持。鼓励患者参加各种糖尿病病友团体活动，增加战胜疾病的信心。常用的方法有以下几种。

1. 精神分析法

通过与患者进行有计划、有目的的交谈，帮助患者对糖尿病有完整的认识，建立战胜疾病的信心。

2. 生物反馈疗法

借助肌电或血压等反馈训练，放松肌肉，消除紧张情绪，间接控制血糖。

3. 音乐疗法

通过欣赏轻松、愉快的音乐，消除烦恼和心理障碍。

4. 其他

举办形式多样的糖尿病教育、生活指导座谈会和观光旅游等活动，帮助患者消除心理障碍。

（七）糖尿病并发症的康复护理

1. 糖尿病足的康复护理

糖尿病足是指与下肢远端神经异常和不同程度的周围血管病变相关的足部感染、溃疡和（或）深层组织破坏。其高危因素是：①有溃疡或截肢史；②伴保护性感觉受损的周围神经病变；③非神经病变的足部生物力学改变；④包括足部压力增加的证据（如皮肤红斑，胼胝下出血）和骨骼变形；⑤周围血管病变（足背动脉搏动减弱或消失）；⑥严重的趾甲病变和足畸形；⑦振动感觉受损；⑧跟腱反射阙如；⑨不适当的鞋袜和缺乏教育。

糖尿病足一般采取综合康复护理措施。

（1）减轻足部的压力　使用治疗性鞋袜：糖尿病患者穿的鞋柔软舒适，鞋尖有足够的空间让足趾活动，鞋内避免有粗糙的接线盒缝口。根据足畸形和患者的活动水平设计开放型运动鞋或特制的矫正鞋。如足前部损伤时，可采用只允许足后部步行的装置减轻负荷，即“半鞋”和“足跟开放鞋”；全接触式支具或特殊的支具靴：可以把足装入固定型全接触模型，减轻溃疡部分的压力；拐杖和轮椅的应用。

（2）运动治疗　患者可做患肢伸直抬高运动、踝关节的伸屈运动、足趾的背伸趾屈运动等；足部保护性感觉丧失的患者可推荐的运动有游泳、骑自行车、划船、坐式运动及手臂的锻炼;禁忌长时间行走、跑步和爬楼梯。

(3)局部治疗　用锐器清创和用酶或化学清创;敷料包扎;局部用药或皮肤移植等;足深部感染时,需要住院治疗,包括应用广谱抗生素、切开排脓、施行截肢术等。

(4)物理治疗　糖尿病足溃疡的物理治疗主要用于控制感染,增加血供和促进溃疡面肉芽组织生长。采用的方法有按摩、运动疗法、超短波、红外线、He-Ne激光、气血循环仪、旋涡浴及高压氧治疗。值得注意的是,上述物理治疗可根据患者溃疡分级选择应用。糖尿病足0级时,可指导患者掌握按摩手法,鼓励患者进行适宜运动。1~3级时,可选用无热量超短波及紫外线控制感染、促进溃疡愈合。2~3级,可加用气血循环仪和旋涡浴治疗。新鲜创面可运用红外线,He-Ne激光和高压氧可促进肉芽生长。

(5)作业治疗　作业治疗可以改善糖尿病患者的步行功能,提高患者日常生活活动能力。具体的方法包括ADL训练、矫正器具的正确使用和穿戴、假足步行训练、适合患者的职业训练、拐杖和轮椅操作技能训练等。

(6)心理治疗　糖尿病足溃疡经久不愈以及对步行功能的影响,影响了患者的工作、生活和社会交往,加之对截肢的恐惧,心理负担加重。适时的心理治疗不仅可以帮助患者树立战胜疾病的信心,同时可以增加疗效。

(7)其他治疗　包括控制血糖、抗感染、营养支持及更换创面敷料等,晚期可考虑血管重建、皮肤移植等,上述治疗无效而且严重缺血坏死的肢体可以考虑截肢。

2.其他并发症的康复护理

(1)糖尿病周围神经病变和血管病变。

(2)糖尿病合并白内障、青光眼,可行手术治疗。

(3)糖尿病肾病:如导致肾功能障碍主要依靠透析治疗。

(4)糖尿病视网膜病变:视力残疾可采用超短波疗法、直流电离子导入疗法、助行器具的使用及家庭和环境适应性作业训练等。

六、康复护理指导

1.用药指导

常用口服降糖药有磺脲类、非磺脲类胰岛素促泌剂、双胍类、葡萄糖苷酶抑制剂、胰岛素增敏剂。患者可根据病情选用一种或两种药物联合治疗。护士应指导患者掌握口服降糖药的应用方法和不良反应的观察。对于使用胰岛素的患者,护士应详细讲解胰岛素的名称、剂量、给药的方法和时间,掌握正确的注射方法、不良反应的观察和低血糖反应的处理。

2.饮食指导

指导患者掌握并执行饮食治疗的具体要求和措施。为患者准备一份常用食物营养素含量表和替换表,让患者学会自我饮食调节。

3.运动指导

使患者了解运动治疗的重要性,掌握运动治疗的具体方法和注意事项。运动时随身携带病情卡片和甜食,以备急需。如果出现头晕、心悸等症状,应立即终止运动。

4. 自我监测的指导

指导患者学习监测血糖、血压、体重指数，了解糖尿病的控制目标。一般每 2～3 个月复诊，如原有血脂异常，每 1～2 个月监测 1 次，原无异常每 6～12 个月监测 1 次。体重每 1～3 个月监测一次，以便于了解疾病控制情况，及时调整用药剂量。每 3～12 个月门诊定期复查，每年全身检查 1 次，以便尽早防治慢性并发症。

5. 并发症预防指导

患者应注意个人卫生，养成良好的卫生习惯。规律生活，戒烟戒酒，熟悉酮症酸中毒及高渗性昏迷等并发症的诱因、主要临床表现及应急处理措施。指导患者掌握糖尿病足的预防和护理知识。

6. 心理指导

说明精神压力和情绪对疾病的影响，指导患者正确处理疾病所致的生活压力，解除患者及家属的思想负担，树立战胜疾病的信心。

第三节　肿　瘤

【引导案例】

患者，男，58 岁，因咳嗽、痰中带血于当地医院就诊，无其他不适主诉。既往体健，有吸烟史 40 年，1～2 包/d，否认结核病史，体检无特殊体征。胸部 CT 示右肺上叶后段周围型结节，直径 1.5 cm，毛刺征，纵隔淋巴结阴性。当地医院考虑结核，未做进一步检查，单纯抗炎治疗后回家。7 个月后咯血症状反复，来院就诊，查胸部 CT 示病变增大至直径 4 cm，局部侵犯壁层胸膜。手术探查为右肺上叶鳞状细胞癌，行肺癌根治术。

请问：

1. 如何指导患者有效咳嗽？
2. 患者可能会出现哪些功能障碍？

一、概述

肿瘤分为良性肿瘤和恶性肿瘤。良性肿瘤对健康影响较小，但有些良性肿瘤有恶变的可能，而特殊部位如颅内的良性肿瘤也可造成严重临床表现，甚至威胁到患者生命。恶性肿瘤治疗以手术为主，术后常影响脏器功能，康复治疗有助于功能的提高以及生存质量的提高。本节重点介绍恶性肿瘤的康复及护理。

（一）定义

肿瘤（tumor）是机体中成熟或发育中的正常细胞在不同有关促进因素长期作用下，产生增生与异常分化所形成的新生物。新生物一旦形成，不因病因消除而停止增生。肿瘤不受生理调节，并破坏正常组织与器官。恶性肿瘤可转移到身体其他部位，目前治疗困难，并危及患者生命。

恶性肿瘤，是机体正常细胞在有害因素的长期作用下产生异常增生和过度分化所形成的新生物，不受机体生理调节，可由原发部位向其它部位播散，引起脏器衰竭而导致死亡。恶性肿瘤严重危害人类健康和生命安全，已成为人类死亡常见原因之一。我国以肺癌、胃癌、食管癌、肝癌、乳腺癌、宫颈癌最为多见。

(二)恶性肿瘤的危险因素

恶性肿瘤病因尚未完全明了，目前认为其发生是多种外源性致癌因素与内源性促癌因素共同作用的结果。

1. 外源性因素

包括物理、化学及生物致癌因素，如电离辐射、环境污染、食物中的亚硝胺、黄曲霉素等。许多研究已经证实吸烟是致癌因素，而控烟可减少80%以上的肺癌和30%的其他癌死亡；乙肝病毒感染是造成慢性肝炎、肝硬化及肝癌的主要原因。

2. 内源性因素

包括遗传、内分泌、免疫、精神因素等。如很多癌症已被证实具有遗传易感性，免疫缺陷者恶性肿瘤发生率较高，乳腺癌、子宫内膜癌与雌激素水平异常有关。

(三)恶性肿瘤的临床表现与诊断

1. 临床表现

大多数的恶性肿瘤早期无特殊症状，晚期患者根据恶性肿瘤原发及转移部位出现各种局部症状，同时伴随一些全身症状，如疼痛、疲乏、恶病质等。

2. 诊断

恶性肿瘤的诊断方法包括影像学检查、病理学检查、内镜检查、放射免疫学检查等。相当一部分肿瘤可以通过详细询问病史、全面的体格检查而被发现。另外，通过开展区域性防癌普查，能够发现早期恶性肿瘤患者，对提高恶性肿瘤患者的生存率非常重要。

(四)常见健康问题

1. 心理障碍

多数患者是在无任何症状情况下被诊断为恶性肿瘤，对患者产大心理压力，患者感到痛苦、悲观、失望、无助，通常患者的心理反应可表现为震惊否认、愤怒、磋商、抑郁、接受。其中，焦虑和抑郁是恶性肿瘤患者最常见的心理障碍。对手术效果的担忧、形体改变的担忧、器官切除后功能丧失、治疗效果不佳、病情反复等问题使患者心理出现波动，严重者甚至有自杀倾向。

2. 疼痛

疼痛是恶性肿瘤最常见的症状，也是严重影响患者生存质量的主要原因。肿瘤导致的疼痛主要原因包括：肿瘤浸润、压迫神经、继发感染、手术、放化疗、长期卧床并发症、肿瘤并发症等。肿瘤性疼痛多为进行性加重，常常伴随患者终身，严重者痛不欲生，有自杀倾向。

二、主要功能障碍

躯体与器官功能障碍可因恶性肿瘤本身引起,也可因肿瘤治疗导致的功能障碍。

1. 恶性肿瘤本身引起的功能障碍

恶性肿瘤具有浸润性、破坏性及转移性的特性。肿瘤本身就可造成疼痛,例如,骨肉瘤可造成骨关节破坏和疼痛,尤其夜间痛,脊髓瘤导致颈、背部疼痛及肢体无力,甚至引起截瘫。恶性肿瘤也可导致继发性功能障碍,例如,恶性肿瘤对机体的消耗可引起营养不良及贫血。

2. 肿瘤的治疗所导致的功能障碍

恶性肿瘤治疗原则是以外科手术为主的辅以放疗、化疗、免疫、中医中药等的综合性治疗。手术切除及放化疗均可能造成患者相应功能障碍。例如,喉癌患者全喉切除术,术后丧失发声功能;低位直肠癌可能切除肛门,则丧失自然排便功能;放疗及化疗都对骨髓造血功能产生抑制。

三、康复护理评估

(一)心理评估

恶性肿瘤患者常有剧烈的心理变化,多数患者可能经历震惊否认期、愤怒期、磋商期、抑郁期和接受期的心理变化,当然也有患者仅表现为其中几种心理变化。心理康复需要贯穿于恶性肿瘤治疗的全过程。

1. 常见心理精神症状

(1)焦虑　恶性肿瘤患者因预期后果不良,尤其是病情反复、死亡率高、致残率高时易出现焦虑心理反应。例如,因肿瘤导致残疾、疼痛、经济损失、家庭关系的变化、威胁生命等。主要表现为急性焦虑,可伴有自主神经功能紊乱。严重焦虑可发展为恐惧。

(2)抑郁　是一种持续时间较长的悲伤、沮丧、苦闷、失望的情感,多发生于疾病晚期,主要因治疗无好转、病情反复、伴有疼痛的患者。当其症状影响到精神活动时,称为抑郁状态。主要表现为情绪低落、兴趣减少、行动迟缓、反应及思维减慢。常发呆、慵懒、回避亲友同事,有自杀意愿及行动。

2. 心理评估

肿瘤患者可能经历以下心理变化。

(1)震惊否认期　当确诊恶性肿瘤后,患者通常表现为表情呆滞、不言不语、淡漠甚至晕厥,继而极力否认、怀疑诊断。该反应是患者面对疾病应激产生的保护性心理反应,可缓解恐惧和焦虑的程度,但易延误治疗。

(2)愤怒期　但多家医院、多个专家仍诊断恶性肿瘤时,患者接受现实,并产生恐慌,继而愤怒、烦躁、不满,常迁怒于家属和医务人员,如无理取闹、冲动性行为等。此属于适应性心理反应,但如果长期存在,将导致心理异常。

(3)磋商期　当患者开始面对现实后,进入“讨价还价”阶段,患者及家属迫切希望找到治疗方法，祈求治愈疾病或延长生命。此时患者及家属常遍访名医、寻求偏方。在某种程度上支持患者及家属，使其重新树立与疾病抗争的信心。

（4）抑郁期　治疗效果不满意，病情恶化、复发，疼痛难忍等，使患者绝望，对治疗丧失信心。表现为悲伤抑郁、不听劝告、不遵医嘱，甚至有自杀倾向。

（5）接受期　经过激烈的挣扎后接受事实，能配合治疗和护理。

以上心理变化可同时或反复发生，且其心理变化分期存在很大差异，各期持续时间、出现的顺序不尽相同。

（二）癌痛评估

因恶性肿瘤压迫相邻的神经、血管、脏器，继发感染，手术、放疗及化疗等均可导致疼痛，称为癌痛。癌痛为顽固性疼痛，后期常常难以忍受，应及早对癌痛进行评定及治疗。对于癌痛评定包括：肿瘤部位、病理类型及治疗情况；疼痛的时间、部位、性质及强度；疼痛对睡眠的影响；镇痛效果。癌痛的评定方法包括：

（1）通用的疼痛评定法　采用视觉模拟评分法（VAS）、Mcgill 疼痛问卷法。

（2）癌痛的五级评定法　根据恶性肿瘤患者应用镇痛剂的种类和方式，将癌痛分为 0～4 级，见表 9-3。

表 9-3　癌痛分级

级别	应用镇痛剂情况
0 级	不需使用
1 级	需非麻醉性镇痛剂
2 级	需口服麻醉剂
3 级	需口服和（或）肌内注射麻醉剂
4 级	需静脉注射麻醉剂

（三）器官功能评估

恶性肿瘤本身及手术、放疗、化疗，均可能导致系统器官功能减退，需进行器官功能康复。具体评定包括：

（1）躯体功能评定　通常采用日常生活活动能力 Barthel 指数及功能独立性检测等。见表 9-4。

表 9-4　日常生活活动能力 Barthel 指数

ADL 项目	自理	稍微依赖	较大依赖	完全依赖
进食	10	5	0	0
洗澡	5	0	0	0
修饰(洗脸、梳头、刷牙、刮脸)	5	0	0	0
穿衣	10	5	0	0
控制大便	10	5	0	0
上厕所	10	5	0	0
床椅转移	15	10	5	0
行走(平地 45 cm)	15	10	5	0
上下楼梯	10	5	0	0

(2) Karnofsky 患者活动状况评定　根据患者自理能力、生活、工作情况评定，见表9-5。

表 9-5　Karnofsky 患者活动状况评定分级标准

分数	表现	活动独立性
100	正常，无疾病表现	不需特殊照顾
90	能正常活动，有轻微症状、体征	
80	勉强能正常活动，有某些症状、体征	
70	能自我料理生活，但不能胜任正常工作	不能工作，基本能自理生活
60	需他人帮助，生活基本自理	
50	需要一定帮助和护理	
40	不能活动，需特殊照顾，不能自我照顾	特殊照顾
30	严重不能活动，需住院照料	
20	病情严重，需住院积极治疗	
10	病危，濒临死亡	
0	死亡	

四、康复护理原则与目标

1. 康复护理原则

恶性肿瘤患者的康复护理应尽可能减少疾病及治疗措施给患者及家属带来不良心理反应和躯体不适。

(1)重视心理康复　为减轻患者焦虑和恐惧等不良心理反应,应尽可能早地进行心理干预,使患者消除消极心理反应,提高战胜疾病的信心,并能够积极配合检查和治疗,有利于康复。

(2)提高患者的舒适度　最大程度地减轻患者疼痛及其他不适,有助于减轻患者不良心理反应,并能够提高患者对疾病及治疗的耐受性。

(3)减轻或代偿功能障碍　早期采取综合性康复护理措施,通过代偿已丧失的功能减少因功能障碍对患者及家庭的影响,进而帮助患者最大限度恢复生活自理,提高生活质量。

2. 康复护理目标

(1)短期目标　减轻患者及家属不良心理反应;减轻疼痛及各种不适,增加舒适感;预防和减轻各种并发症及功能障碍;患者及家属了解有关检查、治疗、康复方面的知识;家属掌握基本照顾技术。

(2)长期目标　患者及家属保持乐观态度;患者未出现相关并发症,功能障碍得到减轻或代偿;患者定期复诊,主动配合康复治疗;患者 ADL 得到提高;患者最大限度回归社会。

五、康复护理措施

1. 一般护理

为患者创造清洁、舒适、温馨的家庭生活环境。鼓励患者根据身体情况在室内或到室外空气新鲜、人群稀少的地方适当运动,活动量以自觉无疲劳感为度,以少量多次活动为宜。由于患者免疫力低下,白细胞多降低,体力衰弱,又多以卧床为主,应保持口腔、皮肤清洁,定时漱口,勤换内衣。久病卧床者应勤翻身,定时做上下肢活动,有呼吸道感染者应学会深呼吸、有效咳嗽,定时做胸部叩击,进餐、饮水要慢,以免发生误吸,防止下肢静脉血栓形成和坠积性肺炎的发生。

2. 疼痛护理

癌症疼痛是肿瘤病程中的共性问题,有效止痛对癌症患者尤其对晚期癌症患者更有意义。护士应掌握癌痛等级的评估,按照 WHO 提出的癌痛治疗的 5 个主要原则给药,最大限度地减轻患者的疼痛,提高患者的生活质量。某些非药物方法也有一定的镇痛效果,例如放松术、音乐疗法、生物反馈、针刺疗法等。另外通过有效交流,用同情、安慰、鼓励和分散注意力等方法也可消除患者对疼痛的恐惧感,提高其痛阈。

3. 饮食护理

营养改善是肿瘤患者进行化疗、手术后恢复的重要保证,但肿瘤患者因心理压力过大、放疗和化疗副作用等的影响,常常出现食欲减退、恶心、呕吐等症状。护士应向患者说明保证营养的重要性,鼓励其主动进餐。家属应注意饮食调配,促进患者食欲,保证营养供给,增强抵抗力。选用高蛋白、高维生素、高热量和低脂肪饮食,少量多餐,并注意饭菜的色、香、味,以刺激患者的食欲,放疗和化疗时,尤其要注意补充富含蛋白质、铁、维生素的食品,如动物肝、瘦肉、鸡蛋、新鲜蔬菜、水果等。忌辛辣食物,戒烟酒。

4. 用药护理

家属应督促患者严格遵守医嘱，按时、按量、按顺序服药，以减少副作用的发生。化疗期间，可根据医嘱在化疗前0.5～1 h和化疗后4～6 h给患者服用镇吐剂，有助于减轻恶心、呕吐症状。患者和家属应避免盲目听信一些广告和传言，乱服偏方、补药。患者晚期出现疼痛时应在医生指导下使用止痛药。注意严格根据医嘱定时复诊。

5. 化疗和放疗护理

接受化疗和放疗的患者应定期检查血象，监测白细胞和血小板水平。接受化疗和放疗的患者均有可能发生脱发，应事先向患者说明经过一段时间头发还可长出，以解除其顾虑，放化疗期间可推荐假发。加强放疗照射部位的皮肤护理，避免搔抓和搓擦，不用肥皂，不涂化妆品和难以清洗的软膏等，如有渗出性皮炎，局部可涂具有收敛、保护作用的鱼肝油软膏。

6. 术后康复护理

康复护理是肿瘤患者术后护理的重要措施，应根据病情尽早进行康复护理。护士应帮助患者制订个体化的康复护理计划，促进患者尽量恢复功能。如乳腺癌根治术的患者，因手术范围广，组织损伤严重，术后多发生不同程度的肩关节活动障碍，出院后应坚持循序渐进地用手术侧上肢刷牙、洗脸、进食等上肢功能锻炼；喉癌患者手术后需进行人工喉发音的训练等。

7. 心理护理

乐观积极的心态对于恶性肿瘤患者的康复和提高生活质量具有促进作用。家属要了解肿瘤患者在得知患有恶性肿瘤时一般要经历震惊否认期、愤怒期、磋商期、抑郁期和接受期五期心理变化，应根据不同时期的特点有针对性地进行安慰、鼓励，给患者以精神支持，帮助患者树立战胜疾病的信心。护士可通过支持疗法、认知疗法、心理暗示、社区集体心理干预等方法使患者保持乐观、积极的心态。

肿瘤患者因文化背景、心理特征、家庭环境、病情以及对肿瘤的认知程度的不同，而产生不同的心理反应，护士应根据患者不同时期及其心理反应分析患者心理改变，进行心理疏导。肿瘤患者通常存在复杂而矛盾的心理反应，如既渴望手术，又惧怕手术，尤其是因手术影响到功能甚至形体残障时，护士应有的放矢进行心理护理，包括支持性心理疗法、行为疗法、其他康复治疗。

(1)支持性心理疗法　护士耐心倾听患者诉说，观察其表现，表示理解，并给予鼓励、疏导、安慰，使其树立战胜疾病的信心。乐观面对现实，渡过心理危机。

(2)行为疗法　理解并分析患者的病态心理，通过强化良好行为、抑制不良行为，达到建立正确行为的目的。

(3)其他康复治疗　主要针对脏器功能障碍、形体缺陷、癌痛进行康复治疗，改善功能与外观形象，减轻痛苦。

同时，恶性肿瘤患者在不同阶段应采用不同的心理护理方法。①确诊前后的心理护理：通过恶性肿瘤知识的宣教，以及介绍其他病友成功治疗的经验，使其正确认识和对待疾病，迅速通过心理休克期、冲突期，并进入适应期，达到心理康复。②治疗前后的心理护理：告知恶性肿瘤的治疗目的、方法、可能出现的不良反应、功能障碍、残疾以及处理和康复治疗方法，使患者能够主动配合治疗，能够快速适应和正确对待有关治疗。对于有严重功能障碍、形体或容貌毁损和复发者应加强心理护理，免再次出现心理休克期、冲突期。③治疗晚期的心理护理：疾病进入晚期，剧烈癌痛使患者难以忍受，严重影响其生活质量。护士应引导患者正确对待疾病，并给予最大帮助和支持，充分关怀和安慰，并实行放松技术和相应药物治疗，尽量减轻患者痛苦，直至临终。

六、康复护理指导

1. 建立良好的生活习惯

合理饮食，避免辛辣刺激性食物，禁烟酒，多吃新鲜水果蔬菜，保证足够营养。可进食稠糊状食品，防止误咽，注意劳逸结合。

2. 保持良好的生活环境

保持室内空气新鲜，有一定温度和湿度，干燥时应洒水。少去公共场所，注意锻炼身体，增强抵抗力，预防呼吸道感染。

3. 放化疗指导

指导患者放疗期间的注意事项，手术后应尽可能配合完成化疗、放疗、免疫疗法等治疗方案的各个疗程，以提高疗效。在治疗过程中应注意血象变化，定期复查血细胞和肝功能等。放疗期间应注意皮肤保护，减轻放疗损害。

4. 提供积极的社会支持信息

鼓励患者参加社会活动，提高其的心理健康水平，改善患者的躯体功能及社会功能，达到全面提高患者生活质量的目的。

5. 定期复查

治疗结束后应坚持定期复查，具体时间遵照医嘱执行。若有不适，及时来院就诊。

第四节　骨质疏松症

【引导案例】

患者，赵某，女性，78 岁，腰背部疼痛或全身酸痛一年多，喜欢运动。于 1 周前在跳广场舞时不慎跌倒后就医，行 X 射线检查发现 $L_4 \sim L_5$、$L_s \sim S_1$ 有压缩性骨折，行骨密度检查时发现腰椎部 T 值为-3.4，左髋 T 值为-3.6，诊断为重度骨质疏松。

请问：

1. 护士应该怎样指导患者对该疾病进行预防？

2. 护士应该对该患者实施怎样的康复护理措施？

一、概述

(一)定义

骨质疏松症(osteoporosis,OP)是一种以骨量减少、骨的微观结构退化为特征,导致骨骼脆性增加、骨强度降低,易于发生骨折的全身性骨代谢疾病,特点是骨矿物质和骨基质呈等比例减少。该病可发生于不同性别和任何年龄,但多见于绝经后妇女和老年男性。骨质疏松症是由内分泌、免疫、营养、失用、遗传等多种因素共同作用的结果。

根据国际骨质疏松症基金会的报告,全球每3名妇女和每8名男性中分别有1人患骨质疏松症。在我国,60~69岁老年女性骨质疏松症的发病率高达50%~70%,老年男性发病率为30%,80岁以上的老年人半数以上患有骨质疏松症。

骨折是骨质疏松症的最终结局,髋部骨折是最严重的骨质疏松性骨折。其发生通常由摔倒引起,有时也可自发性造成。骨质疏松性骨折的致残率和致死率高,已严重威胁老年人的身心健康并影响他们的生存质量,其带来的家庭、社会和经济负担显而易见,骨质疏松症及骨折已成为全球关注的有关公众健康的重要问题。

(二)病因

成年期前获得的峰值骨量的高低和成年后的骨量丢失速度是骨质疏松症发病的两个重要因素,下列因素影响峰值骨量和骨量流失速度。

1. 遗传因素

骨质疏松的发生受遗传因素的影响。遗传因素决定峰值骨量的70%。虽然目前的研究尚未明确骨质疏松的易患基因,但已证实骨质疏松的发生与遗传因素有关。有骨质疏松家族史的人,更易患骨质疏松症。白种人尤其是北欧人种易于发生骨质疏松,其次为亚洲人,而黑人少见。

2. 内分泌因素

内分泌在骨代谢中发挥着重要作用,骨吸收和形成的过程受多种激素的调节。骨质疏松的发生与女性雌激素缺乏、男性睾酮水平下降以及甲状旁腺激素、降钙素等激素水平的变化有关。

3. 营养

由于各种原因,老年人、青春发育期及妊娠哺乳期可发生营养障碍。蛋白质供给不足可能引起骨生成障碍,但蛋白质摄入过多可使尿钙排出增加,导致钙负平衡。钙的摄入不足与骨质疏松的关系密切,低钙饮食可能通过继发性甲状旁腺激素(parathyroid hormone,PTH)分泌增多导致骨吸收加速。维生素D的缺乏导致骨基质的矿化受损,可出现骨质软化症。

4. 生活方式

运动特别是负重运动增加骨峰值,延缓骨量丢失。不运动、少运动或失重(制动)条件下,骨量丢失加快。吸烟引起骨吸收加快进而骨量丢失加快,同时会引起肠钙吸收下降和过早绝经。适量饮酒可减少骨量的丢失,而过量饮酒可使糖皮质激素分泌增多,尿钙增加，肠钙吸收减少，长期饮酒者性腺功能减退。

5. 药物因素

长期使用类固醇激素、抗惊厥类药物、肝素、含铝的抗酸药等可诱发骨质疏松症。

（三）分类

骨质疏松症系骨代谢障碍的一种全身性骨骼疾病，依据病因可分为原发性骨质疏松症、继发性骨质疏松症和特发性骨质疏松症。

1. 原发性骨质疏松症

原发性骨质疏松症是一种随着年龄增长必然发生的生理性退变疾病，约占所有骨质疏松症的90%以上。可分为①绝经后骨质疏松症：又称为Ⅰ型骨质疏松，一般发生在妇女绝经后5～10年内；②老年性骨质疏松症：又称为Ⅱ型骨质疏松，指70岁后的老人发生的骨质疏松，一般认为65岁以上女性骨质疏松也列为Ⅱ型骨质疏松症。前者主要与绝经后雌激素不足有关，后者主要与衰老改变有关，两者的临床特点见表9-6。

表9-6　原发性骨质疏松症的主要特点

内容	Ⅰ型	Ⅱ型
年龄（岁）	50～70	70以上
男：女	1：6	1：2
骨量丢失	主要为骨松质	松皮骨、皮质骨
骨丢失率	早期加速	较缓慢
骨折	椎体为主	椎体、股骨上端
甲状旁腺激素（PTH）	继发性减少	原发性减少
骨矿化不良	基本没有	常伴有

2. 继发性骨质疏松症

继发性骨质疏松症是由某些疾病或药物病理性损害骨代谢所诱发的骨质疏松症，如代谢性疾病、内分泌疾病、结缔组织疾病和影响骨代谢的药物等引起的骨质疏松，可由一种致病因素或多种致病因素引起。诱发继发性骨质疏松症的常见原因如下：

（1）内分泌性代谢疾病　甲状旁腺功能亢进症、甲状腺功能减退、库欣综合征、糖尿病、慢性肾病、慢性肝病等。

（2）骨髓疾病　多发性骨髓瘤、白血病、转移瘤、贫血等。

（3）结缔组织疾病　红斑狼疮、类风湿性关节炎等。

（4）营养因素　维生素C缺乏（坏血病）、维生素D缺乏（佝偻病或骨软化病）、胃肠吸收功能障碍致钙、蛋白质缺乏、微量元素缺乏等。

（5）药物因素　糖皮质激素、肝素、抗惊厥药、免疫抑制剂、性腺功能抑制药等。

（6）失用性因素　长期卧床、瘫痪、骨折后制动等。

3. 特发性骨质疏松症

特发性骨质疏松症主要见于8～14岁的青少年或成人，无明确的原因，多伴有家族遗传病史，女性多于男性。此外，妇女在妊娠期和授乳期钙常摄取不足，骨钙可流失8%～10%，因而易发生骨质疏松。

（四）临床表现

1. 疼痛

疼痛是骨质疏松症最常见的症状，以腰背痛和膝痛多见，占疼痛患者的70%～80%。疼痛随着负荷增加而加重，甚至引起活动受限，严重时翻身、起立、坐及行走都有困难。初起时的腰部疼痛只在活动时出现，稍微休息即可缓解。随着时间的推移，骨质疏松程度加重，将出现持续的腰背部疼痛，虽经休息也容易缓解，但有时会伴有多处骨关节痛、软组织抽搐痛或神经放射状痛。在腰背部疼痛的情况下，如果再长时间地保持某一种姿态不变如久站、久坐等都可促使疼痛加重，在用力或持拿重物时可以诱发疼痛加重。若伴有骨折（无论有明显外伤或不明显外伤史），原有的持续疼痛症状会有所加重。

2. 骨折

脆性骨折是指轻度外伤或日常活动后发生的骨折，是退行性骨质疏松症最常见和最严重的并发症，在骨质疏松症患者中的发生率为20%左右。发生脆性骨折的常见部位为肋骨、腰椎、髋部、桡骨、尺骨远端和股骨的近端。①髋部骨折以老年性骨质疏松症患者多见，通常于摔倒或挤压后发生；②腰和胸椎压缩性骨折常导致胸廓畸形；后者可出现胸闷、气短、呼吸困难，甚至发绀等表现，易并发肺部感染；③脊柱压缩性骨折多见于绝经后骨质疏松症患者。

3. 脊柱变形

骨质疏松严重者，可有身高缩短和驼背。这是骨质疏松症的又一主要症状。人体的脊椎椎体本来是松质骨，很容易因骨质疏松而改变，当骨质疏松患者的内分泌紊乱，骨代谢异常，钙的大量丢失，骨小梁萎缩，骨量减少，导致骨结构松散，骨强度减弱等种种因素，使脊椎的承重能力减退的情况下，即使承受本身体重的重力，也可使椎体逐渐变形，若椎体前方压缩，即呈楔形变形，常见于T_{11}～L_3。由于这些节段活动度大，其承受重力也相应地多于别的椎体，多个椎体变形后，脊柱随之前倾，腰椎生理前凸消失，出现了驼背畸形，若驼背畸形继续发展则腰背疼痛症状会日益加重。

由于年龄增加和活动量少等因素，身体各组织、器官会出现退行性变性，椎体间软组织的退行性变性使椎体间的间隙变窄，加上骨质疏松引起骨结构松散，强度减弱，原有呈立柱状的椎体，每个约高2 cm，受压变扁后，每个椎体可以减少1～3mm，24节椎体的缩减和椎体间隙变窄，使人体的身高可以缩短约几厘米，甚至更多，女性65岁时比自身最大身高短缩4 cm以上，75岁时短缩达9 cm以上。随着年龄的增长，骨质疏松程度加重，驼背曲度加大，增加了下肢各关节的负重，出现了多关节的疼痛，尤其是膝关节的周围软组织紧张、痉挛，膝关节不能完全伸展，疼痛更加严重。

4. 呼吸受限

严重骨质疏松所致胸、腰椎压缩骨折，常常导致脊柱后凸、胸廓畸形、胸腔容量明显下降，有时可引起多个脏器的功能变化，其中呼吸系统的表现尤为突出。脆性骨折引起的疼痛，常常导致胸廓运动能力下降，也造成呼吸功能下降。虽然临床患者出现胸闷、气短、呼吸困难及发绀等症状较为少见，但不可忽视其影响。肺功能检查可测定呼吸功能受限的程度。

二、主要功能障碍

1. 负重能力下降

多数骨质疏松症患者表现为负重能力下降（约2/3），甚至不能负担自己的体重。

2. 躯干活动受限

表现为不能翻身、侧转及仰卧位从床上坐起。

3. 站立与行走受限

表现为久行久站后腰背部和下肢负重关节疼痛而导致站立与行走受限。

4. 日常生活活动或职业活动能力受限

由于骨质疏松症患者常有全身乏力、体力下降、精力不足等从而导致其持续进行日常生活活动、社交活动或职业活动的能力下降，其骨质疏松的程度不同对活动能力的影响不同。

5. 呼吸功能障碍

严重骨质疏松导致长期卧床，胸腰椎压缩性骨折导致脊椎后弯、胸廓畸形，使肺活量和最大换气量减少，小叶型肺气肿发病率增加。

6. 心理障碍

由于长期的骨痛和反复的就医治疗可能导致心理的改变。

三、康复护理评估

（一）危险因素评估

1. 不可控危险因素

导致骨质疏松的不可控因素包括年龄、性别、种族、遗传、体形、内分泌影响等。80岁以上的老年人半数以上患有骨质疏松症。据研究表明，女性绝经后多见，男性则65岁以后发病较多。不同人种的发病率也不相同，骨质疏松症多见于白种人，其次为黄种人，黑人较少；遗传因素也是本病的重要危险因素，家族中患本病较多者，本人患此病的危险性明显增高。遗传因素决定个人的峰值骨量和骨骼大小，峰值骨量越高，骨骼越重，到老年发生骨质疏松的危险性就越小。一般认为，体形瘦小的人，峰值骨量也低于正常人，发生骨质疏松的危险性明显高于其他体形的人；受内分泌影响，老年人由于性功能下降，抑制骨吸收和促进骨形成的性激素水平明显降低，尤其是绝经后的女性。

2. 可控危险因素

如营养、活动、用药等。

（1）营养　评估蛋白质、钙、磷、维生素及微量元素等的摄入情况。

(2)活动　评估运动方式、运动强度、运动量、运动时间及运动后的呼吸、心率的变化情况;评估接受阳光照射情况。

(3)药物因素　评估是否服用类固醇激素、抗惊厥药、肝素等,这些药物可影响钙的吸收,尿钙排泄增加,促进骨量丢失。

(二)病史评估

询问老年人有无腰痛的病史;骨折情况(骨折的时间和部位);有无其他疾病病史。

(三)功能状况评估

1. 肌力评定

腰背肌力评定及腹肌力评定(评定相关内容见康复评定相关章节)。

2. 肌耐力评定

背肌耐力评定、腹肌耐力评定、小腿三头肌耐力的评定、股四头肌耐力的评定、动态等张评定法。

3. 平衡评定

多采用 Berg 平衡量表(Berg balance scale,BBS)来评定坐位和站立位的基本功能活动。大量研究已显示,Beg 平衡量表(BBs)与跌倒风险度具有高度相关性。45 分通常作为老年人跌倒风险的临界值。低于 45 分提示跌倒风险增大。通过平衡功能评定对跌倒的风险进行预测应是骨质疏松症患者必查的项目。

(四)骨折风险因子评估

骨折风险因子评估主要用来预测患者未来 10 年发生骨折的可能性。近两年,世界卫生组织(WHO)推荐使用骨折危险因子评估工具(fracture risk assessment tool,FRAX)来代替单独使用骨密度来诊断和评估患者未来 10 年发生骨折的可能性。骨折风险因子工具是基于对一些骨折风险因子循证医学研究的一系列数据分析得到的。研究发现在患者的 10 年骨折可能性超过 7% 时,对所有年龄段的患者进行干预治疗是非常值得的。输入患者性别、年龄、身高和体重,还有 7 个骨折风险因子(是否有既往低能量骨折史、是否父母有髋部骨折史、是否目前依然吸烟、是否长期服用糖皮质激素类药物、是否有风湿性关节炎、是否有其他继发性骨质疏松因素和是否每日饮酒超过 3 个单位),可自动计算出患者 10 年内髋部骨质疏松性骨折发生的可能性。

四、康复护理原则与目标

1. 康复护理原则

减轻或消除患者的焦虑,减轻疼痛,做好疾病的预防工作,积极对症处理临床症状,降低骨折的发生率。

2. 康复护理目标

(1)短期目标　防治骨折,减少并发症,降低病死率。

(2)长期目标　提高疾病的康复水平;改善生存质量。

五、康复护理措施

（一）预防

骨折是骨质疏松症最严重的并发症，降低骨折发生率是康复护理的最重要和最终的目的。

1. 锻炼适当

任何过量、不适当活动或轻微损伤均可引起骨折。

2. 预防跌倒

近年来急速增长的髋部骨折中90%由于跌倒所致，因此预防跌倒对预防骨折至关重要。预防老年人跌倒，可采用以下措施：合理使用助行辅具、增加下肢肌力、外出注意保暖防滑、减少镇静或安眠药物的使用、视力矫正、居家危险环境改造等。

3. 骨折处理

有骨折者应给予牵引、固定、复位或手术治疗，骨折患者要尽量避免卧床，多活动，及时给予被动活动，以减少制动或失用所致的骨质疏松。

4. 药物预防

对高危的人群，包括轻微或无暴力的骨折，尤其亦存在骨质疏松的其他危险因素时，应给予药物防治。骨质疏松症的治疗药物大致有3类。

（1）抗骨吸收药物　如降钙素、双膦酸盐、雌激素等。降钙素给药途径为肌内注射或皮下注射，不能口服，使用时要观察有无低血钙和甲状腺功能亢进的表现；使用雌激素者，要注意阴道出血情况，定期做乳房检查，防止肿瘤和心血管疾病的发生。

（2）促骨形成药物　如氟化物及核查类固醇药物等，此类药有消化道反应，在晨起空腹服用，同时饮清水200～300 mL，半小时内禁饮食，禁平卧。

（3）促进骨矿化药物　如钙制剂、维生素D等。口服钙剂每日1.0～1.5 g，连续服用1年以上，使用时不可与绿叶蔬菜一起服用，防止钙赘合物形成，降低钙的吸收，同时要增加饮水，防止泌尿系统结石与便秘。维生素D可改善骨质疏松，缓解腰背痛，与降钙素、钙剂、雌激素合用有较好的治疗效果，可长期小剂量安全使用。此外，如甲状旁腺素、生长激素、同化激素、生物雌激素、选择性雌激素受体调节剂等，有的尚未广泛用于临床，有待进一步评估。

（二）运动治疗

运动是防治骨质疏松症最有效和最基本的方法。1989年WHO明确提出防治骨质疏松症的三大原则是补钙、运动疗法和饮食调节。运动要量力而行，循序渐进，持之以恒。应设计个人的运动处方，如患者正处于疼痛期，应先止痛及向有关医务人员查询，方可做运动。

1. 负重运动

增加骨强度，预防骨折。

（1）高强度负重运动　可根据自身身体状况选择如跳舞、爬山、跑步、跳绳、乒乓球等强度较大的运动。每周 1 ~ 2 次，每次至少 30 min。

(2)低强度负重运动　可根据自身身体状况选择如身体支撑栏杆墙上压、手掌支撑墙面掌上压、握力训练、上下楼梯、快走等强度较低的运动。每周大于等于 3 次，每次至少 30 min。

2. 增加肌力和耐力的方法

可从急性发病开始，随症状缓解逐渐加量。主要是上肢肌肉的等张运动训练；下肢肌肉的等长运动训练；腰背肌的等长运动训练等。①握力锻炼或上肢外展等长收缩，用于防治肱、桡骨的骨质疏松；②下肢后伸等长运动，用于防治股骨近端的骨质疏松；③防治胸腰椎的骨质疏松，可采用躯干伸肌等长运动训练，即在站位或俯卧位下进行躯干伸肌群、臀大肌与腰部伸肌群的肌力增强运动，每次 10 ~ 30 min，每周 3 次。

3. 改善平衡能力

提高平衡控制能力，预防摔倒。

(1)下肢肌力训练　①坐位：足踝屈伸；②坐位：轮流伸膝；③扶持立位：轮流向前提腿 45°(膝保持伸直)；④从坐位立起；⑤立位：原地高提腿踏步。

(2)平衡能力训练　①立位：摆臂运动；②立位：侧体运动；③立位：转体运动；④立位：着力平衡运动；⑤立位：髋部外展。

(3)步行训练　①平地步行，每日多次，每次 50 ~ 100m，逐渐增加距离；②按照“8”字，行曲线行走，以锻炼步态稳定性和耐力，不宜走得过快。

(4)练习太极拳　临床观察及研究已证实练习太极拳，有助于改善平衡功能，减少摔倒。根据体能情况练习全套，或只练习几节基本动作。

(5)健足按摩　①按摩足底涌泉穴，早晚各做 1 次，以擦热为度；②按摩小腿足三里穴，每天 2 ~ 3 次，每次 5 ~ 10 min(自我按摩或由他人按摩)。

4. 脊柱加强训练

①卧位：头颈抗阻训练，每天 2 次，每次重复 10 个，每个动作持续 5 s 以上；②立位：直立后屈训练，每天至少 5 次，每次重复 5 个，每个动作持续 5 s 以上；③俯卧：俯卧抬胸训练，至少每天 1 次，感到不适停止，每个动作持续 5 s 以上；④立位：伸肌训练，每天 1 次，每次重复 15 ~ 20 个。

5. 有氧运动

以慢跑和步行为主要方法，每日慢跑或步行 2 000 ~ 5 000 m，防治下肢及脊柱的骨质疏松。

6. 姿势训练

姿势训练主要关注的是身体各部分之间的直线性，不良体式会增加脊柱的负担，导致骨折，活动和休息时都应注意保持身体的直线性。①立位：保持耳、肩、手肘、臀、膝、踝在一条直线上。②坐位：保持脊柱直立，臀部和膝盖在一条直线上，如坐在较软的沙发上，可用枕支撑背部。③卧位：仰卧放松训练，有利于增加背伸肌的耐力，保持脊柱的直立性，每天 5 ~ 10 min 为宜。

(三)物理因子治疗

根据疗效可分为两类，一类为消炎止痛功效的物理因子疗法，如低频及中频电疗法、电磁波及磁疗法、按摩疗法等;一类为促进骨折愈合类的物理因子疗法,如可采用温热疗法、光疗法、超声波疗法、离子导入疗法及磁疗法。在进行物理因子疗法时,需注意以下护理要点。

1. 明确物理治疗的适应证和禁忌证

以便及时发现问题,避免造成患者不必要的痛苦和损伤。

2. 向患者解释治疗的目的及康复作用

介绍治疗的方法,注意事项,以取得合作。

3. 做好治疗前的心理护理

说明所应用治疗方法的感受和反应,解除患者对治疗的顾虑和恐惧等不良心理反应。治疗后观察和询问患者的精神状况及反应,如有不适及时向医生和治疗师反映并给予处理。

(四)饮食疗法

戒烟戒酒、少饮咖啡,停用致骨质疏松药物及多进食富含钙镁食物,如奶类和豆制品等。

六、康复护理指导

(一)三级预防指导

1. 一级预防

从青少年开始,注意合理的饮食,适当的体育锻炼,养成健康的生活方式,如注意合理营养,应多食蛋白质及含钙丰富的食物,如牛奶、豆制品、蔬菜及水果。钙是提高骨峰值和防治骨质疏松症的重要营养素,WHO 指出钙剂是骨质疏松的膳食补充剂,补钙是预防骨质疏松的基本措施,我国营养学会制定:成人每日元素钙摄入推荐量是 800 mg。避免嗜烟和酗酒,少喝咖啡和碳酸饮料。对骨质疏松症的高危人群,要重点随访。防治影响骨代谢疾病;限制影响骨代谢药物的应用等。

2. 二级预防

对绝经后的妇女,应及早地采取对策,积极防治与骨质疏松症有关的疾病,如糖尿病、甲状腺功能亢进症、慢性肾炎、甲状旁腺功能亢进症等。

3. 三级预防

对已患有骨质疏松症的患者,应预防不恰当的用力和跌倒,对骨折者要及时进行处理。

(二)运动疗法指导

1. 急性期

卧床休息 1 ~2 周,第 3、4 周起进行体位适应训练和适当的肌力训练。

(1)卧位姿势　仰卧时,膝关节保持轻度的屈曲位,膝关节下方垫一软枕。俯卧位时,将枕头置于腹部,上肢伸向前方。侧卧位时,位于下方的上肢肩关节屈曲 90°,肘关节屈曲，前臂置于枕旁，髋、膝关节屈曲，膝关节处夹软枕。

(2)四肢肌力训练　可从急性发病开始，随症状缓解逐渐加量。主要是上肢肌肉的等张运动训练；下肢肌肉的等长运动训练；腰背肌的等长运动训练等。

(3)起立床训练　从第3、4周开始逐渐适应体位变化，从起立床45°、15 min、每天3次开始，起立床的角度以15°、时间15 min为一次增加量逐渐增至90°，维持30 min即可练习下地行走。

(4)骨折疏松治疗体操　第3、4周可以根据病情进行治疗性体操和平行杆内步行训练。按照医生的指示进行，一般每日一组，每组中每一动作完成10次；出现疼痛时停止训练并复诊。第一节：俯卧位背肌训练。患者俯卧，肘关节屈曲，双手置于肩关节前下方，利于背肌收缩完成肘支撑、上部躯干抬起的动作。第二节：膝手卧位背肌训练。患者膝手卧位重心向后方移动，臀部尽量向后上方运动，然后返回原姿势。第三节：抬腿式腹肌训练。患者仰卧，双下肢交替进行膝伸展、髋屈曲的抬腿动作。第四节：搭桥式腹肌训练。患者仰卧，双上肢置于身体两侧，将手掌放在床面上，双膝关节屈曲，以全足底着床，利于腹肌收缩的力量将臀部抬起，尽量使髋关节充分伸展。

2. 慢性期

强调患者日常生活中的正确姿势和运动疗法的重要性，禁止进行有对椎体造成破坏性的错误训练。

(1)患者取坐位　髋、膝关节屈曲90°，双脚自然平踏于地面；双肘关节屈曲，轻握拳，躯干伸展，挺胸、收腹、双侧肩关节尽力向后伸展。

(2)患者取俯卧位　双上肢自然置于身体两侧，腹部垫一软枕，然后做头和上半身向上抬的动作，训练腰背肌；也可在背部放置沙袋做腰背肌抗阻力练习。

(3)患者立位　一手扶持椅背以维持身体平衡，下肢前后分开；为了避免腰部紧张，向前迈出的下肢膝关节呈屈曲位。另一手持哑铃等重物，使关节尽量伸展。然后双手握哑铃，双上肢同时外展，上举过头，双手哑铃并拢，然后慢慢放下，每一哑铃的重量0.45～0.9 kg，不要超过2.25 kg，患者合并下肢疼痛或平衡功能障碍，可改为坐位进行。

(4)背部肌肉抗阻力练习　在头上方悬吊一根弹力带，双上肢上举握住弹力带的两端做上肢外展动作；或将弹力带从身体后方通过，双上肢上举过头。

(5)改善症状和增强全身健康状态及耐力的练习　通常采取有氧训练法，鼓励多做步行练习、呼吸练习和各种文娱活动，以提高整体健康水平。

(三)用药指导

补钙及维生素D时，注意复查血钙和尿钙，以免产生高钙血症和高尿钙症，以致发生尿路结石，若尿钙>300 mg/d和尿钙/尿肌酐比值>0.3时，应暂停服用。长期雌激素替代治疗，要密切衡量其利弊，因可能增加乳癌及子宫内膜癌的发生率，应定期行妇科及乳腺检查，并应注意血栓栓塞症发生的危险，由于有如此的危险性，现已较少应用此疗法。二膦酸盐治疗期间注意服药方法，防止药物对上消化道损伤。

(四)保持正确姿势

保持良好的姿势，如正确的卧位和坐位姿势：卧位时用硬床垫和较低的枕头尽量使背部肌肉保持挺直，站立时肩膀要向后伸展，挺直腰部并收腹；坐位时应双足触地，挺腰收颈，椅高及膝；站立时有意识地把脊背挺直，收缩腹肌增加腹压，使臀大肌收缩，做吸气的动作，使胸廓扩展，伸展背部肌肉；其次是面向前方，收回下腭，双肩落下。尽量做到读书或工作时不向前弯腰，尽可能地避免持重物走路。

（五）饮食调理

骨质疏松症患者的饮食一日三餐要均衡，避免酸性食物摄入过多，适量进食蛋白质及含钙丰富的食物、蔬菜、水果。少饮酒、少吃甜食、戒烟。

（六）安全措施

每年65岁以上的人群中约有1/3的人发生跌倒。而跌倒最常见的结局就是骨折，跌倒的常见原因包括室内和户外的危险，某些生活方式也可以增加跌倒的风险。因此要预防跌倒、注意室内室外活动安全。室内活动时，保持室内有充足的光线；地面要保持干燥，无障碍物，地毯要固定；患者的鞋需防滑，鞋底有坑纹，平而富于弹性；把常用物品放置在易于拿取的地方，避免做大量的弯腰动作；对站立不稳的患者，应配置合适的助行器；行动不便的老年人外出需有人陪同。室外活动时：避免在易滑、障碍物较多的路面行走；上下楼梯和电梯时注意使用扶手；夜晚出行时应尽量选择灯光明亮的街道；外出时尽量使用背包、腰包、挎包等，使双手闲置出来。

小　结

- 其他常见疾病的康复护理
  - 肿瘤
    - 概念、危险因素、临床表现、诊断
    - 主要功能障碍
    - 康复护理评估
      - 心理变化分期、心理评估
      - 疼痛评定方法、疼痛评估
      - 器官功能评估
    - 康复护理原则与目标
      - 原则
      - 长期目标
      - 短期目标
    - 康复护理措施
      - 一般护理
      - 疼痛护理
      - 饮食护理
      - 用药护理
      - 术后康复护理
      - 心理护理
    - 康复护理指导
  - 骨质疏松
    - 概念
      - 定义、病因、分类
      - 临床表现、疼痛、骨折、脊柱变形、呼吸受限
    - 主要功能障碍
    - 康复护理评估
      - 危险因素评估
      - 病史评估
      - 功能状况评估
      - 骨折风险因子评估
    - 康复护理原则与目标
    - 康复护理措施
      - 预防
      - 运动治疗
      - 物理因子治疗
      - 饮食疗法
    - 康复护理指导
  - 烧伤
    - 概念
    - 主要功能障碍
    - 康复护理评估
      - 烧伤面积评估
      - 烧伤深度评估
      - 烧伤程序评估
      - 烧伤临床分期
    - 康复护理原则与目标
    - 康复护理措施
      - 一般护理
      - 治疗护理
        - 瘢痕皮肤护理
        - 运动疗法
        - 作业治疗
          - 日常生活锻炼
          - 上肢功能的锻炼
        - 加压治疗
          - 弹力绷带
          - 压力衣
          - 压力垫
          - 热塑夹板
    - 康复护理指导
  - 糖尿病
    - 概念、分型
    - 主要功能障碍
      - 生理功能障碍
      - 心理功能障碍
      - 日常生活功能障碍
      - 参与能力障碍
    - 康复护理评估
    - 康复护理原则与目标
    - 康复护理措施
      - 运动治疗
      - 饮食疗法
        - 控制总热量
        - 营养素分配
        - 制定食谱
      - 药物治疗
      - 血糖监测
      - 康复教育
      - 心理康复
      - 并发症的康复
    - 康复护理指导、药物、饮食、运动、自我管理、并发症、心理

练习题

一、名词解释

1. 烧伤　2. 糖尿病足　3. 肿瘤　4. 骨质疏松　5. 继发性骨质疏松

二、选择题

1. 成人右上肢烧伤,其烧伤面积为　（　　）

   A. 25%　　B. 21.5%

   C. 16%　　D. 12.5%

   E. 10.5%

2. 导致烧伤患者心理障碍的相关因素不包括　（　　）

   A. 患者伤前心理素质　　B. 神经质人格

   C. 个人心理异常相关因素　　D. 社会相关因素

E. 烧伤面积与部位

3. 大面积烧伤患者每隔小时换体位一次，以防压疮和肺部感染 （ ）

A. 2
B. 3
C. 4
D. 5
E. 0.5

4. 不属于运动疗法应用于烧伤康复中的相对禁忌证是 （ ）

A. 关节功能障碍
B. 锻炼时患者的脉搏超过(170-年龄)次/min
C. 患者的收缩压大于 180 mmHg
D. 训练时患者出现呼吸困难、面色苍白
E. 患者感觉到明显的疲劳和心电图表现出心肌缺血

5. 为烧伤患者设计矫形器时不需要评估的内容是 （ ）

A. 烧伤的原因
B. 创面的部位和深度
C. 患者的职业
D. 肌力及关节活动范围
E. 患者植皮情况

6. 不能帮助烧伤患者重新返回社会的是 （ ）

A. 社会支持
B. 心理辅导
C. 组织患者开展娱乐及户外活动
D. 闭门在家
E. 参加患者互助组织

7. 下面不属于 Barthel 指数计分法的计分项目是 （ ）

A. 职业能力
B. 上下楼梯
C. 床椅转移
D. 进食
E. 以上都是

8. Barthel 指数是用于评定的方法 （ ）

A. 肌力
B. 肌张力
C. 关节活动度
D. ADL
E. 平衡功能

9. 某患者 Barthel 指数评分为 65 分，其日常生活活动能力为 （ ）

A. 完全自理
B. 基本自理
C. 需很大帮助
D. 完全依赖
E. 不能判断

10. 关于作业治疗，说法错误的一项是 （ ）

A. 所选择的劳动应适应患者的文化背景
B. 循序渐进的原则
C. 封闭式训练
D. 让患者选择自己喜好的项目
E. 及时评估进而调整治疗方案

三、简答题

试述烧伤面积评估的“九分法”。

（河南医学高等专科学校 谢世发）

参考文献

[1]陈立典. 康复护理学[M]. 2版. 北京:中国中医药出版社,2016.
[2]燕铁斌,尹安春. 康复护理学[M]. 4版. 北京:人民卫生出版社,2017.
[3]邱志军,孟晓旭. 康复护理[M]. 3版. 北京:科学出版社,2017.
[4]黄学英,史小慧. 康复护理学[M]. 3版. 上海:同济大学出版社,2017.
[5]燕铁斌. 康复护理学[M]. 3版. 北京:人民卫生出版社,2014.
[6]黄晓琳,燕铁斌. 康复医学[M]. 5版. 北京:人民卫生出版社,2016.
[7]王诗忠,张泓. 康复评定学[M]. 4版. 北京:人民卫生出版社,2017.
[8]励建安,毕胜. 物理康复治疗[M]. 北京:人民卫生出版社,2018.
[9]戴闽,帅浪. 骨科运动康复[M]. 2版. 北京:人民卫生出版社,2016.
[10]励建安,毕胜. 物理康复治疗[M]. 北京:人民卫生出版社,2018.
[11]王艳. 康复评定学[M]. 2版. 北京:人民卫生出版社,2018.
[12]励建安,张通. 脑卒中康复治疗[M]. 北京:人民卫生出版社,2016.
[13]陈汉波. 颈椎病和下腰痛的预防与康复[M]. 北京:人民卫生出版社,2014.
[14]何成奇. 骨关节炎康复指南[M]. 北京:人民卫生出版社,2016.
[15]马跃文. 康复护理学[M]. 2版. 上海:上海科学技术出版社,2017.